Rosemarie Tüpker

Ich singe, was ich nicht sagen kann

Zu einer morphologischen Grundlegung der Musiktherapie

Materialien zur Musiktherapie

herausgegeben von

Rosemarie Tüpker

Institut für Musiktherapie und Morphologie (IMM)
und Institut für Musikpädagogik
der Universität Münster

Band 3

LIT

Rosemarie Tüpker

Ich singe,
was ich nicht sagen kann

Zu einer morphologischen
Grundlegung der Musiktherapie

2., überarbeitete und erweiterte Auflage

LIT

Gedruckt auf alterungsbeständigem Werkdruckpapier entsprechend
ANSI Z3948   DIN ISO 9706

Die Deutsche Bibliothek – CIP-Einheitsaufnahme

Tüpker, Rosemarie
Ich singe, was ich nicht sagen kann : Zu einer morphologischen Grundlegung der Musiktherapie – 2., überarb. u. erw. Aufl. / Rosemarie Tüpker .
– Münster Lit, 1996
   (Materialien zur Musiktherapie ; 3 .)
   ISBN 3-8258-2789-5

NE: GT

© **LIT** VERLAG
   Dieckstr. 73   48145 Münster   Tel. 0251–23 50 91   Fax 0251–23 19 72

Inhalt

Vorwort 4
Einleitung und Danksagung 5

Kapitel I:
Fachliche Einordnung und Methodendiskussion
1. Ziel der Arbeit und Gang der Untersuchung 8
2. Musiktherapie und Musikwissenschaft 12
3. Qualitative Methodik in der Psychologie 16
4. Musiktherapie und Psychästhetik 27

Kapitel II:
Grundzüge einer Morphologie der Musiktherapie
1. Das Seelische als Gestalt und Verwandlung 32
2. Fundierung und Repräsentanz 39
3. Vier Versionen 43
4. Sechs Gestaltfaktoren
    4.1. Aneignung 50
    4.2. Umbildung 52
    4.3. Einwirkung 54
    4.4. Anordnung 56
    4.5. Ausbreitung 57
    4.6. Ausrüstung 59
5. Zusammenwirken der Gestaltfaktoren 62

Kapitel III:
Untersuchungsverfahren musiktherapeutischer Diagnostik und Behandlung
1. Beschreibung und Rekonstruktion als Methodik der wissenschaftlichen Aufarbeitung musikalischer Improvisation 70
    1.1. Ganzheit 71
    1.2. Binnenregulierung 73
    1.3. Transformation 76
    1.4. Rekonstruktion 81
2. Ergebnisse und Ergänzungen
    2.1. Geltungsbereich 85

    2.2. Modifikationen 87
    2.3. Methodisch–didaktische Hinweise 89
    2.4. Beschreibung in der Fallsupervision 95

3. Vier Behandlungsschritte 98
    3.1. Leiden–Können 100
    3.2. Methodisch–Werden 102
    3.3. Anders–Werden 105
    3.4. Bewerkstelligen 106

Kapitel IV:
"Ich war so still, daß ich mich selber nicht mehr anschauen konnte."
Analyse eines Behandlungsverlaufes

1. Der Buchalter und der junge Gott
   (1. – 16. Stunde)
    1.1.1. Erste Beschreibungen 110
    1.1.2. Bruchstellen 115
    1.1.3. Versuch einer Biographie 118
    1.1.4. Rekonstruktion anhand der Gestaltfaktoren 122
    1.2. Methodisch–Werden 126
    1.3. Ein erstes Anders–Werden 136
    1.4. Ein erstes Bewerkstelligen 138

2. Prüfen und Abwägen: Die Kleinarbeit beginnt
   (17. – 36. Stunde)
    2.1. Sich ausrüsten 142
    2.2. Umorganisation der Bewegungsmöglichkeiten 148
    2.3. Ins–Bild–Rücken: Aschenputtel 151
    2.4. Der Weg zu den eigenen Liedern 153
    2.5. Austausch: Musik – Sprache – Alltag 157

3. Die Umwandlung: Unerhörtes wird hörbar
   (36. – 60. Stunde)
    3.1. "Ich singe, was ich nicht sagen kann." 160
    3.2. Bestandsaufnahmen oder 'Was wird aus dem Buchhalter? ... 167
    3.3. Meinungsumfragen 170
    3.4. Beschreibung, Beobachtung, Vergleich 172
    3.5. Die Lust zu singen und die Überwindung der Spaltung .. 174
    3.6. Auswahl und Regulation 178

3.7. Begrenzungen oder 'Was wird aus dem jungen Gott? 180
3.8. Einen Weg gehen 184
4. Bewährung: Der Gewinn der Trauer
(60. – 75. Stunde)
   4.1. Kündigung und Heim 187
   4.2. Rückfälle 188
   4.3. Musikalische Geschäftigkeit 189
   4.4. Vorbereitungen 195
   4.5. Klavier spielen 196
   4.6. Die eigenen Lieder 198
   4.6.1. Refrainlieder 198
   4.6.2. Erzählende Lieder 200
   4.6.3. Dialogisches Singen 202
   4.7. Die letzte Stunde 210

Kapitel V:
Zur Konzeption musiktherapeutischer Behandlung

1. Musik in psychologischer Behandlung 212
   1.1. Die Welt der Musik 215
   1.2. Musik ist notwendig 217
   1.3. Musiktherapie ist keine Zaubermacht 220
   1.4. Über vereinfachende Zuordnungen 222
   1.5. Die musiktherapeutische Behandlung bedarf der gemeinsamen Improvisation von PatientIn und TherapeutIn 224
   1.6. Die musiktherapeutische Behandlung bedarf des Austausches von Musik und Sprache 228
2. Typisierung 231
   2.1. Ineinandergreifen bewußtmachen und Möglichkeiten erweitern . . 234
   2.2. Auflösendes begrenzen und Getrenntes vermitteln 238
   2.3. Die Eins teilen und Innewohnendes befreien 243
3. Musiktherapie als psychästhetische Behandlung 248
   3.1. Andere künstlerische Therapien 250
   3.2. Intensivierende Faktoren in der Musiktherapie 251
   3.3. Spielregeln 258
   3.4. Ausklang 264

Literatur 268

Vorwort zur zweiten Auflage

Nachdem die 1988 im Bosse-Verlag Regensburg erschienene 1. Auflage dieses Buches vergriffen war, stellte sich im Zuge des Verlagswechsels und der Weiterentwicklung der morphologisch orientierten Musiktherapie für mich die Frage nach einer Überarbeitung der ursprünglich als Dissertation verfaßten Arbeit. Die nun vorgelegte Fassung stellt einen Kompromiß dar, bei dem ich versucht habe, einerseits die ursprüngliche Form der Arbeit zu bewahren und andererseits neuere Veröffentlichungen und Ergebnisse zu berücksichtigen. Dabei wurde auf diejenigen Teile verzichtet, die zeitlich überholt sind oder sich aus den üblichen Bedingungen einer Dissertation ergaben.

Ganz entfallen ist so das ursprüngliche Kapitel II, welches sich der Aufarbeitung der damals vorliegenden musiktherapeutischen Literatur widmete. Statt dessen finden sich in der gesamten Arbeit zahlreiche Hinweise auf Weiterentwicklungen vor allem aus dem Bereich der morphologischen und psychoanalytischen Musiktherapie. Neuere Aspekte, die sich aus diesen und meinen eigenen Erfahrungen und Forschungen ergeben haben, wurden in die jetzigen Kapitel I, II, III und V eingearbeitet. Diese Verschiebung erschien mir sinnvoll, da zum einen inzwischen genügend allgemeine Literatur zur Musiktherapie vorliegt. Zum anderen sind von den hier dargelegten Grundlagen ausgehend zahlreiche Weiterführungen entstanden, so daß mit der Neuauflage den an der Morphologie interessierten LeserInnen zugleich einen Überblick über diese Fortführungen gegeben werden soll. (Aus diesem Grunde wurden auch die entsprechenden Diplomarbeiten berücksichtigt.)

Nur redaktionell überarbeitet wurde die Fallstudie (Kapitel IV): Hier erschien mir eine nachträgliche Überarbeitung eher verfälschend, so daß die mir dennoch wichtig erscheinenden Ergänzungen hier lediglich als Fußnoten beigefügt wurden.

Wesentlich erweitert und weitgehend neu verfaßt wurde die Darstellung der morphologischen Grundlagen und ihre Spezifizierung auf die Musiktherapie hin (Kapitel II und III). Dabei habe ich sowohl Anregungen von LeserInnen der ersten Auflage im Hinblick auf eine bessere Vermittlung aufgegriffen als auch neuere Erfahrungen und Ergebnisse eingearbeitet.

Rosemarie Tüpker, Mai 1996

Einleitung und Danksagung der ersten Auflage.

Die Erstellung der vorliegenden Arbeit hat sich über einen langen Zeitraum erstreckt, in dem ich zunehmend eingebunden war in die praktische Tätigkeit als Musiktherapeutin. Durch den Wechsel zwischen theoretischer und praktischer Arbeit an der Musiktherapie konnte ich erleben, daß Theorie und Praxis sich tatsächlich gegenseitig befruchten, erläutern und verändern. Das brachte notwendigerweise auch Schwierigkeiten mit sich, denn wenn sich Erfahrungen und Ansichten immer wieder gegenseitig modifizieren, fällt es manchmal schwer, sich zu Festlegungen durchzuringen, von denen man weiß, daß sie nicht endgültig sein werden.

Auf der wissenschaftlichen Seite wurde dieses Bemühen durch die Zusammenarbeit in der "Forschungsgruppe zur Morphologie der Musiktherapie" (FMM) begleitet, so daß ich an erster Stelle Frank Grootaers, Tilman Weber und Eckhard Weymann danken möchte, daß sie immer wieder bereit waren, in der Forschungsgruppe die vorläufigen Ergebnisse und die Thesen der Arbeit zu diskutieren, durch die eigenen Erfahrungen zu ergänzen und durch kritische Auseinandersetzung zu beleben. Die Ausarbeitung der Beschreibungsmethodik (Kapitel III, 1) wäre ohne die langjährige gemeinsame 'Hörarbeit' an vielen unterschiedlichen Fällen undenkbar gewesen, da diese Arbeit nur im Austausch einer Gruppe möglich ist.

Herrn Dr. Gerhard Mentzel, Chefarzt der Hardtwaldklinik II in Zwesten, möchte ich dafür danken, daß seine Offenheit und sein Wohlwollen gegenüber der Musiktherapie mir Arbeitsbedingungen schufen, in denen die Musiktherapie wachsen und sich als eigenständige Form der Psychotherapie bewähren konnte. Daß Eigenständigkeit nicht Isolation bedeutet, sondern regen Austausch beinhalten kann, dafür habe ich vielen Kollegen und Kolleginnen zu danken, insbesondere den Kunst- bzw. Gestaltungstherapeutinnen Michaela Jung-Hammer und Engeline Michalek sowie der Krankenschwester Annegret Kollmeier, die als Co-Therapeutin in der Musiktherapiegruppe ein außergewöhnliches Einfühlungsvermögen für diese Art der Arbeit entwickelte, wodurch es möglich war, nicht nur die Belastung der Arbeit, sondern auch die Faszination daran zu teilen. Dem Arbeitskreis der Musiktherapeuten Zwesten/Bad Wildungen danke ich für die vielen weiterführenden Gespräche über die alltäglichen Fragen der musiktherapeutischen Praxis.

Für Supervision und Kontrolle der therapeutischen Arbeit gilt mein Dank vor allem Herrn Dr. Hermann-Josef Berk (Köln), den ich stets als sicheren und treuen Lehrer und Wegweiser in den oft verwirrenden Seelenlandschaften der PatientInnen erlebt habe und der auch den Fall 'Hans' (Kapitel V) supervidiert hat.

Dem Betreuer dieser Arbeit, Herrn Prof. Dr. Jobst Fricke, habe ich für vieles zu danken: unter anderem für den Mut und die Offenheit, das neue Thema Musiktherapie aufzugreifen, für das wache Interesse an der Entwicklung der Musiktherapie, für die sorgfältige und engagierte Durchsicht der Vorentwürfe, Zwischenstücke und Endfassungen und nicht zuletzt für die Geduld mit meiner Neigung, das Geschriebene immer wieder zu verändern, und das stets freundliche Drängen, dennoch zu einem Abschluß zu kommen. Herrn Prof. Dr. Wilhelm Salber für seine Psychologie zu danken, die mir erst denkbar machte, was in der Musik hörbar ist, erschiene wohl unangemessen. Deshalb kann ich ihm an dieser Stelle wohl nur für das Interesse am Entstehen dieser Arbeit und die wohlwollende Durchsicht danken.

Ich danke Hans, der in Wirklichkeit anders heißt, für die Erlaubnis, über die gemeinsame Arbeit berichten zu dürfen.

JEDE KRANKHEIT IST EIN MUSIKALISCHES PROBLEM –
DIE HEILUNG EINE MUSIKALISCHE AUFLÖSUNG.
(NOVALIS – FRAGMENTE)

Kapitel I:
Fachliche Einordnung und Methodendiskussion

1. Ziel der Arbeit und Gang der Untersuchung

Ziel der Arbeit ist die Konzeption musiktherapeutischer Behandlung auf der Grundlage einer durchgängigen psychologischen Sicht und Denkweise. Ausgangslage war das Dilemma, das bei dem Versuch entstand, die praktische Arbeit zu beschreiben und eine Erklärung dafür zu finden, warum und wie es möglich ist, mittels musikalischer Improvisation psychotherapeutische Arbeit zu leisten.

Das erwies sich vor allem als ein 'Sprachproblem': musikalische Analysen in Begriffssystemen musikalischer Formenlehre, medizinische oder psychologische Krankheitslehren, Lebensgeschichten und geklagtes Leid der PatientInnen schienen **begrifflich** unterschiedlichen Welten anzugehören. Demgegenüber stand das **Erleben** im Therapieraum, das einen durchgängigen Zusammenhang erfahrbar machte. Dieses spürbar Durchgängige verwies auf ein seelisches Geschehen, das die musikalische Improvisation ebenso zu gestalten schien wie es Krankheitssymptome und Geschichten produziert.

Meine bisherige Beschäftigung mit der Morphologischen Psychologie legte die Vermutung nahe, in ihr eine psychologische Theorie und Methode vorzufinden, die in der Lage sein könnte, diese Erfahrung aufzugreifen und begrifflich zu erfassen. Begründungen für diese Vermutung und die verschiedenen Aspekte der Entscheidung für die Morphologische Psychologie als theoretischer und methodischer Bezug finden sich in verschiedenen Zusammenhängen im Verlauf dieser Arbeit.

Die Vorarbeit für diese Arbeit begann mit der Beschreibung musikalischer Improvisationen aus der eigenen Praxis und dem Versuch, sie psychologisch in Zusammenhang zu biographischem Material, Geschichten und Symptomen der PatientInnen zu bringen. Diese Tätigkeit, der sich die damalige Forschungsgruppe zur Morphologie der Musiktherapie (FMM) über ca. drei Jahre praxisbegleitend widmete, mündete in die Festlegung der Untersuchungsmethode **'Beschreibung und Rekonstruktion'**, wie sie im Kapitel III, 1 dargestellt ist. Während dieses Verfahren der psychologischen Erfassung einer einzelnen Improvisation und ihrem Bezug zur Lebensmethode des Patienten dient, sollten die ebenfalls in dieser Zeit aus den morphologischen Vorarbeiten abgeleiteten **vier Behandlungsschritte** als Strukturierung und zur Analyse eines Behandlungs**verlaufs** für die musiktherapeutische Arbeit verfügbar gemacht werden (Kapitel III, 3). Zugleich bilden die dabei gewonnenen

Ergebnisse den Hintergrund für die Untersuchungen dieser Arbeit. Denn natürlich veränderte diese Forschungstätigkeit allmählich auch die praktische Arbeit mit den PatientInnen. Das zeigte sich zunächst vor allem in Veränderungen der *Sichtweise* auf die Phänomene. Die Aufmerksamkeit verfing sich weniger in Einzelbeobachtungen und richtete sich stattdessen zunehmend auf die Anmutungsqualität des Ganzen einerseits und strukturelle Gegebenheiten andererseits. Die Musik gewann dabei u.a. insofern an Bedeutung, als die Ausrichtung sich eher dahingehend veränderte, den Erzählungen nach Art musikalischen Geschehens zuzuhören als der Neigung zu folgen, die Musik in Erzählungen zu 'übersetzen'.

Allmählich veränderte sich dadurch dann auch das therapeutische Modellieren, und es bildeten sich Grundzüge therapeutischen Vorgehens heraus. Die Hauptmerkmale dessen, was sich so als musiktherapeutische Behandlung herausgebildet hat, werde ich in Kapitel V skizzieren. In der Neufassung der Arbeit sind sie ergänzt durch Hinweise auf die Modifikationen, die sich vor allem aus anderen Arbeitsbereichen bisher ergeben haben.

Die Beschreibungsarbeit in der FMM hatte über längere Zeit weitgehend 'diagnostischen' Charakter. Das lag zum Teil an den Praxisfeldern, die mit einer hohen Patientenfluktuation verbunden waren, und an der Tatsache, daß wir zumeist Anfangsimprovisationen mit PatientInnen untersuchten. Die auf diese Art gewonnene 'Diagnose' erwies sich dabei allerdings ganz im Gegensatz zu den sonst üblichen Kategorisierungen – die oft eher verdeckend und blockierend wirkten – als direkt therapeutisch wirksam, da die neugewonnene Blickrichtung nicht nur das Erleben, sondern auch die Handlungsweise des Therapeuten bisweilen unmittelbar veränderte. Dies geschah zunächst meist ohne Planung besonderer therapeutischer 'Interventionen'. Insbesondere das gemeinsame musikalische Spiel ist für solche ungeplanten Veränderungen sensibel, weil sich dort am unmittelbarsten veränderte Erlebnisweisen des Therapeuten niederschlagen.

Eine Aufgabe der vorliegenden Arbeit sollte es sein, einen längeren Behandlungsverlauf mit den entwickelten Methoden zu untersuchen, um aufzuzeigen, wie Musiktherapie Schritt für Schritt 'funktioniert'. Eine solche Untersuchung schien mir eine angemessenere Antwort auf die Frage zu sein, ob Musiktherapie funktioniert, als quantifizierbare Erfolgsmessung nach Art eines Vorher–Nachher.[1] Zum anderen wollte ich über den Nachweis hinaus, daß

---

[1] Die Bedeutung der Einzelfallstudie für die Psychotherapieforschung scheint nach einer Zeit der Bevorzugung von Studien, die eher der Aussagefähigkeit der 'großen Zahl' vertrauten, wiederentdeckt zu werden. So heißt es in einem Grundsatzpapier

sich die Grundstrukturen eines Falles mit der gewonnenen Methodik psychologisch rekonstruieren lassen, aufzeigen, wie sich der Fall von dieser Rekonstruktion ausgehend modellieren und entwickeln läßt. Dabei interessierten mich die Veränderungen der Musik ebenso wie die Rolle der Musik im Gesamt der Behandlung, die Veränderungen im Erleben und Verhalten des Patienten und die verschiedenen Versionen des Austausches von Musik und sprachlich Gegebenem.

Die in Kapitel V untersuchte Behandlungsverlauf umfaßt 75 Stunden und einen Zeitraum von 13 Monaten. Es handelt sich nicht um eine besonders 'gelungene' Therapie und nicht um einen 'typischen' Therapieverlauf. Bei der Auswahl spielten vielmehr pragmatische Gesichtspunkte wie die Dauer der Behandlung, Durchgängigkeit des vorhandenen Materials und relative Stabilität der Rahmenbedingungen eine Rolle. In den zwei Jahren musiktherapeutischer Arbeit mit Jugendlichen eines Jugendwohnheimes (mit ca. einer halben Stelle) waren alle Therapien protokolliert und größtenteils die Musik auf Tonband aufgenommen worden. Die Rahmenbedingungen für ein im engeren Sinne therapeutisches Setting waren zunächst nur mühsam herzustellen und blieben von der Brüchigkeit und Instabilität der Heimstruktur geprägt. Dadurch bot das gesammelte Untersuchungsmaterial zwar viele interessante Sequenzen, aber nur wenig durchgängiges Material, das sich für die beabsichtigte Darstellung eines längeren Entwicklungsganges eignete. Die später in der Klinik durchgeführten Behandlungen waren zwar durch stabilere therapeutische Rahmenbedingungen gekennzeichnet, aber aufgrund der festgelegten Aufenthaltsdauern (von 6 bis maximal 12 Wochen) eher als Kurztherapien anzusehen. Deshalb wurde für die Einzelfallstudie der Fall 'Hans' als ausgewählt und das übrige vorliegende Material auf einer eher zusammenfassenden Ebene im Hinblick auf verallgemeinerbare typisierende Aussagen untersucht (Kapitel V).

Die Ausführlichkeit in der Darstellung des Falles schien mir notwendig, um einmal an einem Beispiel aufzuzeigen, wie komplex solche Entwicklungen verlaufen. W. Seifert (1983) betont in seinem Aufsatz über TAT-Ge-

---

des ASPV Forum Schweiz: "Es ist auch deutlich geworden, daß das angemessene Forschungsinstrument für die Psychotherapieforschung nur die Einzelfallstudie sein kann, deren Befunde dann im Rahmen einer vergleichenden Kasuistik durchaus verallgemeinert werden können. Statt Objektivität der Erhebungssituation und der Befragung möglichst vieler Patienten, um mit Hilfe großer Fallzahlen die aufgrund des oberflächlichen Vorgehens auftretenden Fehler in der Wirkung nivellieren zu können, brauchen wir dichte und tiefe Beschreibungen zunächst des phänomenologisch Vorfindbaren ..." (W. Mertens 1995) schichten, daß der spekulative Eindruck und der übliche Vorwurf der 'Überinterpretation' gegenüber psychologischen Deutungen dadurch entsteht, daß man nur die Ergebnisse sieht und sich weigert, den Weg nachzuvollziehen". (S. 34) Die Kenntnisse und Interpretationen, die MusiktherapeutInnen aus ihrer Arbeit berichten, wirken sicher oft nur deshalb 'phantastisch', weil bisher zu wenig die vielen Zwischenstücke dargestellt wurden, die zu einer bestimmten Sichtweise geführt haben. Dazu ist es zum Teil notwendig, wie dies in dem vorliegenden Fallbeispiel häufiger auftaucht, einzelne Abschnitte einer Behandlung mehrmals in Variationen von unterschiedlichen Details her aufzugreifen, weil die Entwicklungen vielschichtig sind und das Ineinandergreifen der unterschiedlichen Aspekte nicht 'auf einmal' in Sprache zu fassen ist.

Die Morphologie ist zum einen ein Hinblick auf das Seelische, in den es sich einzuüben gilt und stellt zum anderen eine Systematik zur Verfügung, die diese Arbeit strukturiert und die Untersuchungen von einem theoretischen System her lenkt. Während ich mich in der ersten Fassung weitgehend auf eine kurze Darstellung der für die Fallanalyse notwendigen Systematik der Morphologie beschränkt hatte, wurden die morphologischen Grundlagen und ihre Anwendung auf musiktherapeutische Fragestellungen im Rahmen der Überarbeitung wesentlich ausführlicher ausgearbeitet. Außerdem wurden neuere Entwicklungen und Anwendungsbereiche einbezogen. Dadurch hat sich etwas der Schwerpunkt der Ausführungen zugunsten der Vermittlung dieser Grundlagen verschoben.

2. Musiktherapie und Musikwissenschaft

Die zunehmende Ausweitung der Systematischen Musikwissenschaft bot schon früh eine Offenheit, die es ermöglichte, neue und erweiterte Bereiche des Musiklebens in die Wissenschaft von der Musik zu integrieren. So schreibt etwa K.G. Fellerer (1953, S. 9): "Musikwissenschaft ist die Wissenschaft von der Musik, also die wissenschaftliche Erfassung aller Gegebenheiten der Musik und des Musikerlebens im weitesten Sinne, die einer solchen wissenschaftlichen Erfassung mit allen ihren philosophischen, psychologischen, soziologischen, naturwissenschaftlichen, historischen und anderen Untersuchungsrichtungen zugänglich sind." Weiter heißt es: "Einerseits das musikalische Kunstwerk in seiner Gestalt und Entwicklung, andererseits die Beziehung von Mensch und Musik in der Weite der Probleme ist Gegenstand der Musikforschung." Im Memorandum über die Lage der Musikwissenschaft in der Bundesrepublik wurde dementsprechend die Musiktherapie explizit als Forschungsgebiet der Systematischen Musikwissenschaft genannt (in: Die Musikforschung 1976, S. 249 ff).

Die Systematische Musikwissenschaft insgesamt ist aufgrund der großen Unterschiedlichkeit ihrer Forschungsbereiche durch eine Methodenvielfalt gekennzeichnet. So schreibt W. Wiora (1970): "In denjenigen Zweigen der systematischen Musikforschung, die in andere Wissenschaften hinüberreichen, werden größtenteils die dort üblichen Methoden angewandt."

Eine wissenschaftsmethodische Diskussion hat auch unabhängig von der Musiktherapie in der Systematischen Musikwissenschaft Tradition. So stellt P. Faltin (1976) in "Das Problem Systematischer Musikwissenschaft" unter anderem dar, daß die Aufteilung der Musikwissenschaft bei G. Adler das Ziel einer methodologischen Unterscheidung hatte: ".... alles Subjektive, vor allem das suspektgewordene Subjekt selbst, sollte aus dem eigentlich wissenschaftlichen, d.h. empirischen Bereich der Musikwissenschaft, also aus der Musikgeschichte in die Systematik verdammt werden." Nach Faltin waren beide Bereiche auf dem Wege, sich von der Musik zu entfernen; die Systematische Musikwissenschaft deshalb, weil "die blühende Psychophysik und der aufkommende Behaviorismus sich der Systematik als Garanten der angestrebten Wissenschaftlichkeit anboten" (S. 276).

Faltin kritisiert, daß "die Akustik und Physiologie, ursprünglich als 'Hilfswissenschaften' in die Systematische Musikwissenschaft aufgenommen ... unter dem Deckmantel der Musikpsychologie zum Zentrum und Ziel der deutschsprachigen Systematik wurden" (ebendort). Er plädiert für eine Entwicklung der Systematischen Musikwissenschaft zu einer "Kulturwissenschaft, deren Gegenstand die Musik als kulturelles Phänomen" ist und betont die Notwendigkeit der Einbeziehung des Subjekts in eine so verstandene Wissenschaftlichkeit ebenso wie die Notwendigkeit einer ganzheitlichen Betrachtungsweise. Für ihn gibt es keinen "methodischen Zwang zur experimentellen Arbeitsweise", sondern für ihn sollte die Systematische Musikwissenschaft als ein "offenes System von Erkenntnisinstrumenten sein, dessen Ziel es wäre, alles, was unter den Begriff Musik fällt, in seiner strukturellen Beschaffenheit, ästhetischen Bedeutung, sozialen Bedingtheit und kulturellen Funktion zu erklären. Eher als ein sicheres Fundament ist sie ein Programm komplexer und integrierender Betrachtungsweisen des Phänomens Musik." (ebendort S. 279 f).

Während in manchen Bereichen auch in der Musikwissenschaft naturwissenschaftliche Strömungen zuzunehmen scheinen, hat sich mit J. P. Fricke die an Watzlawik u. a. anknüpfende *Systemische Musikwissenschaft* herausgebildet, die einem stringent am Menschen orientierten Leitgedanken folgt: "Jede Betrachtung musikalischer Klangproduktionen sollte explizit oder implizit in dem Bewußtsein erfolgen, daß Musik von Menschen für Menschen gemacht wird." (Fricke 1991, S. 169)

Wir verstehen hier auch die Musiktherapie als kulturelles Phänomen und nicht als Teilgebiet der Medizin. Musiktherapeutische Behandlung ist ein kulturelles Ereignis, auch wenn sie sich in der nicht–öffentlichen Situation zwischen nur zwei Menschen oder einer kleinen Gruppe vollzieht. Auch das Üben eines Instrumentes ist ja nicht weniger ein kulturelles Phänomen als ein öffentliches Konzert. In diesem Sinne ist die Musiktherapie als eine besonders gestaltete Musikausübung auch Forschungsgegenstand der Musikwissenschaft. Sie verlangt aufgrund ihrer Beschaffenheit, ihres Sinnes und ihrer Bedeutung eine psychologische Methodik.

In dieser Arbeit soll das Phänomen Musik in einer besonderen Wirkungseinheit, nämlich der der musiktherapeutischen Behandlungssituation, untersucht werden. Dabei ist es nicht möglich, Musik als einen besonderen Teil dieses komplexen kulturellen Ereignisses zu untersuchen und anderes, wie die Beziehung zwischen TherapeutIn und PatientIn, die Krankheit, Gespräche und psychotherapeutische Zusammenhänge als weiter mitwirkende Teile an andere Fachgebiete zu delegieren. Daraus ergibt sich, daß in dieser Arbeit auch von vielem die Rede sein muß, was nicht im engeren Sinne zur Musikwissenschaft zu gehören scheint, da es sonst nicht möglich ist, die musiktherapeutischen Phänomene ganzheitlich und in ihrer miteinanderwirkenden Komplexität zu betrachten.

Ganzheitliche Forschungsansätze, zu denen auch die hier angewandte Morphologische Psychologie zuzurechnen ist, haben in der Systematischen Musikwissenschaft Tradition. Ein gemeinsamer Hintergrund ist dabei die Gestaltpsychologie und die hermeneutische Tradition. Schon 1958 machte H. Husmann im Zusammenhang der Werkbetrachtung auf die Problematik einer die Ganzheit einer künstlerischen Gestalt nicht beachtenden Analyse aufmerksam und begann die Erkenntnisse der Gestalttheorie (Christian von Ehrenfels, Wolfgang Köhler, Kurt Koffka) der Musikwissenschaft zu Nutze zu machen. Husmann betont, daß, wer die "Hermeneuten Hermann Kretzschmar, Hugo Riemann, Arnold Schering u.a. und (die) Schöpfer der modernen Stilistik, Guido Adler, Wilhelm Fischer, Friedrich Blume u.a. liest, bemerkt, daß diese Forderungen stets instinktiv richtig erfüllt worden sind und das, ohne daß sie die Warnung vor zerschlagender Analyse oder die Begründung ihrer Methoden durch die höhere Gestaltpsychologie nötig gehabt hätten." (S. 9)

Eine Anwendung psychologischer Methoden findet sich in der Musikwissenschaft auch im Teilgebiet der Ästhetik. So gelingt es A. Wellek (1963) mit Hilfe der Ganzheitspsychologie den historischen Streit zwischen Formal und Inhalts–(Ausdrucks–)ästhetik aufzuheben. Er versucht, die beiden Antithesen »Musik ist sui generis und weist nicht hin auf ein Außerklangliches«, sie ist nur »tönend bewegte Form« (Gatz in MGG S. 1002 ff) und »Musik weist hin auf ein Außerklangliches und repräsentiert somit eine Wirklichkeit, die selbst nicht Musik ist« (Hanslick, ebendort) zu überwinden, indem er die Frage als Alternative für falsch gestellt erklärt und sie zu der Synthese verbindet, daß alle Form ausdruckshaft und aller künstlerischer Ausdruck geformt sei. Auch bei H. Riemann findet sich der Hinweis, daß mit E. Husserl, M. Scheler und M. Heidegger dieser ästhetische Streit eine neue Wendung nimmt, indem "Form und Inhalt nach dem Prinzip der Schichtung und der Schichtungsordnung zueinander in ein Verhältnis der Fundierung gebracht werden, das nicht mehr erlaubt, eine der beiden Seiten dieses Verhältnisses zu isolieren." (Riemann 1967, Stichwort Ästhetik)

Von der Morphologischen Psychologie her lassen sich Form und Inhalt als das paradoxe Verhältnis von Fundierung und Repräsentanz (vgl. Kapitel II, 2) der beiden polaren Bedingungen jeder seelischen Gestaltbildung von Bedeutungsmetamorphose und Organisation begreifen (W. Salber 1965). In der Musiktherapie schleicht sich die Form–Inhaltsdiskussion dann unbemerkt wieder ein, ohne daß die Weiterführung dieser Frage in der Musikwissenschaft, Psychologie und Philosophie einbezogen würde.

Auch W. Wiora (1961) kritisiert, daß die Thesen und der historische Streit der Inhalts- und Formalästhetik sich ohne Klärung elementarer Vorfragen entwickelt haben und hebt die Leistungen Hegels hinsichtlich dieser Vorfragen hervor. Mit Hegel begründet er die Notwendigkeit einer ganzheitlichen Betrachtung und das nicht nur in Hinblick darauf, daß der einzelne Ton erst in seinem Verhältnis zu anderen in seiner Bedeutung und Wirkung zu erfassen sei, sondern auch insofern, als die Musik das "freie Leben und Weben der Seele zu ihrem Inhalt hat" und die Forschung somit immer vor der schwierigen Aufgabe stehe, den "Gegensatz dieser freien Innerlichkeit und jener quantitativen Grundverhältnisse" in sich aufzunehmen und zu überwinden, "indem sie den freien Bewegungen des Gemütes, die sie ausdrückt, durch jene notwendigen Proportionen einen sicheren Grund und Boden gibt, auf dem sich dann aber das innere Leben in der durch solche Notwendigkeit erst gehaltvollen Freiheit hinbewegt und entwickelt" (Hegel, zitiert nach W. Wiora 1961 S. 511). Hegels Einsichten in das Wesen der Musik verweisen auf die Bedeutung der Musik als psychisches Phänomen und legen eine psychologische Herangehensweise für die Musikwissenschaft nahe.

Einschränkend ist allerdings hinzuzufügen, daß trotz der wiederholt auftauchenden Forderung nach einer ganzheitlichen Betrachtungsweise die konkrete Durchführung innerhalb der Forschung erstaunlicherweise oft doch immer wieder bei den Gliedzügen einer zunächst nicht näher betrachteten Ganzheit ansetzt. So z.B. bei A. Wellek (1963), der zwar die ganzheitlichen Aspekte der Musikästhetik betont, dann aber bei der "Psychologie der Gehörserscheinungen" (S. 25) beginnt und versucht, von der Akustik und Physiologie ausgehend zur Psychologie zu gelangen und auch dort von den Einzelheiten zu den übergeordneten Strukturen: von "Geräusch und Ton" zu "Gestalt und Gefühl" und schließlich zu "Verstehen und Begreifen" (Kapitelüberschriften ebendort). Forderung einer ganzheitlichen Betrachtung müßte es aber sein, daß zuerst die Ganzheit des Phänomens zu erfassen gesucht wird, damit sie Bezugsrahmen und Angelpunkt für die Einordnung und Wertigkeit aller Einzelheiten ist, und die Untersuchung von der Ganzheit her organisiert wird. Das kann in bezug auf musikalisches Erleben nur heißen, daß zunächst dieses Erleben selbst zu erfassen gesucht wird. Das ist nur möglich über die Beschreibung des Erlebens. Alle weiteren Daten, so auch physiologische und akustische Aspekte, könnten *dann* dazu in Beziehung gesetzt werden.

3. Qualitative Methodik in der Psychologie

Qualitative und beschreibende Forschungsmethoden finden sich in der modernen psychologischen Forschung in unterschiedlicher Ausformung: so in den unterschiedlichen tiefenpsychologischen Schulen, in der sogenannten verstehenden Psychologie und in den humanistischen Psychologien. Die Methodik ist aber auch hier nicht immer als solche expliziert. Musikforschungen, die an diese psychologischen Richtungen anknüpfen, übernehmen häufig nicht die Methodik des Vorgehens, sondern einzelne Ergebnisse und Interpretationen, die dann mit musikalischen Fragestellungen verknüpft werden. Diese Verknüpfungen wirken dadurch oft spekulativ und erscheinen nicht genügend auf den Forschungsgegenstand hin bearbeitet.

Wenn nun hier im Rahmen musikwissenschaftlicher Forschung mit den Methoden der Morphologischen Psychologie gearbeitet wird, soll deshalb die Fundierung dieser besonderen Methodik in den Grundkriterien qualitativen Vorgehens dargestellt werden, um die Wahl der Methodik zu begründen. Dazu wurden zwei Aufsätze von W. Salber hinzugezogen, in denen die Gemeinsamkeiten qualitativen Vorgehens im Bereich der Psychologie anhand einiger wesentlicher Merkmale aufgezeigt sind (Salber 1960 und 69a).

Die hier dargestellten Merkmale, die ein qualitatives Vorgehen wissenschaftlich rechtfertigen, müssen m.E. für die psychologischen Bereiche musikwissenschaftlicher Forschung entsprechende Gültigkeit haben. *Daß* sich die qualitativen, verstehenden und beschreibenden Verfahren wissenschaftlich rechtfertigen müssen, ist allein aus der Geschichte der Wissenschaft heraus zu verstehen . Die Musiktherapie kam von Anfang an unversehens in diesen allgemeinen Paradigmenstreit der Wissenschaft hinein und wird nicht umhinkommen, sich dieser Auseinandersetzung zu stellen (vgl. Tüpker 1996c).

Den qualitativen Methoden in der Psychologie geht es um ein **Verstehen psychischer Qualitäten**. (s. auch J. Körner 1985) Sie gehen von der Anschauung und vom Erleben aus, nicht von Begriffssystemen. Sie sind dabei zunächst gerichtet auf die Konkretheit und Einzigartigkeit eines Vorganges. In der Musikforschung finden wir ein solches Vorgehen gerichtet auf die Einzigartigkeit eines musikalischen Werkes, auf die Interpretation eines Werkes, auf Vergleiche unterschiedlicher Werke und Interpretationen, auf die besondere Kompositionsweise eines Komponisten oder die Charakteristik einer bestimmten Stilistik, die Entwicklung von Formen etc.

In der musiktherapeutischen Forschung benötigen wir ein solches Vorgehen, wenn es um die Erfassung des konkreten Sinnes einer Improvisation, einer Musiktherapiesitzung, um die besondere Ausdrucksweise eines Patienten oder um die Einschätzung eines Behandlungsverlaufes geht.

In den qualitativen Methoden der Psychologie besteht die **Forderung der Unmittelbarkeit und Verständnisnähe jedes einzelnen Schrittes**. Das erste vorwissenschaftliche unmittelbare Verstehen soll durch die wissenschaftlichen Schritte nicht verloren gehen, sondern in der wissenschaftlichen Aussage erhalten bleiben. Hierdurch wird die Forderung der Reproduzierbarkeit als Kriterium der Wissenschaftlichkeit in der Naturwissenschaft durch das Kriterium der **Nachvollziehbarkeit** Schritt für Schritt ersetzt. Diese Ersetzung ist überall dort notwendig, wo es um individuelle, zwischenmenschliche und historische – also nicht reproduzierbare – Prozesse geht. Ein Behandlungsverlauf läßt sich nicht reproduzieren und er läßt sich mit anderen vergleichen erst, wenn er in seiner besonderen Qualität erfaßt ist. Auch die Einzigartigkeit einer Komposition, einer Stilistik etc. ist nicht reproduzierbar im naturwissenschaftlichen Sinne. (Genauere Darstellung s. Tüpker 1990a).

Vom rein Vorwissenschaftlichen unterscheidet sich ein wissenschaftlich qualitatives Vorgehen durch das **Vorhandensein einer Systematik**, die die Beobachtung und die methodischen Schritte lenkt. In der Musikwissenschaft kann z.B. die Analyse einer Komposition auf das System einer allgemeinen musikalischen Formenlehre bezogen sein, die ihrerseits in den Gesetzen einer musikalischen Ästhetik gründet. Systematik einer Forschung ist erst gegeben durch ein Minimum an unumgänglichen theoretischen Voraussetzungen, die als tragende Ordnungen den Erkenntnisvorgang strukturieren. Ohne Bezug auf solche **paradigmatischen Voraussetzungen** ist keine wissenschaftliche Forschung möglich. Der häufig auftauchende Vorwurf an die Geisteswissenschaften, sie seien nicht 'voraussetzungslos', verkennt, daß auch die Naturwissenschaften von bestimmten paradigmatischen Voraussetzungen ausgehen, die sich in Zeiten wissenschaftlicher 'Revolutionen' auch verändern. In der Wissenschaftstheorie ist inzwischen dargelegt, warum solche nicht weiter hinterfragbaren Grundannahmen in jeder Wissenschaft unvermeidbar sind (s. T.S. Kuhn 1962 und S. Toulmin 1969).

Ein weiteres Kennzeichen qualitativer Methoden ist die **Suche nach Sinn und Bedeutung** seelischer Phänomene. Dem geht die Grundannahme voraus, daß seelische Prozesse sinnvoll zusammenhängen und daß dieser Sinn sich *im* seelischen Geschehen zeigt. Dieser Grundannahme folgt S. Freud, wenn er – von der durchgängigen Determiniertheit des Seelischen ausgehend – scheinbar unsinnige Phänomene wie Fehlleistungen, Versprecher und Träume auf ihre 'geheime' Bedeutung hin untersucht. Auch dem seelischen Sinn 'unsinniger' Krankheitssymptome konnte er nur mit dem unerschütterliche Beharren auf dieser Grundannahme auf die Spur kommen. Das Festhalten an dieser Grundannahme kennzeichnet auch weiterhin die psychotherapeutische Forschung, die konsequent die Aufschlüsselung des scheinbar Sinnlosen verfolgt, so z. B. in der Suche nach der Psychodynamik psychotischen Erlebens (u.a. Benedetti 1954, 1980,1983, 1991, Ciompi 1982, Mentzos 1992, 1993) oder dem symbolischen Verstehen der Äußerungen geistig Behinderter (Niedecken 1988, 1989)

Es handelt sich hierbei um eine der unumgänglichen paradigmatischen Voraussetzungen, die eine psychologische Sichtweise steuern. Sie ist als solche von ihrer Struktur her nicht 'beweisbar' (Toulmin 1969). Sie kann aber als sinnvoll und für die Tätigkeit der wissenschaftlichen Forschung unumgänglich verstanden werden, wenn man sich z.B. verdeutlicht, daß auch die naturwissenschaftliche Forschung nicht entwickelt worden wäre, wenn nicht der 'Glaube' an die durchgängige Gesetzmäßigkeit der Natur die Forscher gelenkt hätte.

Stärker als S. Freud betont W. Salber, daß Sinn und Bedeutung seelischer Prozesse **im Seelischen selbst** zu finden sind, indem er auf Erklärungsanleihen aus der Biologie, Chemie oder anderen Wissenschaften verzichtet. Er spricht in diesem Zusammenhang von einer 'psychologischen Psychologie', einer nur scheinbar tautologischen Betonung, wenn man die Verlagerung der Erklärungsebene in anderen Psychologien betrachtet. Ich folge in dieser Arbeit dieser Entschiedenheit, indem ich **musikalische Prozesse als seelische Prozesse** zu erfassen suche und grenze mich damit gegen Forschungen ab, die das 'Seelische an der Musik' sekundär an physiologische, biochemische oder akustische Vorgänge anknüpfen. Vielmehr gehe ich davon aus, daß *die Musik* der Phänomene, die *auch* akustisch meßbar und mit physiologischen und biochemischen Vorgängen verbunden sind, primär ein seelisches Geschehen und im oben beschriebenen Sinne immer ein kulturelles Phänomen ist und aus seelischen und kulturellen Zusammenhängen Sinn und Bedeutung erfährt.

Qualitative Methoden folgen den Grundzügen der Phänomene so, daß der ihnen 'innewohnende Sinn' den Erfassungsprozeß steuert, damit dieser Sinn nach und nach als für die Phänomene strukturierend und antreibend verstanden werden kann. Dabei muß die wissenschaftliche Fragestellung als Bezugsrahmen deutlich sein.

Die Frage nach Sinn und Bedeutung eines musikalischen Phänomens stellt sich anders, je nachdem ob wir z. B. nach der Bedeutung einer bestimmten musikalischen Motivik im Zusammenhang der Musiktherapie fragen oder in der Untersuchung einer Komposition. Das eine Mal wird die Bedeutung im Hinblick auf die seelische Konstruktion des Spielers gesucht, im anderen Fall z. B. die Bedeutsamkeit im Zusammenhang der ästhetischen Wirkung der Komposition, ihrer historischen Rolle o.ä.. Wenn dieser Bezug beachtet wird, kann es auch bei einer psychologisch orientierten Musikforschung nicht passieren, daß die ästhetische Untersuchung einer Komposition in einer 'Krankengeschichte' des Komponisten endet.

Um den Sinn eines seelischen Phänomens aufzuspüren bedarf es der Beweglichkeit der Methoden als ein weiteres Kennzeichen qualitativer Methodik. Die **Forderung der Mitbewegung** ergibt sich daraus, daß die Forschungsmethode den Bewegungen der Phänomene folgen können muß, um sie angemessen untersuchen zu können. Das hat einige grundlegende Entscheidungen für das wissenschaftliche Vorgehen zur Folge. In den qualitativen Methoden werden die Bewegtheit und das Sich–Bewegen–Lassen des Untersuchers ausdrücklich in die Untersuchung einbezogen.

Das hängt mit der Angemessenheit der Mittel einer Untersuchung in bezug auf den Untersuchungsgegenstand zusammen. Wissenschaftlichkeit wird oft vordergründig an der Benutzung von apparativen Meßinstrumenten festgemacht. Im Bereich musikalischer Wirkungsforschung etwa scheint danach eine Untersuchung der Veränderung des Hautwiderstandes, des Herzschlags etc. verschiedener Personen beim Anhören von Musikstücken per se 'wissenschaftlicher' als eine Untersuchung, die die Wirkung dieser Musikstücke von den HörerInnen beschreiben läßt und von da aus zu Aussagen kommt. Bei einem solchen Vergleich wird aber die Frage nach dem, *was* da jeweils untersucht wird, völlig außer acht gelassen. Mit der ersten Untersuchung wäre keine Aussage über die seelische Wirkung, sondern nur über bestimmte physiologische Reaktionen möglich. Von anderer Seite würde der zweiten Untersuchung entgegengehalten, sie komme dem Kriterium der 'Objektivität' nicht nach. Diese Forderung fußt aber auf einer Subjekt–Objekt–Spaltung, einer wissenschaftlichen Vorentscheidung, die sich im Positivismus, bzw. im Skeptizismus gründet. (vgl. hierzu: H.J. Scheuerle 1977, S. 12 ff)

In den qualitativen Methoden wird diese Spaltung nicht aufrechterhalten. Deshalb betont z.B. E.H. Erikson in "Kindheit und Gesellschaft" (1957), daß der Therapeut an der Entstehung der Prozesse, die er untersucht, selbst beteiligt ist. R. König führt in "Das Interview" (1957) den Begriff des "teilnehmenden Beobachters" als Notwendigkeit in qualitativen Interview–Verfahren ein. Im Bereich des Biologischen verwies V.v.Weizsäcker auf eine ähnliche Notwendigkeit, wenn er im Gestaltkreis (1950, S. 3) schreibt: "Um Lebendes zu erforschen, muß man sich am Leben beteiligen. Man kann zwar den Versuch machen, Lebendes aus Nicht–Lebendem abzuleiten, aber dieses Unternehmen ist bisher mißlungen. Man kann auch anstreben, das eigene Leben in der Wissenschaft zu verleugnen, aber dabei läuft eine Selbsttäuschung unter."

In den qualitativen Methoden wird deshalb eine Scheinobjektivität durch eine **kontrollierte Subjektivität** ersetzt. Das heißt: die 'Subjektivität' der Beobachtung wird als notwendige Voraussetzung, psychologische Forschung betreiben zu können, anerkannt und statt ihrer nie gelingenden Vermeidung einer Kontrolle und methodischen Bearbeitung zugänglich gemacht. Das beinhaltet eine gewisse 'Schulung' des Beobachters, um 'verfälschende' Einflüsse möglichst gering zu halten und ein methodisches Vorgehen, das die so gewonnene Beobachtung Schritt für Schritt auf ein theoretisches System bezieht. (s. auch Tüpker 1990a)

Auch die psychoanalytische Forschung ist – gerade in ihrem Kernbereich der psychologischen Behandlung – ohne die Einbeziehung *der* Erkenntnisse, die aus der Gegenübertragung gewonnen werden, nicht denkbar. Trotz aller immanenten und nicht wegzudiskutierenden Störungseinflüsse, der die Gegenübertragung als Erkenntnisinstrument im Einzelfall notwendigerweise immer unterliegen wird, bleibt sie der oft präziseste Zugang zum Verstehen des Patienten.

In der Psychotherapie ist der forschende Therapeut nicht nur teilnehmender Beobachter, sondern an der Schaffung der Prozesse, die er untersucht, selbst beteiligt. Dieser Aspekt der Autopoiesis gilt nicht nur für die einzelne Therapie, sondern ebenso für psychologische Konzepte in ihrer gesamten Begriffsbildung und Konstruktion. Dies einzelnen Therapieformen wie etwa der Psychoanalyse in bezug auf den Einfluß des Deutens vorzuwerfen, verdeckt die Tatsache, daß es auch hier keinen 'objektiven' Standpunkt im Sinne einer nicht–autopoietischen Psychologie geben kann. Die Wahl der Methoden bewegt sich daher nicht entlang einer Achse von Objektivität und Einbeziehung subjektiver Einflüsse, sondern entlang der Verleugnung oder kritischen

Reflexion dessen, was wir im Zuge der wissenschaftlichen Forschung an Wirklichkeit zugleich herstellen. (Ein hervorragendes Beispiel eines kritischen Diskurses findet sich z.B. in bezug auf das Weiblichkeitskonzept der Psychoanalyse bei Rohde–Dachser 1992). Auch in der neueren Naturwissenschaft taucht der Gedanke der Autopoiesis auf. So heißt es im Vorwort bei Maturana/Varela (1984): "Wir werden () eine Sicht vortragen, die das Erkennen nicht als Repräsentation *der* »Welt da draußen« versteht, sondern als ein andauerndes Hervorbringen *einer* Welt durch den Prozeß des Lebens selbst."

Die explizite Einbeziehung der mitbewegenden Beobachtung und kontrollierten Subjektivität hat auch in der Erforschung musikalischer Prozesse im Hinblick auf die angemessene Beweglichkeit entscheidende Vorteile: Die Musik als Produktion und Erscheinungsform des Seelischen ist immer in Bewegung. Musik ist gestaltete Bewegung und Bewegtheit. Sie ist immer ein Prozeß, sie *vollzieht* sich nicht nur in der Zeit, sondern macht Zeit als erfüllt erlebbar, indem sie sie *gestaltet*. Als ein solch 'bewegtes Ding' ist Musik nicht anders als mit einem gleichermaßen beweglichen 'Instrumentarium' zu erfassen. Ein solches Instrumentarium ist jenseits der 'mitschwingenden Seele' des Menschen nicht zu finden.

Deshalb ist die Beschreibung der eigenen Bewegtheit der angemessenste Weg, um dieses 'bewegte Ding' in einen wissenschaftlichen Gegenstand zu verwandeln. Durch ein methodisches Vorgehen bei der Beschreibung können diese Bewegtheiten in verschiedenen Versionen im Austausch zwischen Erlebensbeschreibung und Systematik schrittweise einer wissenschaftlichen Logifizierung zugänglich gemacht werden (→ Kapitel III, 1). Dieses Vorgehen ist mühsam. Das soll hier nicht verschwiegen werden. Der Untersucher befindet sich bei einer solchen wissenschaftlichen Tätigkeit ständig in dem Spannungsfeld zwischen seelischer Beteiligung und notwendiger Distanzierung, zwischen dem Ergreifen der Sache und einem Sich–von–ihr–Ergreifen–Lassen, zwischen Sich–Bewegen–Lassen und Festhalten–Müssen. Er muß immer wieder in die Bewegung des Phänomens eintauchen, um dann wieder 'zurückzutreten' und zu schauen, was er mitbekommen hat, die unterschiedlichen 'Mitbringsel' aufeinander beziehen, in Austausch bringen und so dann als quasi 'neues Ding' rekonstruieren. Er kann sich dieser Spannung nicht ein für alle Male entledigen.

W. Salber spricht in Abgrenzung seines Anliegen von einer 'Stillegungspsychologie', um zu charakterisieren, daß manche Untersuchungen eher von dem Wunsch getragen sind, sich dieser Spannung zu entziehen, als daß es immer wissenschaftliche Entscheidungen wären, Verfahren zu bevorzugen, die

die Beweglichkeit des Seelischen nicht greifen können, weil sie nicht selbst beweglich sind.

Ein Beispiel dafür aus dem Bereich der Musiktherapie ist die Untersuchung von S. Schaub (1980). Schaub schreibt: "Es ist ein Hauptmerkmal experimenteller Forschung, daß sie die Realität nicht in ihrer komplexen Vielfalt, sondern immer nur in Teilaspekten analysieren kann. So soll in dieser Untersuchung auch nicht das generelle Problem des musikalischen Ausdrucks in seiner ganzen Mannigfaltigkeit angegangen werden, sondern lediglich ein beschränkter, konkreter Aspekt desselben: den der musikalischen Stimmung. Unter 'Stimmung' wird dabei die bipolare Dimension verstanden, welche sich durch die Pole 'traurig' und 'fröhlich' eingrenzen läßt." (S. 45) Hier wird aus einer 'komplexen Vielheit' völlig willkürlich auf zwei feste Werte eingegrenzt, die dann im Verlaufe der Untersuchung abgefragt, gezählt und statistisch verglichen werden können. Was dann bleibt, ist z.B. über den bewegenden Andante–Satz aus Mozarts Konzert für Klavier und Orchester C-Dur, Nr. 21, KV 467 die Aussage, er werde als *eher traurig* erlebt und zwar, *weil er langsam ist, obwohl er in Dur steht*. Man kann sich angesichts dieser Aussage nur fragen, welchen anderen Sinn ein solches Unternehmen hat, wenn nicht den der Beruhigung, endlich 'etwas Festes' an der Hand zu haben. So kann sich das ganze Unternehmen auch nur begründen, indem es ebenfalls ziemlich willkürlich eine Fragestellung entwirft, die so schlechterdings in der musiktherapeutischen Realität, von der er sie ableitet, nie vorkommt: "Der Musiktherapeut steht nicht selten vor der Frage, nach welchen strukturellen Kriterien er ein Musikstück auswählen oder gestalten soll, von dem er erwartet, daß es von seinen Patienten als 'traurig' oder als 'fröhlich' angesehen wird." (ebendort)

Die Beschreibung des Erlebens kann sich *deshalb* auf die Beweglichkeit der Phänomene einlassen, weil sie von anderen Kriterien her Maßnahmen kennt, um nicht in der scheinbar so bedrohlichen 'ganzen Mannigfaltigkeit' verloren zu gehen. Ein solches Kriterium ist der in den qualitativen Methoden stets gesuchte **Ganzheitsbezug**.

Die qualitativen Methoden gehen mit der Gestaltpsychologie von dem Grundsatz aus, daß eine wirkende Ganzheit immer **mehr und anders** ist als die Summe ihrer Einzelteile (Ch.v.Ehrenfels 1890). Auch von diesem Grundsatz her wäre eine Untersuchung wie die oben erwähnte nicht denkbar. Denn selbst wenn man neben den zwei untersuchten Einzelteilen noch beliebig viele weitere 'Stimmungspole' untersuchen würde, ergäben diese ganzen Teile zusammen nie eine Gesamtheit des seelischen Geschehens beim Hören dieses Satzes. Wenn der Grundsatz von der Ganzheit beachtet wird, muß jede Einzelheit in bezug auf diese Ganzheit gesehen werden. Das ist nur möglich, indem Ganzheit und Gliedzüge im wiederholten Austausch sich gegenseitig auslegen. Die Methoden selbst sind ganzheitlich, indem sie versuchen, zu einer Erklärung zu gelangen, die eine **lebendige, funktionierende Rekonstruktion des Phänomens** ist.

In den in dieser Arbeit angewandten Verfahren wird zumeist versucht, von einer zunächst vorläufig erfaßten Ganzheit, z.B. einem Gesamteindruck, auszugehen und von da aus die Gliedzüge aufzusuchen. Dadurch ist es am ehesten möglich, wertvolles 'vorwissenschaftliches' Material in die Untersuchung einzubeziehen.

Zum ganzheitlichen Erfassen gehört aber auch das Hinauslaufen auf eine Feststellung, die den wiederholten Austausch zwischen Ganzheit und Gliedzügen auf einen 'einenden Sinn' bezieht. Dabei ist die innere Widerspruchsfreiheit zwar eine notwendige, aber nicht hinreichende Voraussetzung für die Richtigkeit einer Feststellung. An dieser Stelle haben die Popperschen Aussagen über Verifikation und Falsifikation auch für die qualitative Forschung ihre Berechtigung (K. R. Popper 1966): Eine letztlich widersprechende Beobachtung muß eine Erklärung umwerfen, während bestätigende Beobachtungen im Detail eine Erklärung niemals vollständig verifizieren.

Den Irrweg, Sicherheit durch möglichst viele Bestätigungen im Detail zu suchen, können wir vermeiden, wenn wir bedenken, daß auch Vollständigkeit – selbst wenn sie erreichbar wäre – Ganzheitlichkeit nicht ersetzt oder nach sich zieht. Eine vollständige Datensammlung führt nicht notwendig zu einer wissenschaftlichen Aussage oder Erklärung. Sicherheit in unserem Handeln in der Therapie erhalten wir aus dem Fortgang der Behandlung. Ein uns unverständlich bleibender 'Stillstand' in der Behandlung muß uns letztlich mehr zu denken geben als unverständlich bleibende Details oder nicht auffüllbare Lücken in der Lebensgeschichte.

In der Musiktherapie kommt oft schon die erste Improvisation ein umfassendes Bild der seelischen Konstruktion und ihrer Störungen zum Asudruck. Dieses Bild durch eine ausführliche Beschreibung und Rekonstruktion festzuhalten, kann für den Therapeuten eine wesentliche Hilfe dabei sein, das Spiel der Variationen, Verwandlungen, Verdeckungen, Wiederholungen und Gegenläufe von Anfang an auf einen ganzheitlichen Bildentwurf zu beziehen und das Behandlungsgeschehen von diesem Bild her besser zu verstehen. Indem wir schon zu Beginn zu einer solchen Fest–Stellung gelangen, können Bewegungen des Geschehens und eine einende 'feste Gestalt' methodisch zusammengebracht werden, wenn wir zugleich berücksichtigen, daß es sich um ein Bild in Verwandlung handelt.

Mit dem Hinauslaufen auf eine Feststellung, ein die Einzelheiten vereinheitlichendes Bild, eine lebendige Rekonstruktion der Phänomene, die den Bezug zu einer allgemeinen Systematik des Seelischen herstellen kann, wird eine **Vereinheitlichung des Erfassungsprozesses** gesucht. Auch darin finden wir ein Kriterium qualitativer Methodik, das der geforderten Beweglichkeit ergänzend und ausgleichend gegenübersteht. Die Forderung nach Vereinheitlichung verlangt u.a., daß die einzelnen Schritte einer Untersuchung aufeinander bezogen sein müssen. Sie entspricht der Einheit der Phänomene und drängt auf **Überschaubarkeit** der Untersuchung.

Für musiktherapeutische Forschung, die sich letztlich als Hilfe für musiktherapeutische Behandlung verstehen will, ist bedeutsam, daß die qualitativen Methoden ausdrücklich die Wesenserfassung wieder als Merkmal und Aufgabe wissenschaftlichen Fragens einbeziehen. Für die Behandlung ist es wichtig, nach dem **eigentümlichen und besonderen Wesen eines Phänomens** zu fragen, die zugrundeliegenden Prinzipien und Gestalten zu erkennen, um von da aus zu fragen, wie eine Veränderung denkbar ist.

Da, wo die Musikwissenschaft der geisteswissenschaftlichen Tradition verbunden geblieben ist, ist der Bezug zu dieser Fragestellung wohl nie ganz verloren gegangen. Die Orientierung am Wissenschaftsbild einer naturwissenschaftlichen Psychologie beinhaltet aber auch hier bisweilen die Gefahr, daß die Frage nach dem 'Wesen' als 'unwissenschaftlich' oder 'altmodisch' aus dem Bereich wissenschaftlichen Fragens überhaupt ausgeklammert wird.

Die Möglichkeit einer **Wesenserfassung von den Phänomenen her** ist aber dann durchaus denkbar, wenn wir davon ausgehen, daß sich das Wesen einer Sache durch sie oder in ihr offenbart. Demgemäß kann uns das Wesen einer Sache zwar lange Zeit verborgen bleiben, liegt aber dennoch nicht 'hinter' den Phänomenen, mit ihnen unverbunden und für uns unerreichbar.

Im Bereich des Musikalischen ist diese Sichtweise dort zu finden, wo zumeist implizit davon ausgegangen wird, daß sich das Wesen der Musik *in* den Musikwerken zeigt, auch wenn es nicht als solches benennbar ist, und sich in den unterschiedlichen Werken und Epochen entfaltet und entwickelt.

Entsprechend geht die qualitative Methodik in der Psychologie davon aus, daß die seelischen Phänomene Erscheinungsformen des Wesens des Seelischen sind. Durch diesen unmittelbaren und gegebenen Zusammenhang ist es möglich, durch bestimmte Vorgehensweisen das zunächst Verborgene zum 'Sich–Zeigen' (M. Heidegger 1927) zu bringen. Das Seelische ist uns in unserem eigenen Seelenleben unmittelbar gegeben. Deshalb können wir in den Zusammenhang zwischen Verborgenem und Sich–Zeigendem eindringen, indem wir dies 'eigene' Seelische zu Hilfe nehmen und das unmittelbar Gegebene bewußt machen.

Dabei hilft uns das weiter, was W. Salber die "geheime Intelligenz des Seelischen" nennt. Damit ist eine dem Seelischen eigentümliche Logik gemeint, die wir je schon 'kennen', weil wir unser Handeln ihrgemäß strukturieren. Sie ermöglicht es auch, daß wir in der therapeutischen Situation handlungsfähig sind – vor aller Wissenschaft.

In der musiktherapeutischen Behandlung wird diese 'geheime Intelligenz' insbesondere in dem gemeinsamen Improvisieren mit dem Patienten wirksam. Dort reagiert unser Seelisches unter Einbeziehung all unserer musikalischen Erfahrungen unmittelbar mit dem Seelischen des Patienten. Schon dieses Mitspielen *ist* ein Teil der Erforschung des Seelischen (des Patienten), indem es dieses zum Sich–Zeigen bringt.

Sie wird uns auch erlebbar in der Arbeit mit geistig Behinderten, wenn wir – oft erst nach langer Zeit – zu verstehen beginnen, daß der Patient uns mit seinem zunächst vielleicht nur merkwürdig erscheinendem Verhalten auf die Spur seiner Geschichte führte, uns Hinweise auf Erlebtes und Erlittenes gegeben hat. Wenn wir hingegen bestimmte Gesten, Handlungsweisen, Verhaltensformen schon vorweg als 'typisch behindert' und damit als unwesentlich und sinnlos abtun, verstellen wir dem Seelischen die Möglichkeiten, sich zu zeigen und unserem Patienten die Erfahrung, verstanden zu werden und über diesen Weg ein Mehr an Selbst-Verständnis zu erlangen. Hier wird deutlich, daß methodische Grundeinstellungen eine direkte Auswirkung auf die Praxis haben, indem sie darüber entscheiden, ob wir bereit sind 'Merkwürdigkeiten', die sich unserem Verstehen zunächst verschließen, als 'des Merkens würdig' aufzufassen und in uns zunächst als offen bleibende Frage zu bewahren und zu bewegen oder ob wir sie durch andere Zuschreibungen und Kategorisierungen von vornherein aus der Beziehung und aus dem Bereich des Verstehens exkommunizieren.

Bezüglich der musiktherapeutischen Improvisationen hat die an die Praxis anknüpfende wissenschaftliche Bearbeitung die Aufgabe, das dort schon Sich–Zeigende bewußt zu machen und einer systematischen Logifizierung zuzuführen. Das Wissen um die 'geheime Intelligenz' des Seelischen macht es dabei auch sinnvoll, die Ideen, Einfälle und spontanen Reaktionen des mitspielenden Therapeuten, dessen Spiel auf das Spiel des Patienten bezogen ist, durchaus als sachdienliche Hinweise auf das zu nehmen, um was es in dieser Situation geht.

> Parallel hierzu ist V.v.Weizsäcker Begriff von dem "unbewußten Verstand in der Wahrnehmung" und von der "Logik der Sinne" zu sehen. Weizsäcker betont, daß die sogenannten Sinnestäuschungen durchaus keine Täuschungen, keine Fehlleistungen der Sinne sind, sondern Hinweise auf eine den Sinnen eigentümliche Gesetzmäßigkeit, die nicht nicht vorhanden, sondern nur anders ist, als mathematische oder mechanische Logik (1943) (s. auch die ausführliche erkenntnistheoretische Diskussion bei Maturana/Varela 1984, 4. dt. Ausg. 1992, S. 19 ff).

Die Kontrollmöglichkeit für ein solches Vorgehen liegt in der Methodik: im Beachten der Nachvollziehbarkeit der einzelnen Schritte, in der starken Bezogenheit auf das konkret Sich–Zeigende und in dem Aufsuchen des Zusammenhanges von Ganzheit und Gliedzügen. Der Gedanke, daß wir seelisches Wesen von den Phänomenen her erkennen können, weil uns Seelisches unmittelbar gegeben ist, führt über die Idee einer 'reinen' Phänomenologie hinaus und erklärt zugleich, warum im Bereich seelischer Phänomene ein Ausgehen vom Erleben möglich ist.

4. Musiktherapie und Psychästhetik

Im näheren Herangehen stellt sich neben diesen allgemeinen methodischen Überlegungen die Frage, auf welche bestehenden Forschungen der Psychologie die musiktherapeutische Forschung zurückgreifen kann. Die Forschungen der Morphologischen Psychologie sind von Beginn *in* der Auseinandersetzung mit Kunst entwickelt worden. (W. Salber 1965, 1970, 1972, 1977a, 1977b, 1978, 1987, 1994; Blothner 1981, Heubach 1974, Langosch 1970, L. Salber 1970, sowie zahlreiche Diplomarbeiten und Artikel, s. Verzeichnis in: Salber 1988) Der Unterschied zu anderen Psychologien besteht dabei vor allem darin, daß Kunst hier nicht nur zum 'Objekt' psychologischer Untersuchungen gemacht wird, sondern daß der künstlerische Umgang mit Wirklichkeit als etwas angesehen wird, was uns auch zum Vorbild für eine psychologisch-wissenschaftliche Auseinandersetzung werden kann.

In dieser Arbeit wird Musik betrachtet als eine Behandlung von Wirklichkeit in einer besonderen Form, die andere Weiterführungen, Verwandlungen sowie Gestaltbildungen und Brechungen ermöglicht, als etwa die sprachliche, wissenschaftliche oder handwerkliche Behandlung von Wirklichkeit. Musiktherapeutische Behandlung als Kunstgriff, ins Stocken geratene Selbstbehandlung vom Umgang mit Musikalischem her neu zu beleben, bietet dabei eine besondere Möglichkeit, die Entstehung, Binnenregulierung, die Chancen und Grenzen musikalischer Behandlung von Wirklichkeit zu untersuchen. Sie beschäftigt sich mit Musik von einer Wirkungseinheit her, in der eine musikalische Behandlung von Wirklichkeit im eigenen Spiel häufig erstmalig beginnt, und kann Schritt für Schritt beobachten, wie das Seelische sich die daraus entstehenden Möglichkeiten zunutze macht, und in welchen Binnenregulierungen es sie zur Bewältigung seelischer Konstruktionsprobleme aufgreift. In der Musiktherapie ist uns die Musik auch **Erkenntnisinstrument** auf der Suche nach Verstehen der seelischen Strukturen des Patienten. Von daher kann uns eine Psychologie hilfreich sein, die es methodisch 'gewohnt ist' eine künstlerische Auseinandersetzung mit Seelischem in eine psychologisch-wissenschaftliche Logifizierung zu übersetzen.

W. Salber hebt hervor, daß Kunst und Psychologie gemeinsame Strukturen haben (1977a). Kunst schafft für ihn ein psychologisches Weltbild, z.B. indem ein Bild Bedeutungsinhalte von Wirklichkeit hervorhebt und nicht Wirklichkeit photographisch abbildet. Er betont, daß die Beschäftigung mit Psychischem und mit Kunst vergleichbare seelische Tätigkeiten verlangt: Bei beidem muß man das Schwanken zwischen gegensätzlichen Gefühlen, Mehrdeutigkeit und Unbestimmtheit 'leiden' können. Ihn beschäftigt das **Ineinander von Kunst und Psychischem,** das Doppelt und Dreifache künstlerischer Produktionen, Zwiespältiges, Schwebe, Austausch und Paradoxes im Umgang mit Kunst und Psychologie.

So geht es in der morphologischen Auseinandersetzung mit Kunst auch darum, die wissenschaftliche Tätigkeit und das wissenschaftliche Weltbild von dem Umgang mit Kunst her neu zu beleben. Sie will "Psychologie von *den* Kategorien her betreiben, die der Umgang mit Kunst mit alter und neuer Kunst nahelegt" (1977a, S. 7). Das bedeutet: "Nicht von Gefühl, von Phantasie, von Bewußtsein, von Reiz–Reaktion, von Ich und Es ausgehen, sondern von Produktion, von Metamorphosen, von Übergängen, von Brechungen, von Entwicklungsgefügen, von Wirkungseinheiten." (ebendort) Für die Morphologie ist Kunstpsychologie keine Einbahnstraße, indem Psychologie Kunst 'erklärt' und sich anmaßt, besser zu wissen, 'was der Künstler *eigentlich* sagen' wollte, sondern ein wechselseitiger Prozeß, in dem Kunst und Psychologie sich *gegenseitig* auszulegen verstehen. "Kunst–Psychologie ist eine paradoxe Angelegenheit. Das Psychische ist nach Art von Kunst zu denken, die Züge von Kunst tragen psychische Naturen." (ebendort, S. 27)

Bei Salbers psychologischer Beschäftigung mit Kunst ist spürbar, daß es ihm mehr darum geht, von Kunst zu 'lernen' als sie zu 'erklären'. "Die Erforschung der Geschichte der Psychologie läßt erkennen, daß die Psychologie als Wissenschaft weiterkam, wenn sich ihr Verhältnis zur Kunst vertiefte..." (ebendort, S. 7) Auf diese Weise kommt eine Psychologie zustande, die sich ihrerseits für eine Übertragung in die Bereiche der Kunstwissenschaften besonders eignet, da ihre Systematik und Methodik von Anfang an kunstanalog ist. Indem Salber "Seelisches auf 'ästhetische Gesetze', Kunst auf psychische Begebenheiten hin" zu analysieren sucht, kommt er zu dem Begriff der "Psychästhetik".

Der Gedanke der **Psychästhetik** wirkt einer Eingrenzung der Ästhetik auf die 'Lehre vom (künstlerisch) Schönen' entgegen. Er versteht Ästhetik im ursprünglichen Sinne als 'Lehre von der sinnlichen Erkenntnis' und geht von den Erkenntnismöglichkeiten der Sinne und der künstlerischen Welterfahrung aus. In künstlerischen Produktionen werden die Grundbedingungen seelischer Gestaltung und Umbildung sinnlich erfahrbar. Kunst auszuüben, erschöpft sich nicht im Schaffen von Kunstwerken, sondern kann auch verstanden werden als eine andere Möglichkeit des Erkennens von Wirklichkeit, von Wirkungszusammenhängen. Mit dem Gedanken einer Psychästhetik des Seelischen wird der Versuch unternommen, auch jenseits von Kunst im engeren Sinne Fragen ästhetischer Wirkungs– und Produktionsbedingungen zu untersuchen. Es soll das Mehr und Anders der Welt untersucht werden, welches jenseits der formal–logischen Ordnung auf eine **sinnlich–ästhetische Ordnung der Welt** verweist. Für die Musik– und Kunsttherapie bietet der Gedanke der Psychästhetik ein Konzept, welches uns helfen kann die Verbindung von künstlerischem und wissenschaftlichem Handeln aufzuzeigen.

Salber betont den Notwendigkeitscharakter von Kunst, indem er darauf hinweist, daß Züge von Künstlerischem unumgänglich sind, um mit der Wirklichkeit zurechtzukommen: "Vorgestaltetes, Vages, Komplexes, Verdichtetes", "Übergänge, Schwebe, Verwandlung", "Reichtum statt Zwang, bewegliche Ordnungen statt Schematisierung, Ineinander und Zwischenpositionen statt saubere' Trennungen, Werden statt 'unsterbliche Klötzchen', Entwicklung statt Linearität." (ebendort, S. 39 f) Das läßt sich auch auf Wissenschaft und auf den Wert der Kunst in der Wissenschaft beziehen.

Es entspricht einer künstlerischen Welterfahrung, in der Kunst nicht auf Entspannung, Freizeit, Erbauung oder Hintergrundkulisse reduziert ist, und es entspricht unseren Erfahrungen in der Musiktherapie, wenn hier andere Charakteristika von Kunst hervorgehoben werden als die des 'Schönen' im Sinne eines Gegensatzes zum 'Leiden am Alltag': "Die Transfigurationen der Kunst betonen, welche Bedeutung 'Reizendem', Offenem, Unverfestigtem, Paradoxem, Unordentlichem zukommt, dem 'Segen' des Konkreten und des Zufalls. Psychästhetik verbindet durch Steigerung, Extremisierung, Auf–den–Kopf–stellen–Können, durch Umbrechen von Sinnbildern in neue Sinnbilder. Sie wirkt sich aus im 'mehr' und 'anders' von Ganzheiten, in Überdeterminationen, in den phantastischen Einheiten aus Natur und Kunst, die unser Leben bestimmen. Der Reichtum ihrer Transfigurationen meidet nicht das Unsagbare, Ungeheure, Ungeordnete, Ungestaltete. Hier wird ein anderes Maß für seelische Zusammenhänge sichtbar, das nicht durch Meßskalen zu bewältigen ist." (ebendort, S. 42)

Erst von einer solchen Sichtweise aus kann es gelingen, Methoden zu entwickeln, die in der Lage sind, den vorwissenschaftlichen Umgang mit Musik, der Grundlage musiktherapeutischen Arbeitens ist, auch der wissenschaftliche Bearbeitung nutzbar zu machen. Der Gedanke der Psychästhetik – als einer Erforschung der psychologischen Bedeutung von Ästhetik in *allen seelischen Gestaltbildungen* – führt im Grunde direkt zu der Möglichkeit einer methodischen Anwendung von Kunst in der psychologischen Behandlung. Musiktherapie ist so gesehen eine psychästhetische Behandlungsmethode.

Salber schreibt: "Die Analyse von Produktionsprozessen deckt auch in banalen (alltäglichen) seelischen Prozessen psychästhetische Transfigurationen auf" (ebendort, S. 41) Die Musiktherapie folgt diesem Gedankengang, indem sie die psychästhetische Transfiguration alltäglicher (Selbst–)Behandlung von Wirklichkeit durch die Aufforderung zum musikalischen Spielen zu einer Brechung bringt, die die seelische Konstruktion in der Musik zur Verdeutlichung zu bringen sucht. Wenn Salber allgemein aussagt, "Das Seelische kann nach Art eines Kunstwerkes verstanden werden" (1977a, S. 12), so sucht der Musiktherapeut die seelischen Konstruktionsprobleme *in* den musikalischen Produktionen des Patienten zu verstehen.

Es ist ein Ziel dieser Arbeit, der Frage nachzugehen, welche besonderen Verstehensmöglichkeiten die musikalische Produktion eröffnet. Dabei galt es zunächst, die Methoden der Morphologie so auf die musikalischen Produktionen der Musiktherapie anwendbar zu machen, daß wir lernen konnten, dem musikalischen Spiel des Patienten 'anzuhören', wie das Seelische arbeitet, was es dabei verarbeitet, was es zu vermeiden sucht, was es 'leiden' kann und was es (so) nicht leisten kann. Nur von einer solchen psychästhetischen 'Diagnostik' aus ist musiktherapeutische Behandlung überhaupt denkbar. Nur von da aus ist es überhaupt zumutbar, daß wir PatientInnen, die mit ihren Depressionen, Kopfschmerzen, Magenbeschwerden, den Problemen mit dem Ehepartner oder mit den ArbeitskollegInnen zu uns kommen, auffordern, auf Instrumenten zu spielen. Und nur von einer psychästhetischen Logik her wird der Sinn gewisser Aufforderungen wie "da weiterspielen", "jetzt Sie beide zusammen", "das noch einmal" usw. überhaupt psychologisch verständlich. Es soll in dieser Arbeit auch darum gehen, psychologisch nachvollziehbar zu machen, warum es durch solche 'Kunstgriffe' überhaupt möglich ist, seelische Veränderungen zu bewirken, die mit der Bewältigung des Alltags, den zwischenmenschlichen Beziehungen und den organisch sich manifestierenden Erkrankungen zu tun haben.

Dazu ist es allerdings nicht nur nötig, die Musik psychologisch zu erfassen, sondern zugleich 'Beziehungsprobleme', Alltagsleiden und 'Krankheiten' als allgemeine Konstruktionsprobleme seelischer Produktion zu verstehen. Dabei ist ein Ineinanderwirken von Behandlung und Forschung unumgänglich; denn *wie* das Seelische es etwa schaffte, z. B. ein Magengeschwür zu produzieren, erfahren wir nur in der Brechung der konkreten Behandlungssituation. Musiktherapie wird so auch zum Forschungsinstrument, mit dem es möglich ist, auch etwas über die seelischen Formenbildungen, die bestimmten Erkrankungen zugrunde liegen, zu erfahren.

Kapitel II:

Grundzüge einer Morphologie der Musiktherapie

1. Das Seelische als Gestalt und Verwandlung

Mit diesem II. Kapitel sollen einige für diese Arbeit relevante Grundzüge der Systematik morphologischer Psychologie bereitgestellt und in einem ersten Anlauf für den Bereich musiktherapeutischer Forschung spezifiziert werden.

Die Morphologie sieht das Seelische als Gestalt und Verwandlung. Damit leitet sie die Erklärungen aus den immanenten Prinzipien des Seelischen selbst ab: Wir finden das Seelische als anschauliche und erlebnishafte Gestalten vor und suchen es *als* Gestaltbildung und –umbildung zu erklären. Gestalten sind auf der einen Seite die konkreten, anschaulichen Ganzheiten unseres Erlebens, auf der anderen Seite das, was Seelisches bedingt und strukturiert.

Der Begriff der **Gestalt** wurde erstmals von Goethe in das wissenschaftliche Denken eingeführt. In der grundlegenden Abhandlung "Zur Morphologie" heißt es: "Der Deutsche hat für den Komplex des Daseins eines wirklichen Wesens das Wort Gestalt. Er abstrahiert bei diesem Ausdruck von dem Beweglichen, er nimmt an, daß ein Zusammengehöriges festgestellt, abgeschlossen und in seinem Charakter fixiert sei." (In: Die Metamorphose der Pflanzen {1790} unter: "Die Absicht wird eingeleitet") In Anlehnung an Goethe heißt es bei W. Salber für die Psychologie "(Wir können) Gestalt als den sinnlich erfaßbaren, in sich abgeschlossen charakterisierbaren Komplex eines daseienden, wirkenden Wesens bestimmen" (1965, S. 36).

Der Begriff der Gestalt betont die Ordnung, den Aufbau und die durchgehende Strukturiertheit einer ganzheitlich wirkenden Einheit. Eine Gestalt faßt eine auf je besondere Weise geformte Mannigfaltigkeit zu einer quasi mit einem Blick greifbaren Ganzheit zusammen. Als Konstrukt beinhaltet der Gestaltbegriff in der Wissenschaft immer die paradigmatische Grundannahme, daß wir es in dem Gegenstandsbereich, auf den dieser Begriff angewandt wird, mit Phänomenen zu tun haben, deren Teile vom Ganzen her bestimmt sind und die sich deshalb auch nur vom Ganzen her verstehen und erklären lassen. Der dem Gestaltbegriff immanente Gedanke der Übersummativität beinhaltet, daß die wesentlichen Eigenschaften der Teile oder Gliedzüge einer Gestalt nicht *von den Teilen her* untersucht werden können, da auf diese Weise ihre Gestaltqualität unberücksichtigt bliebe. Das heißt zum einen, daß das Ganze der Gestalt *mehr und anders* ist als die Summe ihrer Teile (Ehrenfels 1890), zum anderen aber ebenso, daß auch die Teile nur von ihrem Zusammenwirken in der jeweiligen Gestalt her in ihrer Bedeutung bestimmbar sind.

Die paradigmatischen Grundannahmen aller Wissenschaften sind von der Struktur her nicht beweisbar, sondern liegen allem anderen als gemeinsame Seherfahrung zugrunde (Toulmin 1969). Nach T.S. Kuhn vollzieht sich der historische Prozeß der Paradigmenbildung daher u.a. anhand **vorbildhafter Beispiele für die Evidenz einer Grundannahme**, auf die sich eine wissenschaftliche Gemeinschaft immer wieder bezieht und die es ermöglicht, daß die Lernenden einer bestimmten wissenschaftlichen Richtung die Evidenz des Angenommenen als Seherfahrung nachvollziehen können (Kuhn 1962, 3. Aufl. 1978, S. 25 f). Für das Denken, das von der Gestalt ausgeht ist *das* prototypische Beispiel aus dem Bereich des Musikalischen genommen:

> Am Beispiel einer **Melodie** lassen sich wesentliche Charakteristika des Gemeinten aufzeigen: die einzelnen Töne bzw. die einzelnen Intervalle gewinnen ihren Sinn und ihre Bedeutung erst in ihrem Zusammenwirken untereinander und in bezug auf die Gesamtgestalt der Melodie. Sie ist transponierbar, d.h. sie bewahrt ihre Gestalt, obwohl jeder einzelne Ton ein anderer ist. Sie macht erlebbar, daß es eine Tendenz zur Gestaltschließung gibt und weist zugleich über sich hinaus, wenn sie z. B. in einen größeren musikalischen Zusammenhang eingebunden ist. Sie ist variierbar, d. h. einzelne Töne oder Teile der Melodie können bis zu einem gewissen Grade verändert werden, ohne daß die Grundgestalt verloren geht. Was dabei das 'Maß' dessen ist, ab wann die Veränderungen die Gestalt auflösen, läßt sich nicht quantifizierend angeben, wie wir dies hinlänglich aus den großen Variationswerken der Musik, aber auch aus Improvisationen in bezug auf – auch nicht melodiöse – Motive kennen.

Diese Grundannahme des Denkens in Gestalten wurde wesentlich mit geprägt von den Begriffsbildungen und Forschungen der Gestaltpsychologie (Ch. v. Ehrenfels 1890, M. Wertheimer 1912, W. Köhler 1922, G. E. Müller 1923, K. Koffka 1935). Gemeinsam ist eine gestalthafte Betrachtung seelischer Phänomene aber nicht nur den von der Morphologie und allen von der Gestaltpsychologie ausgehenden Therapieformen (und den entsprechenden Musiktherapierichtungen), sondern implizit auch dem psychoanalytischen Denken und den Systemischen Ansätzen. (Zu den Verbindungen von Gestaltpsychologie und Psychoanalyse vgl. B. Waldvogel 1992) Obwohl es im Hinblick auf paradigmatische Grundannahmen auch Unterschiede zwischen Morphologischer Psychologie und Psychoanalyse gibt (→ S. 37), lassen sich vergleichbare Denkvorstellungen insbesondere in den neueren Konzepten der Psychoanalyse wie den Objektbeziehungstheorien und der Selbstpsychologie aufzeigen, die sich unter weitgehender Vernachlässigung des früheren Triebkonzeptes mit der Bildung und Umbildung seelischer Gestalten, wie dem

Selbst und den Selbstobjektrepräsentanzen, aus dem Miteinander in zwischenmenschlichen Beziehungen beschäftigen. (Zum Überblick vgl. Bacal/Newman 1990.) Auch die Weiterführungen der Entwicklung des Selbst bei D. N. Stern (1986) lassen sich als eine Psychologie lesen, die unterschiedliche Forschungsergebnisse in ein Konzept der Bildung und Ausformung gestalthafter Zusammenhänge einbindet und dabei u. a. auch aufzeigt, daß sich das Seelische nicht als eine allmähliche Verknüpfung zunächst getrennter Wahrnehmungsinhalte erweist, sondern daß vielmehr von Anfang an gestalthaftes Wahrnehmen und Empfinden und ganzheitliche Strukturen das Seelische kennzeichnen.

In der Morphologie ist der Begriff der Gestalt von Beginn an in einer Paradoxie gedacht, denn eine Gestalt ist nie etwas unbewegt Abgeschlossenes. Sie ist immer zugleich eine ungeschlossene Aufgabe, die über sich hinausweist. Deshalb müssen Gestalt und **Verwandlung** immer zusammen gedacht werden. Bei Goethe heißt es in direkter Fortsetzung der oben zitierten Textstelle: "Betrachten wir aber alle Gestalten, besonders die organischen, so finden wir, daß nirgend ein Bestehendes, nirgend ein Ruhendes, ein Abgeschlossenes vorkommt, sondern daß vielmehr Alles in einer steten Bewegung schwanke. Daher unsere Sprache das Wort Bildung sowol von dem Hervorgebrachten als von dem Hervorgebrachtwerdenden gehörig genug zu brauchen pflegt."

Die Betrachtung des Seelischen als Gestaltbildung und –umbildung betont demgemäß, daß das, was wir im Seelischen als gestalthafte Gebilde herausheben können, zugleich immer in Bewegung ist, sich entwickelt und als Gewordenes immer auch geschichtlich ist. Gestalt und Verwandlung sind so gesehen Eins. Sie betonen die nur mit diesen Polen faßbare Paradoxie, daß das Seelische zugleich 'feste', überschaubare und abgrenzbare Einheiten herausbildet und dennoch ein fortwährender Verwandlungsprozeß ist.

> Auch diese Paradoxie läßt sich von der Musik her beispielhaft verstehen. Eine Komposition erscheint auf der einen Seite als ein festumrissenes, merkbares, in sich abgeschlossenes Ganzes mit einem einheitlichen Sinn, mit einem von Anfang bis Ende durchstrukturierten Aufbau, einem Gesamtplan, in dem 'jeder Ton' seinen Sinn, seine genau festgelegte Stelle und besondere Funktion für das Ganze hat. Sie ist – weil sie Musik ist – zugleich Inbegriff ununterbrochener Verwandlung: Sie *ereignet* sich, indem sie sich 'Ton für Ton' entwickelt. Ihre Gestalt kann sich nur in der musikalischen Bewegung vollziehen. Darüber hinaus erscheint sie uns als etwas Abgeschlossenes, in sich auch Selbständiges, Individuelles, was für sich stehen kann und verweist zugleich mit ihrer erlebbaren Wirkung, ihrer Entstehungsgeschichte und ihrer Wirkungs-

geschichte über sich hinaus. Sie ist als Komposition immer dieselbe und als Aufgeführte, Gehörte, Erinnerte und Erlebte doch je eine andere.

Sie erlaubt – obwohl dies immer wieder vergeblich versucht wurde – keine Trennung von Inhalt und Form, denn was sie vermittelt, kann so und nur so vermittelt werden. In der Musik ist sinnlich und gedanklich evident, daß jede 'formale' Änderung zugleich eine 'inhaltliche' Veränderung ist. Sie erlaubt auch weder eine Trennung in Innen und Außen, noch in Wesen und Erscheinung, denn sie ist ihr Komponiert–Werden, ihr Gehört– und Erlebt–Werden, ihr Geliebt–Werden genauso wie ihr Vergessen– oder Nicht–verstanden–Werden. Sie ist zugleich mehr als all das, und zwar nicht, weil sie 'dahinter' oder sonstwo noch ein quasi zusätzliches Wesen hat, sondern weil sie sich in all dem nicht erschöpft. Sie ist zugleich die Sache selbst und das, was sie vermittelt. Das Beispiel des Komponierens oder Improvisierens zeigt darüber hinaus, daß Gestaltbildung und Verwandlung als das Sich–Zeigende und die Bedingung des Sich–Zeigenden zugleich erfahrbar sind.

Psychologische Wissenschaft verlangt nicht nur eine Reflexion ihrer Methoden im Hinblick auf ihren Untersuchungsgegenstand, sondern erlaubt uns als Wissenschaft vom Handeln und Erleben des Menschen auch ein psychologisches Nachdenken über das *Betreiben* von Wissenschaft als eine besondere Form menschlicher Tätigkeit. Unter Verzicht auf ein Eingehen auf die komplexen Fragestellungen, die sich daraus erkenntnistheoretisch ergeben, können wir auf einer sehr allgemeinen Ebene festhalten, daß wissenschaftliche Systeme auf unterschiedliche Art versucht haben und versuchen, der menschlichen Neigung, die 'Wirklichkeit' nach eigenen Wünschen und Bedürfnissen auszulegen, durch das Aufstellen allgemein gültiger Regeln der Erkenntnisgewinnung entgegenzuwirken. Eine eher naive Auffassung von Wissenschaft wäre es demgegenüber anzunehmen, daß dieses Spannungsfeld durch eine Exkommunizierung des Subjektes Mensch aus der Wissenschaft – etwa im Einhalten 'objektiver' Regeln – aufzuheben sei, da Wissenschaft jenseits des Subjektes ja nicht betrieben werden kann. Obwohl sich auch dies im einzelnen als wesentlich komplexer darstellt, insbesondere in bezug auf die unterschiedlichen wissenschaftlichen Gegenstandsbereiche, ist letztlich unabweisbar, daß auch der Regelkatalog einer Wissenschaft naturgemäß von Menschen aufgestellt wurde und damit eine Deutung und Auslegung der Wirklichkeit beinhaltet. [1]

---

[1] Ich bin an anderer Stelle (1990a) näher auf diese Fragen eingegangen. Ein Problem der Auseinandersetzung mit dieser und anderen häufig anzutreffenden Vorstellungen von Wissenschaftlichkeit ist es, daß sie einerseits nur auf der Ebene der Erkenntnistherorie bzw. den entsprechenden Fortführungen in den modernen kritischen Wissenschaftstheorien zu führen ist, daß andererseits die hier

36 Morphologie der Musiktherapie

Während andere wissenschaftliche Systeme diesem nicht aufhebbaren Spannungsfeld in der Tendenz eher durch den Versuch einer Minimierung des 'Störfaktors' Mensch (Subjekt) methodisch zu begegnen suchen, ist es ein Charakteristikum morphologischer Wissenschaften, daß sie in der Tendenz eher auf eine Beeinflussung des Menschen durch die Auseinandersetzung mit dem jeweiligen Forschungsgegenstand setzen. So heißt es bei Goethe (wiederum in direkter Fortsetzung des bisher Zitierten): "Wollen wir also eine Morphologie einleiten, so dürfen wir nicht von Gestalt sprechen, sondern, wenn wir das Wort brauchen, uns allenfalls dabei nur die Idee, den Begriff oder ein in der Erfahrung nur für den Augenblick Festgehaltenes denken. Das Gebildete wird sogleich wieder umgebildet, und wir haben uns, wenn wir einigermaßen zum lebendigen Anschaun der Natur gelangen wollen, selbst so beweglich und bildsam zu erhalten, nach dem Beispiele, mit dem sie uns vorgeht."

Hiermit ist auch im Hinblick auf das Verhältnis von Phänomen und erkennendem Subjekt von Anfang an das Prinzip des Paradoxen im Aufbau der Wissenschaft inbegriffen: Während zunächst von der Paradoxie der Gestalthaftigkeit und Beweglichkeit *der Phänomene* die Rede war, wird nun auch ausgesagt, daß es sich zugleich um ein Konstrukt (eine Idee) handelt, etwas was *wir* (als erkennende Subjekte) *in unserer Erfahrung* so sehen (d. h. auch durch unsere Erfahrung herstellen) und es wird gefordert, daß *wir uns* auch in der Wissenschaft gemäß dem zweiten Zug der Phänomene entsprechend beweglich und 'bildsam' halten. Das berührt die erkenntnistheoretische Grundfrage nach den Erfahrungen a priori und a posteriori. Während in der Tradition von I. Kant an dieser Stelle eine Unterscheidung getroffen wird: zwischen den Kategorien a priori (d. h. *vor* aller Erfahrung, nicht von der Erfahrung mit der Welt ausgehend, sondern als gegebene Struktur des menschlichen Geistes, als Bedingungen der Erkenntnis) und den Kategorien a posteriori (d. h. aus der Erfahrung gewonnen, also quasi *nachdem* wir Erfahrungen mit der Welt gemacht haben), sucht die Morphologie eine die Paradoxie menschlicher Erkenntnis aufgreifende Antwort. Wir könnten sagen, daß die Morphologie auf Kategorien aufbaut, die sie als solche ansieht, die sowohl an den Phänomenen als auch in der Struktur des menschlichen Erkennens begründet sind. (Vergleichbare Ansätze finden sich auch in der neueren Biologie, vgl. Ma-

---

kritisierte Auffassung einer 'objektiven Wissenschaft' auf *dieser Ebene* von niemandem mehr vertreten wird. Anstelle der allzu zahlreichen hier notwendigen Literaturangaben seien die interessierten LeserInnen auf den Überblickartikel "Wissenschaft" von H.M. Baumgartner (1974) verwiesen.

turana/Varela 1984) Wir könnten es auch so formulieren, daß hier anstelle einer Entscheidung ein Ineinander oder ein Dazwischen postuliert wird: daß Gestalt und Verwandlung Kategorien sind, die *im Vorgang* der wissenschaftlichen Auseinandersetzung des Menschen mit der Natur (und anderen wissenschaftlichen Gegenständen) in Erscheinung treten. Im Gegenstandsbereich der Psychologie rückt das, was sich im Bereich der Wissenschaft von der Natur noch als Forschungsgegenstand und erkennendes Subjekt voneinander abheben läßt, in einer quasi dichteren Form ineinander, da das Seelische Subjekt und Objekt des Forschungsvorganges zugleich ist.

Anders als im ersten theoretischen Entwurf der Psychoanalyse leitet die morphologische Psychologie das Seelische nicht aus einem Triebgeschehen ab, sondern geht davon aus, daß Gestaltbildung und Verwandlungen das 'Erste' (Phänomenebene) und 'Letzte' (Erklärungsebene) im Seelischen sind, welches nicht weiter auf anderes zurückgeführt werden muß oder kann. [1]

Auf diese Weise ist es möglich, daß Phänomenebene, Erklärungsebene und der Erfassungsprozeß selbst von denselben Prinzipien her organisiert sind. Damit unterscheidet sie sich vor allem aber von den psychologischen Ansätzen, die ihre wissenschaftlichen Prinzipien aus den Gesetzen und Methodenregeln der Naturwissenschaften ableiten.

An dieser Stelle muß allerdings einmal darauf aufmerksam gemacht werden, daß wir die Unterschiede zu anderen wissenschaftlichen Denkweisen zwar meist vereinfachend als methodische Notwendigkeiten darstellten, die sich aus der besonderen wissenschaftlichen Gegenstandsbildung (der Erfassung seelischer Prozesse) ergeben, daß diese im Grunde aber auch quer zu den Fachbereichen verlaufen. Hier hat die Kritik Riedels (1978, S. 19 ff) ihre Berechtigung, daß die Aufteilung in natur– und geisteswissenschaftliche Methoden eine letztlich nicht haltbare Vereinfachung darstellt. So wurden auch hier Prinzipien einer Morphologie dargestellt, die von Goethe ja durchaus als naturwissenschaftliche entwickelt wurden, so daß die Gegenüberstellung diese Auffassung zu den 'naturwissenschaftlich orientierten' Psychologien im

---

[1] Die Unterscheidung, um die es hier geht, läßt sich an einer Anekdote verdeutlichen, die – aus mir nicht mehr rückzuverfolgenden Quellen - wie folgt erzählt wird: Gegen Ende eines langen Gespräches zwischen Anna Freud und Wilhelm Salber sagte Anna Freud: "Das mag ja vielleicht so sein, daß alles Seelische letztlich ein Spiel von Gestalt und Verwandlung ist, aber Urgrund all dessen sind dann doch die Triebe". Salber daraufhin: "Ja, aber auch die sind letztlich wiederum nur als Gestaltbildung und Verwandlung zu erklären" – "Ja, aber dahinter ..." ...usw. ... usw. ... Zur Überlieferung der Anekdote gehört auch noch die Aussage, daß nicht überliefert sei, ob und wie dieses Gespräch endete...

Grund nicht korrekt ist. (Das Problem dabei ist nur, daß auch alle anderen gängigen Bezeichnungen wie 'Empirische ', 'Experimentelle' oder 'Akademische' Psychologie einer kritischen Betrachtung nicht standhalten) So wie Goethe sein ganzheitliches Wissenschaftskonzept der aufkommenden zergliedernden Naturwissenschaft gegenüberstellte, ließe sich der hier geführte Diskurs historisch und aktuell durchaus auch in den verschiedenen Fachgebieten aufzeigen. (vgl. z.B. V. v. Weizsäcker 1943, 1950, Straus 1936, Blechschmidt 1976, Maturana/Varela 1984) Zu den verschiedenen im engeren Sinne morphologischen Ansätzen in der Wissenschaftsgeschichte vgl. Fitzek 1994.

2. Fundierung und Repräsentanz

Wir können im einen Moment etwas *als Gestalt* wahrnehmen und festhalten, wir werden aber zugleich auf den unauflösbaren Widerspruch aufmerksam gemacht, daß wir mit diesem Konstrukt dem polar entgegengesetzten Charakteristikum der Bildung und Umbildung nicht gerecht werden. Gehen wir von der umgekehrten Bewegung aus, könnten wir sagen: folgen wir vom anderen Pol ausgehend der ständigen Bewegung der Phänomene in einer ebensolchen Mitbewegung, so gelingt es uns nicht, zu einer (wissenschaftlichen) Feststellung zu kommen.

Diesem Paradoxon begegnen wir in vielfältiger Weise auch in der konkreten musiktherapeutischen Praxis: folgen wir der seelischen Bewegung und Bewegtheit des Patienten in der Mitbewegung des gemeinsamen Improvisierens, so reicht dies nicht aus, um etwa die Konstruktion einer Lebensmethode, die in dieser Improvisation repräsentiert sein kann, psychologisch zu erfassen oder gar wissenschaftlich beschreiben zu können.

Um mit einer paradoxen Wirklichkeit umgehen zu können, reicht die Benennung zweier Pole nicht aus, sondern wir müssen die jeweils konkrete Erscheinung in einem Hin und Her zwischen diesen Polen zu verstehen und zu beschreiben suchen. Auf der praktisch therapeutischen Ebene kennen wir diese Phänomene z.B. in der Notwendigkeit eines Verstehens- und Deutungsprozesses, der nur in einem Wechsel von empathischer Mitbewegung und Distanzierung möglich ist. Ein Beispiel auf einer anderen Ebene wäre der in der Gruppentherapie notwendige Wechsel zwischen der Erfassung der Gruppe als einer Gesamtgestalt (vgl. Gruppenmatrix bei Foulkes 1951) und der psychologischen Einheit etwa der Erzählung eines Einzelnen.

Der psychoanalytische Begriff der 'schwebenden Aufmerksamkeit' stellt eine Formulierung dar, die ein solches Hin und Her zwischen zwei Polen quasi als Idealbild einer besonderen seelische Verfassung (des Therapeuten) wiederum paradox in Eins bringt. Ohne die reale Möglichkeit dieser Verfassung, die wir als MusiktherapeutInnen ja insbesondere auch in gelungenen Improvisationen kennen, leugnen zu wollen, müssen wir aber konzedieren, daß wir dennoch auf verschiedene Verfassungen des Zuhörens, der Nähe, der Mitbewegung, der distanzierenden Reflexion und des Rückzuges angewiesen sind, um zu einem therapeutischen Verstehen zu gelangen.

Genauer als in einem Hin und Her läßt sich dies als eine **Spiralbewegung** beschreiben, *in der* sich erst allmählich Verstehen einstellt und *mit der*

Verstehen – nicht als bloße konstruktive Einsicht des Therapeuten, sondern als umwandelnder zwischenmenschlicher Akt und damit als therapeutisches Agens – hergestellt wird. Nur indem wir uns klarmachen, daß mit dieser Bewegung keine räumliche gemeint ist, in der wir ja jeweils den einen Ort verlassen hätten, wenn wir uns an dem jeweils anderen befänden, können wir verstehen, daß mit dieser Bewegung etwas Drittes hergestellt wird, daß bei diesem Vorgang 'etwas herauskommt'. Die Polaritäten, um die es auf den unterschiedlichen Ebenen jeweils geht, sind keine Orte, sondern vielmehr Ausprägungen, in denen das jeweils andere zugleich repräsentiert ist: In der Feststellung einer Gestalt ist ihr Geworden–Sein, ihre Entwicklung, und damit der Pol der Verwandlung repräsentiert. Das kann man sich z.B. an geologischen Formenbildungen verdeutlichen, die die Geschichte ihres Geworden–Seins aus den geologischen Umbrüchen und Verschiebungen 'erzählen' – als Stein–gewordene Bewegung.

In der morphologischen Systematik bezeichnen wir diesen Zusammenhang als das Verhältnis von Fundierung und Repräsentanz, welches sich in allen Gestaltbildungen aufzeigen läßt und welches nun im Sinne einer ersten Fassung zum methodischen Prinzip des therapeutischen Vorgehens und der wissenschaftlichen Beschäftigung werden kann. Auf der Ebene des therapeutischen Vorgehens heißt dies z. B.: Da wir wissen, daß in den Erzählungen eines einzelnen in einer Gruppe zugleich Züge der gesamten Gruppe repräsentiert sind, können wir uns dem getrost widmen, ohne befürchten zu müssen, daß die anderen der Gruppe 'davon nichts haben'. Wir können umgekehrt einen Vorgang bezüglich der Dynamik dieser Gruppe deuten, obwohl die Entwicklung der Gruppe ja nicht das Ziel der Gruppenbehandlung ist, da wir wissen, daß in dem, was sich in der Interaktion dieser Gruppe zeigt, zugleich 'innere' Szenen der Psychodynamik ihrer Mitglieder repräsentiert sind.

Und wir können ergänzen: nur *weil* wir davon ausgehen, machen solche Methoden einen Sinn. Nur weil wir davon ausgehen können, daß in den Improvisationen mit den PatientInnen Grundstrukturen repräsentiert sind, die auch ihren Alltag und dessen Probleme, ihr Leiden und die Geschichtlichkeit ihres Leidens prägen, können wir die Musiktherapie in der Auseinandersetzung mit Musikalischem fundieren. Nur weil wir die Inszenierungen eines Patienten in der Beziehung mit uns im Sinne einer Übertragungs– und Gegenübertragungskonstellation als Repräsentationen von anderem verstehen, können wir davon ausgehen, daß wir *in* dieser Beziehung eine Veränderung initialisieren können.

Die aktuell und konkret sich manifestierenden seelischen Gestaltbildungen sind nicht nur Hinweis auf ihr Geworden–Sein, sondern weisen auch insofern über sich hinaus als sich in ihnen in einer gewissen Weise auch ihr Werden–Können repräsentiert. Auf der Erlebensebene kennen wir dies z. B. in dem Empfinden, daß eine Improvisation, die in etwas feststeckt, zugleich spürbar machen kann, 'wo sie hin will'. Eine Deutung kann nur dann eine verändernde Wirksamkeit entfalten, weil (bzw. wenn) sie nicht nur das gestalthaft 'auf den Punkt bringt', was gewesen und auf diese Weise geworden ist, sondern in ihr auch das (Anders–)Werden–Können repräsentiert ist. Von einer wechselseitigen Repräsentanz und einer Entwicklung in Spiralprozessen gehen wir auch aus, wenn wir Gespräch und Musik–Machen als methodische Grundform der Musiktherapie immer wieder abwechseln lassen und dies als einen 'Austausch' bezeichnen, bei dem dann etwas (Neues) herauskommt.

Auf der Ebene der wissenschaftlichen Aufarbeitung musiktherapeutischer Prozesse läßt sich das Verhältnis von Fundierung und Repräsentanz zu einer ersten Strukturierung und Regulierung des methodischen Vorgehens ausbauen. Die Fundierung bedeutet dabei auch eine Festlegung dessen, wovon wir 'erst einmal' ausgehen. So können wir z.B. von einer bestimmten Improvisation, einer Szene oder einer Erzählung ausgehen, diese zunächst einmal in ihrer Besonderheit zu charakterisieren suchen und uns dann in einem zweiten Schritt fragen, was wir an weiterem Material benötigen, um Aussagen darüber zu gewinnen, was in dieser Gestalt noch beinhaltet ist, worauf sie verweist. Fundierung meint in diesem Zusammenhang daher auch Setzung, die uns hilft, Ordnung in die Vielfalt der Phänomene zu bringen, das Fließende von einem festen Punkt aus anzugehen und das Ganze von etwas Bestimmtem her zu bewegen.

Die später dargestellten Untersuchungsmethoden für die Musiktherapie stellen immer auch solche Setzungen dar, die zum einen – nach den entsprechenden Vorarbeiten und Versuchen – in der wissenschaftlichen Herangehensweise etwas festlegen, da es sich als methodisch nicht sinnvoll erweist, mal hier und mal dort mit einer Untersuchung anzufangen. Setzung meint aber andererseits auch, daß damit niemals allgemeingültige Wege des Verstehens oder der Untersuchung gemeint sein können, daß also nicht behauptet wird, daß wir 'nur so' zum Ziel kommen. Deshalb kann es z. B. sinnvoll sein, Methoden im Hinblick auf die Besonderheiten bestimmter Arbeitsbereiche zu modifizieren: Wenn z. B. in der Musiktherapie mit einer bestimmten Klientel keine Improvisationen entstehen, die sich von anderem (wie Herumlaufen, Reden, Hütten bauen, Bälle auf Instrumente werfen) gestalthaft abheben, so müssen wir auch in unseren Untersuchungen eine andere Setzung finden, von der wir ausgehen.

Das Verhältnis von Fundierung und Repräsentanz ist ein bewegliches Grundprinzip, welches auf verschiedene Ebenen unsere Fragestellungen in einer ersten Fassung strukturieren kann. Es findet sich z. B. in dem Begriffspaar von Manifestem und Latentem wieder, das wir zunächst von der Traumdeutung bei S. Freud her kennen, welches aber auch über die Traumdeutung hinaus unsere Suchbewegung leiten kann. Wenn wir etwa mit dem manifesten Zwang eines Patienten konfrontiert sind, so können wir fragen, welche latenten Wünsche sich in dieser Form manifestieren. Wenn wir auf der manifesten Ebene die übermäßige Bewegung eines hyperaktiven Syndroms erleben, so können wir uns fragen, wo das seinen Halt hat oder was damit angehalten werden soll.

In diesem Sinne begegnet uns das Verhältnis von Fundierung und Repräsentanz als eine Möglichkeit, ein zunächst ins Auge springendes, aber unerklärliches Phänomen von seinem Gegen–Teil her zu begreifen und bewahrt uns davor, ein Teil, welches sich gestalthaft 'aufdrängt', vorschnell für das Ganze zu nehmen. In der Morphologie ist diese Sichtweise in verschiedenen Fassungen zu weiteren Systematisierungen ausgebaut worden. So zunächst mit den Begriffen vom Bild und Gegenbild, in einer späteren Fassung mit den Begriffen Haupt– und Nebenfiguration, die von F. G. Grootaers auch zur Systematisierung musiktherapeutischer Behandlungen genutzt wurden (Grootaers 1994, 1996).

3. Vier Versionen

Was in der Therapiesituation selbst oft als schnell wechselndes Hin und Her, als Oszillieren oder mit dem Begriff der schwebenden Aufmerksamkeit sogar zugleich erlebt werden kann, bedarf in der wissenschaftlichen Betrachtung einer weiteren (wir könnten auch sagen langsameren) Auseinanderfaltung. Was wir im therapeutischen Prozeß als ein mehrfaches Drehen und Wenden beschreiben können, braucht in der wissenschaftlichen Dokumentation klarer umrissene Dreh- und Wendepunkte und eine Festlegung, an welcher Stelle wir mit dem Drehen und Wenden aufhören. (Im Sinne des Abschließens einer Behandlung gilt dies im Grunde natürlich auch für die Therapie selbst.)

Bezüglich der Einschätzung wissenschaftlicher Methoden erscheint es dabei allerdings notwendig zu betonen, daß auch wissenschaftliche Untersuchungsverfahren stets Setzungen sind: Sie sind einerseits nicht willkürlich und können im Hinblick auf die Erkenntnisgewinnung, praxeologische Brauchbarkeit etc. mehr oder weniger gelungen sein, haben aber weder einen absoluten Wahrheitswert noch sind sie Garant für das Gelingen einer Untersuchung. Sie können lediglich helfen, daß wir wesentlich mitbestimmende Grundzüge eines Phänomens, einer Fragestellung nicht übersehen und uns andererseits nicht in einer unendlichen Ausbreitung verlieren. Daß Wissenschaft betreiben gerade in der Spannung dieser beiden Gefahren ein Ringen, Kampf und Anstrengung, Festlegung und Entscheidung bedeutet und nicht ein ruhiges Abarbeiten anhand klarer Regeln, werden die meisten MusiktherapeutInnen zumindest aus der Erfahrung des Verfassens einer Diplomarbeit kennen. Was so manche/r hier für ein "persönliches Problem" hält, ist tatsächlich ein immanentes Kriterium des Betreibens von Wissenschaft.

Für das morphologische Vorgehen beschreibt W. Salber – einen Vorentwurf Goethes aufgreifend – vier Versionen, die eine Grundform wissenschaftlichen Vorgehens darstellen, aus denen sich konkretere Methoden ableiten lassen.

> Der Begriff Version geht auf das lat. versare "drehen und wenden" zurück und kann sprachlich aktive und passive Bedeutung haben. In den Bedeutungen "bearbeiten, zu gewinnen suchen, überdenken, erwägen, überlegen" spiegelt er die Ausrichtung auf das Objekt, in den passiven Bedeutungen von "sich hin- und herdrehen, sich befinden, leben, schweben" die gleichzeitige (Mit-) Bewegung des Subjektes im Goetheschen Sinne. Weitere Wortbedeutungen

mögen noch einmal auf die beschriebene Spannbreite hinweisen: "(sich) beunruhigen, quälen", "(sich) herumtreiben, tummeln", aber auch: "(auf etwas) beruhen", "(in etwas) bestehen". Wir kennen den Begriff Version als eine von mehreren möglichen Fassungen oder Auslegungen eines Sachverhaltes oder auch eines Musikstückes. In der EDV-Sprache benutzen wir ihn im Sinne der jeweils überarbeiteten (besseren) Fassungen eines von der Struktur her gleichen Programmes. (Stowasser 1965, Duden: Das Große Fremdwörterbuch 1994)

Im hier gebrauchten Sinne meint der Begriff Versionen, die aufeinander aufbauenden Stufen der Auseinandersetzung mit dem jeweils gleichen Gegenstand von je einem anderen Gesichtspunkt aus, die in ihrer Gesamtheit auf eine Rekonstruktion des Phänomens und seiner näheren Bestimmung im Gesamt eines theoretischen Konzeptes hinauslaufen. Nach Salber erleichtern und sichern sie "die Übergänge zwischen Beschreibungen und Erklärungen" und sind als vier Grundzüge des seelischen Geschehen sind sie an den Phänomenen wie an ihren Bedingungen zugleich aufzuweisen (1965, S. 36).

Die folgende Darstellung bezieht sich auf verschiedene Systematisierungen, die in der Entwicklung der Morphologie Salbers im Zusammenhang unterschiedlicher Fragestellungen ausgearbeitet wurden. Um die Lesbarkeit des Textes nicht durch ständig zitierende Bezugnahme zu erschweren, werde ich am Schluß zusammenfassend auf die entsprechenden Quellentexte verweisen.

1. Seelische Gegebenheiten sind **Gestalten** im oben dargestellten Sinne. Von Gestalten sprechen wir dabei auf unterschiedlichen Ebenen. Gestalten weisen quasi unterschiedliche 'Größen' und Komplexitätsgrade auf. Wir beschrieben die Melodie als prototypisches Beispiel, aber auch eine ganze Oper stellt eine Gestalt dar; wir können die Stilistik einer ganzen Epoche als charakterisierbare Einheit hervorheben, aber auch die Klanggestalt eines Instrumentalklanges als gegliederte Einheit untersuchen. Von der vorwissenschaftlichen Erfahrung ausgehend können wir allgemein in bezug auf die seelischen Phänomene davon sprechen, daß das Seelische **Einheiten** ausbildet. Auf der Ebene der wissenschaftlichen Auseinandersetzung beinhaltet dies Grundfragen zu Beginn einer jeden Untersuchung seelischer Phänomene, wie: Was wirkt jetzt? Was wollen wir betrachten? (Gegenstandsbildung) Was ist hier die Einheit, von der aus wir zu einer Erklärung kommen wollen, die uns Zusammenhänge verstehbar macht? Das Seelische zeigt unterschiedliche, charakterisierbare Qualitäten, die sich als Kategorien, Typen, Klassen, Genres herausbilden lassen. Wir müssen uns zu Beginn einer Untersuchung darüber im klaren sein, ob wir die Einheit Individuum betrachten wollen oder die

Einheit eines institutionellen Zusammenhanges, eine Handlungseinheit oder ein Musikstück, sonst kann es uns – um ein häufig vorkommendes Beispiel zu nennen – passieren, daß wir nach der ästhetischen Wirkung eines musikalischen Werkes fragen und bei der Pathologie des Komponisten enden. Seelische Einheiten lassen sich daran erkennen, daß sie ein Sinngebilde darstellen, welches – bis zu einem gewissen Grade – seiner eigenen Logik folgt, eine spezifische Folgerichtigkeit entwickelt.

So zeigt z. B. Mentzos (1988), daß Institutionen nicht nur ihre eigene Logik haben, sondern auch wie ein Individuum Abwehrmechanismen ausbilden können. Auf die Aktualgenese Sanders zurückgreifend zeigen morphologische Untersuchungen zum Alltag, daß nicht immer 'die Persönlichkeit' unser Handeln steuert, sondern daß sich Handlungseinheiten aufzeigen lassen, in deren Logik wir z. B. beim Autofahren, beim Spülen oder beim Zahnarztbesuch unwillkürlich hineingeraten (vgl. Salber 1989).

Wir sprechen daher von der **Gestaltlogik** eines Phänomens, welche es in einer ersten Version nachzuzeichnen gilt.

2. Die seelischen Gegebenheiten sind als **Formenbildung** zu verstehen. Sie sind immer zusammengesetzte Gebilde, deren Gliedzüge einen hierarchischen Aufbau haben, einen 'Bauplan'. Sie sind strukturiert, in einer bestimmten Weise geordnet. Das Verhältnis der Gliedzüge und ihre Spannung bildet ein Ganzes aus. Schon die vorwissenschaftliche Erfahrung zeigt uns, daß die seelischen Einheiten eine **Gliederung** aufweisen, daß sie unterteilt sind und nicht 'in einem Stück'. (Ganzheitliches Denken sollte deshalb m. E. auch nicht mit fehlendem Interesse an Unterscheidungen und kritischer Auseinandersetzung verwechselt werden.) Im Zusammenhang des Aufbaus einer Untersuchung drückt sich dieser Aspekt in den Fragen aus: Wie gliedert sich das? Welchen Aufbau hat es? Welche Teile lassen sich erkennen und welchen Anteil haben diese an der besonderen Qualität des Ganzen? Es ist leicht nachvollziehbar, daß es für die Beantwortung dieser Fragen nicht ausreicht, das Ganze quasi in seine 'Elemente zu zerlegen', sondern daß es notwendig ist, bei der detaillierten Analyse der Gliedzüge immer wieder den Bezug zu der untersuchten Einheit als Ganzem herzustellen. Diese Wendung in einem Untersuchungsgang ist auf die **Gestaltkonstruktion** ausgerichtet, die bei allem Lebendigen nicht allein aus dem Aufbau einer Sache abgeleitet werden kann, sondern immer deren Funktion und Wirken berücksichtigen muß. Formenbildung verstehen wir noch nicht, wenn wir aufzählen können, aus was etwas 'zusammengesetzt' ist, so wie wir auch nicht verstehen werden, warum eine

bereits geöffnete Blüte sich bei kühlerem Wetter wieder zusammenzieht, wenn wir die Einzelteile eine Blume aufzählen können. Die Formanalyse eines Musikstückes führt uns nur dann zu einem tieferen Verständnis eines Werkes, wenn in ihr immer wieder der Bezug zur Wirkung des Ganzen hergestellt wird. Lediglich wenn sie sich – wie wir dies meist im Musikstudium leidvoll kennengelernt haben – auf Tätigkeiten beschränkt wie z. B. die Harmonien Schritt für Schritt mit den 'richtigen Akkordsymbolen' zu versehen, entfernt uns diese Art der Analyse mehr und mehr von dem, was wir beim Spielen oder Hören des Stückes erleben können.

3. Seelisches ist immer prozeßhaft und ereignet sich als **Bildung und Umbildung**. Hiermit taucht der bereits ausführlich besprochene Aspekt des Gewordenseins und Werdens aller seelischen Gestaltbildungen als methodisch zu berücksichtigender Schritt in einer jeden psychologischen Untersuchung auf. Es entspricht der vorwissenschaftlichen Erfahrung, daß das Seelische kein gleichbleibender Zustand ist, sondern sich in einem Nacheinander entfaltet und eine **Richtung** hat. Dem können wir im Gang einer Untersuchung in einem dritten Fragekomplex nachgehen, der durch Fragen gekennzeichnet ist wie: Was ist hier überhaupt als ein Nacheinander erkennbar und beschreibbar? Wie entwickelt(e) sich eines aus dem anderen? Wohin geht das weiter? Was 'motiviert' hier im Sinne dessen, das jede Gestalt wird von etwas (anderem) mit*bewegt* wird?

Auch in diesen Fragen ist erkennbar, daß therapeutische Praxis, wissenschaftliches und künstlerisches Handeln auf verwandten Regeln aufbauen können. Der Gedanke der Psychästhetik kann hier helfen, auch Außenstehenden zu vermitteln, wieso musikalisches Handeln in der Therapie Forschungscharakter haben kann, denn wir folgen diesen Fragen auch in unserem Mitspielen: indem wir z. B. die Bewegungen und Bewegtheiten des Patienten improvisierend mitvollziehen und zugleich eine Spannung erleben durch den 'Vergleich' zu allgemeinen musikalischen Entwicklungsgesetzen, die wir durch die jahrelange Beschäftigung mit Musik verinnerlicht haben. Daß die Kategorisierungen von Denken, Fühlen oder Handeln hier eher etwas verstellen als erhellen, zeigt sich darin, daß dieser 'Vergleich' durchaus kein intellektueller Vorgang ist, sondern sich 'ungedacht' im Mitspielen ereignet und uns zunächst oft nur als Spannung spürbar wird: als 'Gefühl', die Musik ginge 'eigentlich anders weiter', als Unlust weiter mitzuspielen oder Lust musikalisch aus der vom Patienten kommenden Richtung auszubrechen. Diese 'sinnliche Erkenntnis' muß dem weiteren notwendig vorausgehen und ist in der

Musiktherapie Teil des Forschungsprozesses. Der Sinn der weiteren wissenschaftlichen Aufarbeitung therapeutischer Prozesse kann es sein, aus diesen *Hinweisen* psychologisch beschreibbar auf die hier vorliegenden Konflikte in der Umbildung zu schließen.

An dem beschriebenen Beispiel läßt sich auch verdeutlichen, daß mit diesem Aspekt der **Gestalttransformation** aufgegriffen wird, daß Gestalten nur in Ergänzung zu anderem, im Austausch mit weiterem zu verstehen sind. Nur an Gegenwirkungen erweist sich etwas als ein bestimmter und näher bestimmbarer Wirkungszusammenhang. Erst durch die Akkordanz zwischen *diesem* Spiel und den verinnerlichten allgemeinen musikalischen Entwicklungsgesetzen entsteht ja hier die Spannung, die uns Auskunft gibt über die besondere Charakteristik dieses Spiels (und der darin sich äußernden Konflikte). Nur im Übergang zu anderem, im Übereinkommen oder Übereinbringen von mehrerem, im Vergleich mit anderem können wir uns über die Besonderheit einer Gestalt verständigen – mit dem Patienten wie in der Wissenschaft.

4. Der letzte Gedanke führt zugleich zu einem vierten Grundzug, der darauf hinweist, daß wir Seelisches nur verstehen können, wenn wir es als ein **Zusammenwirken** seelischer Faktoren genauer bestimmen können (→ Gestaltfaktoren, S. 50 ff). Auch in der vorwissenschaftlichen Erfahrung halten wir Ausschau nach verallgemeinerbaren Kriterien und suchen quer zu den einzelnen Phänomenen einen **Zusammenhang** zu erkennen. Die neuere Säuglingsforschung hat uns gezeigt, daß solche Fragen vor aller Wissenschaft schon von Anfang an unser Welt– und Selbsterleben steuern und *Erfahrung* sich in diesem Tun und Erleben konstituiert. (Suche nach amodaler Übereinstimmung, Bildung und Prüfung von Hypothesen, Kategorienbildung; vgl. Stern 1986, Dt. Ausg. 1992, S. 67 ff) Auf der wissenschaftlichen Ebene müssen wir uns fragen: Wie hängt dieser Zustand mit dem vorigen zusammen? Was wirkt in diesem Phänomen? Und wir müssen im Sinne einer Logifizierung die einzelnen Phänomene auf ein durchgängiges allgemeineres Konzept beziehen. Auf dieser Ebene erweist sich das Seelische als ein Zusammenwirken von Gegensatzeinheiten, die es im Sinne einer Theoriebildung zu entwickeln und näher zu bestimmen gilt.

Auf der Phänomenebene begegnen wir hier einer **Gestaltparadoxie**, die wir auch auf der Erklärungsebene herausstellen und im Erfassungsprozeß berücksichtigen müssen: Die Vielfalt der Phänomene läßt sich aus allgemeineren, durchgängigen Prinzipien ableiten. Goethe spricht hier vom 'Urphänomen', das der Vielfalt der Erscheinungen als notwendiger Zusammenhang zugrundeliegt. Dennoch hebt das Zugrundeliegende weder die Vielfalt der Erscheinungen auf noch erklärt es die offenbare Tatsache ihrer Vielfalt. Die Morphologie verwendet hier den Begriff der **Versalität** und meint damit diese grundlegende Paradoxie der Phänomene, die sich auch als Spannung zwischen der Bindung an eine Struktur und der zentrifugalen Tendenz in die Entfaltung der Vielfalt der Erscheinungen beschreiben läßt. Im Unterschied zu der platonischen Vorstellung von der Welt der Erscheinungen und der Welt der Ideen meint der Goethesche Begriff der Urphänomene allerdings eben nicht, daß diese *hinter* den Phänomenen, in einer 'anderen Welt' zu suchen sind, sondern daß sie *in* den Erscheinungen offenbar werden. Im psychologischen Gegenstandsbereich hängt damit die Aussage zusammen, daß sich das Seelische nicht in einem 'Inneren', jenseits einer 'äußeren' physikalischen Welt abspielt, sondern sich immer *in* (materialen) Gegebenheiten, Ereignissen, Ausdrucksformen gestaltet. Das Seelische ist nicht *erst* 'irgendwo innen' und drückt sich *dann* in Musik, Sprache, Gesten, Beziehungen etc. aus, sondern es kommt zur Existenz, indem es in anderem zur Erscheinung kommt. Das Seelische ist medial: Es ist immer in anderem vermittelt und macht sich 'die ganze Welt' zum Mittel. Der psychoanalytischen Grundaussage, daß sich Seelisches immer in menschlichen Beziehungen entwickelt, ist damit nicht widersprochen, sondern sie wird über den Bereich der zwischenmenschlichen Kommunikation hinaus erweitert. (vgl. Heubach 1987)

Auch der wissenschaftliche Erfassungsprozeß selbst muß mit nicht aufhebbaren Paradoxien umgehen: Die wissenschaftliche Rekonstruktion eines Phänomens ist nicht die Wirklichkeit des Phänomens selbst, dennoch greifen unsere wissenschaftlichen Rekonstruktionen in die Wirklichkeit ein, schaffen Wirklichkeiten, nicht nur in der Technik. Gerade im psychotherapeutischen Forschungsbereich müssen wir auch wissenschaftlich damit umgehen können, daß wir an den Phänomenen, die wir untersuchen zugleich mitwirkend beteiligt sind.

> Zum nachfolgenden Überblick sei vorausgeschickt, daß die aus den verschiedenen Zusammenhängen morphologischer Systematisierung hier zusammengestellten Begriffe nicht im engeren Sinne als Synonyme zu verstehen sind. Sie tauchen in den angegebenen Quellen auch in unterschiedlicher Reihenfolge (C) oder anderer Unterteilung (B) auf. Ich denke aber, daß die verschiedenen Systematisierungen sich gegenseitig auslegen können und hoffe, den an der Morphologie Interessierten auf diese Weise das Lesen der Originaltexte und eine Einübung in das morphologische Denken durch das Wiedererkennen durchgängiger Prinzipien zu erleichtern.

Überblick: vier Versionen:

	1	2	3	4
A	Gestalt	Formenbildung	Bildung und Umbildung	Zusammenwirken
B	Einheit	Gliederung	Richtung	Zusammenhang
C	Gestaltlogik	Gestaltkonstruktion	Gestalttransformation	Gestaltparadoxie

Die Ausführungen im Text und die in diesem Überblick zusammengestellten Begriffe beziehen sich auf die Systematisierungen in:

A: Morphologie des seelischen Geschehens (Salber 1965, S. 35–40)
B: Der psychische Gegenstand (Salber 1975, S. 18 ff und 177 ff)
C: Kunst, Psychologie, Behandlung (Salber 1977a, S. 74 – 85)

Aus den vier Versionen werden im Folgenden abgeleitet:

I: der Entwicklungsgang der Gestaltfaktoren (→ S.50 ff),
II: die vier Untersuchungsschritte der 'Beschreibung und Rekonstruktion' (→ S.70 ff) und
III: die vier Behandlungsschritte (→ S.98 ff):

	1	2	3	4
I	Herkommen	Abstützung	Relativierung	Gegenpol
II	Ganzheit	Binnenregulierung	Transformation	Rekonstruktion
III	Leiden-Können	Methodisch-Werden	Anders-Werden	Bewerkstelligen

4. Sechs Gestaltfaktoren

Gestalt und Verwandlung als Bedingung und 'Ursache' seelischen Geschehens ist nach Salber[1] von sechs Faktoren her organisiert und bestimmt. Im Aufbau einer psychologischen Morphologie stellen die Gestaltfaktoren ein theoretisches Bezugssystem dar, von dem aus wir die Phänomene zu verstehen und in ihrem Funktionieren zu erklären suchen. In einer Untersuchung geht es daher in einem vierten Schritt darum, das je spezifische **Zusammenwirken** der Gestaltfaktoren in einem Phänomen aufzuzeigen, um es von da aus genauer zu bestimmen (–›. Kap. III, 1) Wir können die Gestaltfaktoren auch als ein System von Fragen verstehen, die wir zur Gliederung und Absicherung unseres Verstehens an die Phänomene stellen können oder als einen Leitfaden, der uns helfen kann, das, was sich auf den ersten Blick z. B. in der Formenbildung eines Symptoms verbirgt, durch ein systematisches Fragen offenbar werden zu lassen. Die Gestaltfaktoren sind ihrerseits als Gestaltbildungen zu verstehen, die einer jeweils eigenen Gestaltlogik folgen.

4.1. Aneignung

Die Gestaltlogik der **Aneignung** folgt einem Zu–eigen–Sein, Zu–eigen–Haben und Zu–eigen–Werden. Auf die Einheit des Individuums bezogen fragen wir z. B. nach dem, was einem Menschen zu eigen ist, was er sich angeeignet hat, welche 'Eigenarten' sein Selbst–Sein kennzeichnen und richten den Blick auf das Zustandekommen des Empfindens, etwas Eigenes zu haben und zu sein. Wir beobachten die Störungen dieses Empfindens, denen wir gerade im Zusammenhang der Selbststörungen häufig begegnen: der mangelnden Differenzierung von Eigenem und Fremdem, der Brüchigkeit des Selbstempfindens oder dem Empfinden der Fremdbestimmtheit.

Vom Subjekt des jeweiligen Geschehens aus gesehen können wir jedem Gestaltfaktor in einer aktiven und einer passiven Bedeutung nachspüren: nicht nur wir eignen uns etwas an, sondern wir können auch beobachten, daß wir uns in unseren Handlungen verlieren, daß Geschehnisse uns in ihren Sog zie-

---

[1] Die folgende Darstellung der Gestaltfaktoren bezieht sich auf Salber 1969b (insb. S. 64, 65), 1965 (unter anderer Begrifflichkeit auf Handlungsgeschehen bezogen, s. die jeweiligen Kapitelüberschriften) und 1969c (unter anderer Begrifflichkeit auf die Charakterentwicklung bezogen).

hen (Sich–Aneignen und Angeeignet–Werden). Aneignung hat zu tun mit Haben und Nicht–Haben, Haften und Lösen, Weiter–Haben und Wieder–Beleben. Haben und Sein sind dabei aber nicht notwendig als kontradiktorische Gegensätze zu verstehen, sondern zunächst als unterschiedliche Qualifizierungen eines paradoxen Spannungsfeldes. Die Wirksamkeit dieses Gestaltfaktors läßt sich beobachten als Festwerden, Verklebtsein, Dabeibleiben, Dichte, Zähigkeit und Beharrung, in ihrer Extremisierung als Unverrückbarkeit eines Habens. Sie kann spürbar werden als Wunsch nach 'Symbiose', nach Resonanz und Spiegelung, danach, in etwas aufzugehen oder mit etwas zu verschmelzen. Als Gefahr wird sie spürbar in der Angst vor Abhängigkeit, vor dem Verlust der Individualität oder dem Empfinden des Ausgeliefert–Seins.

Der Gestaltfaktor der Aneignung expliziert sich in Prozessen der Introjektion, Projektion und Identifikation und verweist uns darauf, daß es eine Verkürzung ist, das Seelische 'innen' und Gegenständliches 'außen' zu orten. Auch wenn wir auf die Dichotomie des innen – außen sprachlich nicht verzichten können, zeigt die Aneignung, wie Gegenständliches und andere Menschen im Seelischen repräsentiert sind und Seelisches sich im Materialen auffinden läßt. Aneignungsprozesse und ihre Störungen finden wir insbesondere auch in den psychoanalytischen Objektbeziehungstheorien näher gekennzeichnet.

In der musiktherapeutischen Situation können wir dem Gestaltkomplex der Aneignung nachspüren, wenn wir darauf achten, wie der Patient sich an die Instrumente 'heranmacht', wie er sich das musikalische Material zu eigen macht und wie er es bewerkstelligt, seine seelischen Bewegtheiten in der Improvisation zu verwirklichen.

Unabhängig von der musikalischen Vorbildung erleben wir PatientInnen, die die Instrumente ohne weiteres für sich gebrauchen, wie eine Verlängerung der Hände oder des Atems, 'als hätten sie immer schon Musik gemacht'. Diese PatientInnen stocken keinen Moment, wenn wir sie auffordern, ihre Magenschmerzen, die Beziehung zu ihrer Frau oder einen Traum zu spielen, sondern greifen unvermittelt zum Instrument. Andere stellt eine solche Aufforderung, die ihnen völlig merkwürdig vorkommt, vor unlösbare Probleme. Sie betonen, daß das eine mit dem anderen nichts zu tun habe und daß sie sich "nicht ausdrücken können". Sie finden nur schwer eine Beziehung zu Instrumenten, die ihnen wie sperrige Gegenstände vorkommen und finden sich in der gespielten Musik nicht wieder. In solchen Beobachtungen finden wir extreme Ausgestaltungen der Aneignung.

52 Morphologie der Musiktherapie

In der Binnenstruktur einer musikalischen Improvisation können wir dem Zuge der Aneignung folgen, wenn wir darauf achten, wie musikalische Impulse, Motive, rhythmische Anregungen oder dynamische Entwicklungen der MitspielerInnen aufgegriffen, einbezogen oder 'überhört' werden. Wir finden hier in den Extremen diejenigen, die die musikalischen Bewegungen bis in die größten Feinheiten hinein auf geheimnisvolle Weise 'immer schon mitspielen', sie schon in statu nascendi aufgreifen und wissen, wie es weitergehen wird. Im anderen Extrem diejenigen, die eine ebenso erstaunliche Kunstfertigkeit darin zu besitzen scheinen, allem musikalischen 'Sog' zum Trotz immer 'neben' dem Rhythmus der anderen zu spielen.

Explikationen der Aneignung zeigen sich auch im Rhythmischen, etwa in der Belebung, die von dem Pulsieren eines Metrums ausgeht, im Erstarren in einer rhythmischen Struktur, im Dabeibleiben, Fließenlassen oder darin, daß in einem Gleichbleibenden doch für belebende Variationen gesorgt wird, aber auch im Verkleben und Nicht–mehr–Loskommen von einem rhythmischen Muster. So können wir beobachten, wie eine Gruppe einen ersten Halt in einem Grundrhythmus findet und sich darin als eine Eigenheit erlebt. Wir finden die verschiedenen Umgangsweisen mit diesem Ereignis: von der Euphorie über die unverhoffte "Harmonie" bis hin zu dem sofort einsetzenden Erleben, "eingereiht", vereinnahmt zu werden oder sich zu verlieren. Entwicklungen der Aneignung lassen sich verfolgen in der Art, wie ein solcher "Gruppenrhythmus" zur Grundlage für Variationen, zum belebender Halt für Entwicklungen wird, wie er verlassen und wiedergefunden wird oder wie eine Gruppe in ihm steckenbleibt und extreme 'Maßnahmen' ergreifen muß, um von ihm loszukommen.

4.2. Umbildung

Der Aneignung steht die Umbildung als ihre polare Ergänzung gegenüber. Ihre Gestaltlogik folgt der Tendenz der Auflösung und Umstrukturierung. Damit sorgt sie dafür, daß Geschehenes in anderem weiterlebt und daß das Seelische nie stillsteht. In Therapien fragen wir z. B. nach der Gewordenheit der Selbststrukturen, danach, wie sie entstanden sind und aus welchen Erfahrungen sie sich gebildet haben. Unser Handeln ist ausgerichtet auf die Frage ihrer Wandelbarkeit im Hinblick auf günstigere, lebensfähigere Lösungen. Die Paradoxie im Verhältnis dieser beiden Pole wird spürbar, wenn ein Patient im Zuge der Behandlung in die Spannung gerät, eine Veränderung zu wünschen und zu erhoffen und zugleich Angst bekommt, ob er dann noch derselbe sein wird.

Wiederum können wir in den Blick nehmen, wie wir aktiv etwas umgestalten und darauf achten, wie wir mit dem gestalterisch umgehen, was uns begegnet. Aber wir erleben auch, daß unsere Tätigkeiten uns 'bilden' und verändern. Das, was wir als 'typisch Gitarrist' oder 'Sänger', als 'typisch Hausfrau' oder 'Techniker' gestalthaft wahrnehmen, verweist auf Metamorphose durch lebens und alltagsbestimmende Tätigkeiten. Ob wir unser (Um-)Ge-bildet-Werden eher erleiden oder genießen, hängt wiederum davon ab, ob die Tendenz der Umbildung durch anderes abgestützt ist und anderes fördert oder ob sich die Extremisierung einer totalen Umgestaltung und Auflösung ausbildet. Auch die Umbildung begegnet uns in unserem Empfinden als Wunsch und Gefahr, als Sehnsucht nach Veränderung, wenn wir in etwas festsitzen oder als diffuse Angst davor, daß eine geplante Veränderung, ein Umzug, eine neue Stelle oder ein neuer Freund uns in einer anderen Form verändern könnten als wir dies erträumen.

Die Gestaltfaktoren sind nicht als menschliche 'Eigenschaften' zu verstehen, sie sind nicht nur in der Einheit Individuum wirksam, sondern lassen sich immer auch in Geschehnissen und Handlungseinheiten, in Kunstwerken und allem anderen aufzeigen, was wir im Seelischen als eine Gestalt herausheben können. So können wir die Gestaltlogik der Umbildung in der Musiktherapie z.B. aufspüren in musikalischen Übergängen und Variationen, in der Entstehung und Auflösung bestimmter Motive, Rhythmen, Idiome und Stile. Die Umbildung scheint der Improvisation besonders "verbunden": in dem für sie charakteristischen Umgang mit Zufälligem, Unerwartetem, in den sich immer wieder wandelnden Gestalten, im Wechsel musikalischer Bedeutungen und im schnellen Aufgreifen, zur Form bringen, Umdeuten und wieder Verwandeln. Sie ist ein wesentlicher Zug der 'Kunst des Improvisierens' und wird gerade in ihr als schöpferische Produktivität wirksam.

Umbildung läßt sich auch verfolgen im Austausch von Musik und Sprache, wenn wir darauf achten, wie sich die Bedeutung von Erzähltem durch das musikalische Spiel verwandelt, wie es hinterher in einem anderen Licht erscheint, unerwartete Zusammenhänge hervorkehrt, zu neuen Erzählungen führt oder zu vergessenen Erinnerungen. Extremisierungen von Umbildungen finden wir in Improvisationen, die uns 'formlos' erscheinen, die als "wäßrig", "nicht faßbar" oder "bedeutungslos" beschrieben werden; Improvisationen, in denen man den Eindruck gewinnt, es dürften keine erkennbaren Bedeutungen entstehen und die bei näherem Hinhören einer quasi "vorschnellen" Umbildung und Auflösung von Formen folgen. Im Gespräch kennen wir die Extremisierungen der Umbildung als 'Ideenflucht', als allzu 'frei flottierende' Erzählweise, der wir nicht mehr folgen können. Andererseits stellt die psychoanalytische Aufforderung zum 'freien Einfall' den Versuch dar, die festgefügte Formenbildung von der Umbildung her zu beleben und in ihrer Konstruktion besser zu verstehen.

Daß sich Aneignung und Umbildung als polare Gegensätze brauchen und ergänzen, wird in Improvisationen erlebbar, deren Extremisierung in der Formenbildung als 'Mangel von' oder 'Bedürfnis nach' spürbar wird: Bei den Extremisierungen der Aneignung im Erstarren und Fest–Werden einer rhythmischen Gestalt, im Kleben an den immer gleichen Motiven oder in der Verengung zwanghafter Wiederholung einer Bewegung spüren wir das als ein *Bedürfnis nach* Veränderung, nach Erweiterung des Bewegungsspielraumes, nach Auflösung und Durchbrechen. Umgekehrt erleben wir in den Extremisierungen der Umbildung einen Mangel an Halt, Orientierungslosigkeit und beginnen uns abzuwenden, weil wir damit "nichts anfangen", uns es nicht zu eigen machen können. In solchen oft sehr heftigen Reaktionen drängt sich der ergänzende Pol auf, als wolle er sein 'Recht' auf Beteiligung am Geschehen anmelden. Dabei ist es für die Behandlung und die diagnostische Einschätzung ein bedeutsamer Unterschied, ob diese Not nur vom Therapeuten verspürt wird, oder ob sie auch als Leiden oder Nicht–Leiden–Können vom Patienten geäußert wird. Durch das Wissen um solche polaren Gegensätze fällt es leichter, eigene Reaktionen und Erlebnisweisen als Hinweise für die Behandlung zu erkennen und in den Erzählungen eines Patienten oder der Gruppe auf Hinweise der Wirksamkeit des Gegenpoles zu achten. In 'funktionierenden' Gruppen kann man sich darauf verlassen, daß extreme Formenbildungen ihr Gegen–Teil hervorrufen.

4.3. Einwirkung

Bei der Gestaltlogik der Einwirkung geht es um Bewirken und Wirken–Lassen, um Unterwerfung und Unterworfen–Sein, um Machen und Festlegen, um Gemacht–Sein und Festgelegt–Werden. Auch sie muß auf diese Weise immer aktiv und passiv gedacht werden. Einwirkung hat zu tun mit Entschiedenheit und ihren Folgen, Betonung und Setzung. Mit ihr entsteht Geschichte durch Auswahl, Tun oder Lassen, Eingreifen oder Aufgeben, mit Entschiedenheit und ihren Folgen, aber wir machen unsere Geschichte nicht nur selbst, sondern sind ihr auch unterworfen und müssen mit dem, was auf uns eingewirkt hat, weiterleben. In Therapien begegnen wir z. B. den Folgen (zu) massiver Einwirkungen auf das noch schwächere kindliche Seelenleben, die das In–Gang–Kommen seelischer Entwicklung und Differenzierung behindert haben oder den aktuellen Verkehrungsformen der Einwirkung, wie z. B. in den Machtkämpfen der Magersüchtigen. Wir können erleben, wie der Entzug eines gewohnten Wirkungsraumes, z. B. durch Arbeitslosigkeit, einer zuvor ausgewogene Lebensmethode neue Strukturierungen abverlangt und wissen um die Bedeutung der Resonanz, im Sinne des Empfindens Wirkungen des Eigenen im Anderen zu spüren.

Extremisierungen der Einwirkungen zeigen sich als unabweichliche Ausrichtung, in forciertem Einsatz ohne Rücksicht auf sich und andere(s), in einseitiger Machtausübung und gewaltsamem Durchsetzen. Wir kennen die Angst vor Beeinflussung und Einwirkungen, denen wir uns ausgeliefert fühlen und den Wunsch danach, daß unser Handeln, aber auch unser So–Sein Wirkungen in der Welt um uns und in anderen Menschen hinterläßt. Wir begegnen den Explikationen der Einwirkung aber auch in dem Gefühl der Schuld, über das, was wir bewirkt haben.

In der musiktherapeutischen Situation können wir den Zügen der Einwirkung folgen, indem wir darauf achten, wie durch Auswahl bestimmter Instrumente und Klänge, durch Aufbau und Zuspitzung, durch Gewichtung, Akzentuierung und Aussparung 'eindrucksvolle' Musik entsteht, die betroffen macht, etwas hinterläßt und erinnerbar ist. Es hängt mit der Einwirkung zusammen, daß sich der Verlauf einer Improvisation als dramatische Geschichte hören läßt: mit Entstehung und Fortgang, mit Höhepunkten und durchgängigen Zügen, mit Erreichtem und Verfehltem, mit Ausklang, Nachkleckern, Abbruch oder einem 'guten, gekonnten Schluß' .

Es geht um Probleme der Einwirkung, wenn in einer Gruppenimprovisation Wirkungen sich so 'überdecken', daß das Ganze nur noch nach 'Durcheinander' klingt oder die eigene Musik als "langweilig" erlebt wird; wenn so 'ängstlich' gespielt wird, daß keine Wirkung zu entstehen scheint, bzw. die Wirkung entsteht, die Musik wolle erst noch anfangen, obwohl sie nun schon zu Ende ist oder wenn die entstandene Wirkung zur Schuld wird oder die eigene Produktion als "sinnloses Geklimper" und "keine Musik" abgewehrt werden muß. Um Einwirkung geht es, wenn die Gespräche sich um die "Macht der Musik" drehen und der Wunsch auftaucht: "Man müßte Klavierspielen können, (... denn wer Klavier spielt hat Glück bei den Frau'n)".

Ebenso hat es aber auch mit Problemen der Einwirkung und nicht mit mangelnder "Musikalität" zu tun, wenn PatientInnen das, was sie spielen, nicht hören können. Überhaupt verbirgt sich in der allzu beharrlich betonten eigenen "Unmusikalität" häufig ein verspürter Mangel im Zusammenhang mit Problemen des Bewirkens und des Wirken–Lassens.

4.4. Anordnung

Als polare Ergänzung der Einwirkung sprechen wir vom Gestaltfaktor der Anordnung. Ihre Gestaltlogik zeigt sich in Ordnungs– und Durchformungsprinzipien, durch die seelische Gestalten erst existenzfähig werden. Sie ist erkennbar in Ganzheit–Glied–Verhältnissen, strukturellen Gefügen, verbindlichen Regulationen und Bearbeitungsprinzipien und schafft umfassende Formen, die Einheit und Mannigfaltigkeit zusammenbringen. Auch die Anordnung müssen wir aktiv und passiv verstehen: in Tätigkeiten des Ordnens und Strukturierens und dem Geordnet–Werden und Sich–Strukturieren–Lassen im seelischen Geschehen. Wenn wir in Therapien z. B. Formenbildungen begegnen, die auf den ersten Blick nur ungeordnet 'chaotisch' erscheinen, kann es darum gehen zu ergründen, welche Strategie, welche 'Politik' damit dennoch durchgängig verfolgt wird, welche Prinzipien – etwa der Vermeidung – das Ganze dennoch strukturieren.

Extremisierungen der Anordnung zeigen sich in Lebensmethoden, die darauf aus sind, alles idealen Gesetzen, einer alles bestimmenden inneren Ordnung zu unterwerfen. In Staatsgebilden erkennen wir solche Extremisierungen im Nichtzulassen von Abweichungen und Unterschieden. Psychologisch wäre es eine unsachgemäße Vereinfachung davon auszugehen, es gäbe nun einmal 'ordentliche' und 'unordentliche' Charaktere. Wir spüren, daß wir eine Strukturierung des Alltags ebenso brauchen wie das Gefühl, nicht planlos durchs Leben zu gehen, aber wir mögen es nicht, wenn es nicht *unser* Leben ist, das auf diese Weise seine Strukturierung findet, sondern das Gefühl haben, fremd–bleibenden Anordnungen und Verordnungen zu folgen. In diesem Sinne ist es auch eine doppelt falsche Vereinfachung, wenn wir in der Musiktherapie dem Klischée folgen, wir müßten psychotischen PatientInnen musikalisch 'Struktur geben', denn erstens ist eine Psychose durchaus nicht strukturlos, sondern eine komplex durchstrukturierte Antwort; und zweitens kann die Umstrukturierung, um die es hier ginge, nicht durch Anordnungen von außen 'gegeben' werden und wir können uns unbekannt bleibendes Leid nicht mit einer allgemein 'besseren' Ordnung beantworten.

Zügen der Anordnung sind wir als MusikerInnen zu folgen gewohnt, wenn wir uns mit 'musikalischer Formenlehre' beschäftigen. Sie explizieren sich in Gesetzen der Melodik, Harmonik und Rhythmik und der Komposition (Zusammenstellung), mit denen sich auch die Improvisationen der Musiktherapie in ihrem Aufbau und der Regulierung des musikalischen Geschehens untersuchen lassen. Auch in diesen Improvisationen regeln musikalische 'Gesetze' Verhältnisse von Ganzheit und Gliedzügen, Abstimmung und Zueinanderpassen, Kontrasten, Zentrierungen und Differenzierungen. Dabei zeigt sich, daß ästhetische Gesetze zugleich allgemeine Gesetze seelischer Formenbildung sind. Die Arrangements, die die PatientInnen in der Musik und mit uns einrichten, verweisen uns auch auf die Bearbeitung, auf die individuell–besondere 'Orchestrierung' ihrer Lebensverhältnisse,

Auch der sich gegenseitig ergänzende Zusammenhang zwischen Anordnung und Einwirkung ist uns aus der musikalischen Analyse bekannt. Wir wissen als MusikerInnen, daß es von der besonderen Kom–position, von der 'Ordnung der Töne', von der Gestaltung von Verhältnissen abhängt, welche Wirkung eine Musik erzielt. Das paradoxe Verhältnis der Gestaltfaktoren, deren Beziehung zugleich als entgegengesetzt und ergänzend zu verstehen ist, wird von hier aus besser verständlich: 'Kompositionslehre' ist zugleich die Lehre musikalischer Wirkungen. Dennoch können wir die Erfahrung machen, daß es zunächst zwei entgegengesetzte Verfassungen sind, die Wirkung einer Komposition zu erfahren oder sie nach ihren Gesetzen zu untersuchen. Wir wissen aber auch um eine Verfassung, in der sich dieser Gegensatz aufhebt und in dem die Polaritäten zugleich aufgehoben (bewahrt) sind, wenn wir erlebt haben, daß die intime und genaue Kenntnis der Struktur einer Komposition das Erleben der Wirkung vertiefen und verstärken kann.

4.5. Ausbreitung

Der Gestaltlogik der Ausbreitung geht es um ein Überschreiten–Wollen der Erfahrung. Die Ausbreitungstendenz des Seelischen zeigt sich im Streben nach 'Mehr' an Leben, in Tagträumen und Visionen, in Paradiesvorstellungen, Idealbildungen, Fernweh und Sehnsüchten nach Glück, Uneingeschränktheit und Übersteigerung. Mit der Ausbreitungstendenz hat es zu tun, daß das Seelische immer auf Ausdruck drängt und sich in allem, was sich dazu anbietet, zu verwirklichen sucht.

Extremisierungen der Ausbreitung können wir in Formen extremen Auslebens aufspüren, in Allmachtsgefühlen und narzißtischer Übersteigerung des

58 Morphologie der Musiktherapie

Selbstgefühls. Klinische Beispiele der Extremisierung scheinen uns in den Suchterkrankungen zu begegnen. Dabei kann einmal prototypisch verdeutlicht werden, daß das, was hier jeweils als Extremisierung eines Gestaltfaktors aufgeführt wird, zugleich nur dadurch verstehbar wird, daß wir erkennen, daß es das *Zusammenwirken* der Gestaltfaktoren ist, welches jeweils gestört ist. So wäre es nicht richtig, davon zu sprechen, ein Süchtiger leide an einem 'Problem der Ausbreitung' oder an einem 'Zuviel an Ausbreitungsverlangen'. Untersuchen wir 'süchtige Lebensmethoden' genauer, so stoßen wir vielmehr z. B. darauf, daß Wunschbilder sich nicht verwirklichen konnten, daß die innere Ausrüstung zur Umsetzung ungeeignet, nicht genügend durchgliedert oder der spezifischen Widerständigkeit einer Umgebung nicht gewachsen war, daß Regulierungen nicht gelungen sind oder die ausgelebten Wünsche entfremdet waren und sich statt Rausch, Genuß oder Ekstase eine größer werdende Kluft einstellt, die Verlangen zur Gier und Befriedigung schal werden läßt.

Wirksamkeiten der Ausbreitung in der musiktherapeutischen Situation können wir aufspüren, wenn wir auf das achten, was eine Improvisation, eine zusammenhängende Sequenz oder eine ganze Musiktherapiesitzung von einer einheitlichen Tendenz her durchzieht, was sich in all dem und durch die verschiedenen Szenen hindurch Ausdruck zu verschaffen sucht. Dabei müssen wir allerdings mit Verkehrungen, demonstriertem Gegenteil und Ablenkungen rechnen. Das Ausbreitungsverlangen des Seelischen, das Streben nach Beteiligung am Leben, sorgt dafür, daß auch ungeliebte und nicht gewollte Tendenzen zum Ausdruck kommen. Deshalb verspüren wir manches, was 'offiziell' gar nicht zum Ausdruck kommen soll, in der Stimmung, die sich in einer Sitzung breit macht, in der Verfassung, in die uns eine Improvisation versetzt und in einer oft geheimnisvoll anmutenden Verbindung, die uns ahnen läßt, daß scheinbar unzusammenhängend aneinandergereihte Einzelbegebenheiten von demselben Ausdrucksverlangen getragen sind.

So wird z.B. oft gerade in dem Kontrast zwischen einem Spielvorhaben und dem, was sich dann tatsächlich in der Improvisation 'breit macht', erkennbar, wie sich das am Leben Gehinderte durch alle Widerstände hindurch Ausdruck zu verschaffen sucht und auf ein 'Mehr' an Leben drängt. Was als 'Färbung' und Stimmung eine ganze Stunde durchzieht und der 'Motor' des Geschehens ist, können wir erspüren, wenn wir versuchen, durch die semantische Bedeutung der Worte hindurch auf 'die Musik' der ganzen Stunde zu hören. Oft können wir dem spezifischen Ausdruck einer Musik anhören, was sie 'motiviert'.

Für das, was jemand in seinem Seelenleben nicht leiden kann, wirkt das Angebot der musikalischen Improvisation häufig wie eine 'Verführung', sich in dieser weniger kontrollierten Ausdrucksform wieder am Leben zu beteiligen. Der Gestaltfaktor der Ausbreitung ist das, was uns garantiert, daß das Seelische sich in allem, was sich ihm bietet, auszudrücken sucht. Er gibt uns in der Musiktherapie die Berechtigung, den Patienten zum Spielen aufzufordern und seiner Sorge, er könne "sich nicht ausdrücken", die Gewißheit entgegenzustellen, daß das, was ihn bewegt, schon zum Ausdruck kommen wird; daß es dafür keiner besonderen Begabung, keines speziellen Vermögens bedarf. Die Grundregeln, die wir den PatientInnen sagen – wie etwa: "Spielen Sie einfach, was Ihnen in die Finger kommt" u.ä. – basieren auf dem Wissen um die Ausbreitungstendenz des Seelischen. Im Grunde 'wissen' auch die PatientInnen um diese Tatsache. Deshalb fürchten sie bisweilen die Instrumente, weil sie spüren, daß diese sie 'verführen' werden.

4.6. Ausrüstung

Die Gestaltlogik der Ausrüstung als polare Ergänzung der Ausbreitung sorgt im seelischen Geschehen für Stabilisierung, Abstützung und Geschlossenheit der Formen. Sie betont Auswirkungen und Einschränkungen seelischer Formenbildung und die Notwendigkeit der Folgerichtigkeit unserer Handlungen. Sie wird spürbar in Arbeit, Anstrengung und Einschränkung und zeigt sich in Geschick, Können, Fertigkeiten, Gewandtheit und routiniertem Handeln. Sie zeigt, daß sich nicht alles aus allem entwickeln läßt, daß z. B. Sitten und Gebräuche unseren Handlungsspielraum beschränken, aber auch Identität stiften. Im Zusammenhang menschlichen Handelns zeigt sich ihr Formzwang darin, daß Gelingen von dem abhängt, was wir einzusetzen haben und daß Handlungen einer bestimmten Abstützung bedürfen, die wir als Geübtheit, Sachverstand, Know–how oder Durchtrainiertheit bezeichnen oder als 'Veranlagung', Begabung und Eignung. In der Diskussion um die Frage, was wir uns erwerben und erarbeiten können und was uns als 'Veranlagung' mitgegeben ist, welchen Einschränkungen wir unterliegen, wird der Aktiv–Passiv–Charakter dieses Gestaltfaktors erkennbar. Die Alltagserfahrung, daß wir etwas in einer bestimmten Verfassung problemlos bewältigen, was uns in einer anderen schwerfällt oder nicht gelingt, zeigt die Wirksamkeit dieses Gestaltfaktors in bezug auf aktualgenetisches Geschehen.

Auch hier ergänzen sich Züge, die aufzeigen, daß Seelisches sich in einem Zwischenraum mit Materialem verbindet: gegenständliche Ausrüstung und Ausrüstung im Sinne persönlichen Könnens ergänzen sich und sind zugleich nicht beliebig austauschbar: Ein gutes Instrument kann die Spielfähigkeit fördern, aber nicht ersetzen, unser musikalisches Können kann in seiner Wirksamkeit durch ein verstimmtes oder defektes Instrument behindert werden. Das Besteigen eines Berges kann durch geeignetes Schuhwerk und eine Kletterausrüstung erleichtert werden, die uns aber nichts nutzen, wenn wir nicht 'im Training', in der richtigen Verfassung sind.

Wir spüren die hier wirksame Gestaltlogik in den Wünschen nach einer immer besseren Ausrüstung und Verfügbarkeit – im Sinne unserer Fähigkeiten wie des uns verfügbaren Equipments –, in der Freude am eigenen Können um seiner selbst willen und in der Angst, zur Bewältigung anstehender Aufgaben nicht ausreichend gerüstet zu sein. Ein übersteigertes Ausrüstungsverlangen kann seinen Sinn verfehlen, wenn wir darin steckenbleiben, für alles gerüstet sein zu wollen und einem totalen Formzwang unterliegen.

In der kompensatorischen Erziehung wie in heilpädagogisch ausgerichteten Therapien suchen wir danach, was von dem Formzwang einer *anderen* Ausstattung her – die wir durch den Vergleich mit einer zuvor gesetzten Norm gewöhnlich als Behinderung bezeichnen – entwickelt werden kann, wie diese Entwicklungen in Gang kommen können, was sie behindert und was ihnen hilfreich ist.

Welche Abwehrmechanismen 'sinnvoll' oder 'neurotisch', 'reif' oder 'unreif' sind, läßt sich nicht in generalisierend absoluten Maßstäben katalogisieren, sondern hängt im Einzelfall davon ab, was durch die so aufgebaute Verfassung abgesichert ist und mit *dieser* Ausrüstung gelingt und was durch ein Unbewußt–Werden nicht mehr zur Verfügung steht, aber in der aktuellen Lebenssituation und zur weiteren Entwicklung gebraucht wird.

In der Tätigkeit des Improvisierens in Musiktherapien macht sich die Ausrüstung oft als Einschränkung und Behinderung des Ausbreitungs– und Ausdrucksverlangens bemerkbar. Dann scheint sich die fehlende 'Technik', der Mangel an Verständnis für die vorgegebene Ordnung der Töne auf dem Instrument oder das Fehlen genau des einzigen Instrumentes, das man jetzt dringend braucht, dem Drängen auf Ausdruck entgegenzustellen. Musikalische Ausbildung, instrumentaltechnisches Können, Übung oder ihr Fehlen haben etwas mit Ausrüstung zu tun, dürfen ihr aber nicht gleichgesetzt werden. Wenn fehlendes 'Können' in der Musiktherapie beklagt wird, so wird in dieser Klage das Wissen darum spürbar, daß Ausdrucksbildung auch etwas mit Arbeit, Bemühen und Anstrengung zu tun hat. In Beispielen wie dem Griff zum kleinsten Glockenspiel, wenn jemand "die ganz große Wut" ausdrücken will und der anschließenden Klage, er sei in diesem Gruppenspiel schon wieder übertönt worden, werden allgemeine Probleme seelischer Ausrüstung angesprochen, die sich in der musikalischen Situation ins Werk setzen. Deshalb ist es auch nicht ratsam, einen solchen Patienten aufzufordern, doch einmal laut auf die Pauke zu schlagen.

Wenn die allgemeine seelische Ausrüstung nicht die nötige Fassung für "die große Wut" bieten kann, so kann es durchaus sinnvoll sein, wie der Patient mit ihr umgeht. Veränderungen müssen entwickelt werden. Die allzu beliebte Vorstellung, es wäre 'therapeutisch', 'Aggressionen rauszulassen' und dazu gäbe es die Musiktherapie mit ihren Pauken und Trompeten, verkennt, daß es eine Frage der Ausrüstung ist und einer Durchformung, Bearbeitung und struktureller Absicherungen bedarf, um aggressive (wie auch andere unterdrückte Tendenzen) bewußt werden zu lassen, an sich selbst zu erleben und anders am Leben teilhaben zu lassen. Sich eine 'musikalische Ausrüstung' zu verschaffen, *kann* zugleich heißen, im gesamten seelischen Gefüge eine Verfassung zu stabilisieren, in der sich das Seelische anders als im Alltag strukturieren kann. Das läßt sich aber nicht durch 'musikalische Übungen' allein bewerkstelligen. (Deshalb können wir als MusikerInnen auch 'im Leben' nicht unbedingt alles, was wir in der Musik können.)

5. Zusammenwirken der Gestaltfaktoren

Die einzelnen Gestaltfaktoren zeigen sich in jeder konkreten anschaulichen Gestalt auf je andere Weise. Deshalb können sie auch nur umschrieben oder als Ganzheit spürbar gemacht, nicht jedoch mit der begrifflichen Schärfe einer 'Definition' festgemacht werden. In einem Untersuchungsgang steht ihr Zusammenwirken den konkreten Phänomenen als allgemeine seelische Gesetzmäßigkeit gegenüber und dient als System, auf das sich z. B. die Erscheinungen in der musikalischen Improvisation ebenso beziehen lassen wie Symptome, Lebensgeschichten, Gespräche und die Gruppendynamik. Dadurch, daß diese Systematik aus dem seelischen Geschehen selbst abgeleitet ist, entstehen hierbei nicht die sonst nur schwer zu behandelnden 'Übersetzungsprobleme', die gerade in der musiktherapeutischen Forschung so viele Schwierigkeiten bereiten: Depressionen, Eheprobleme, Arbeitsstörungen und Magengeschwüre können wir nur dann in den musikalischen Gestaltungen wie in der besonderen Beziehung des musiktherapeutischen Settings wiederfinden, wenn wir sie als Konstruktionsprobleme seelischer Gestaltbildung verstehen und beschreiben können.

Das Zusammenwirken der sechs Gestaltfaktoren kann uns das Erfassen dieser Konstruktion, der spezifischen Lebensmethode eines Patienten, ermöglichen. Wir können den Verlauf der Behandlung anhand der Veränderungen ihres Zusammenspiels darstellen. Wenn wir in diesem Zusammenhang davon sprechen, daß das Seelische die unterschiedlichen Tendenzen der Gestaltfaktoren miteinander 'verrechnen' muß, so ist dabei kein Zählen und Abwägen eines Mehr oder Weniger von diesem oder jenem Gestaltfaktor gemeint. Vielmehr soll damit betont werden, daß wir bei jeder konkreten Gestaltbildung mit dem Zusammenwirken aller sechs Gestaltfaktoren rechnen müssen. Dadurch eröffnet sich eine Systematisierung des Fragens, die die mitbewegende und erlebnisnahe Beschreibung methodisch aufgreift: wenn wir z.B. bei einer Improvisation den Eindruck haben, hier sei das Seelische völlig erstarrt, so lenkt uns diese Systematik zu der Frage, wo denn die Beweglichkeit 'geblieben' ist, in was sie stattdessen auftaucht, in was sie sich verwandelt hat oder worin sie dennoch wirksam wird. Das kann z.B. die Aufmerksamkeit auf die zuvor nicht beachtete 'wilde Phantasietätigkeit' des Therapeuten nach der Sitzung oder im Spiel lenken oder auf die durchaus bewegte Geschäftigkeit der Klinikverwaltung, die der Patient durch einige Beschwerden oder Auffälligkeiten ausgelöst hat. Das führt zu weiteren Fragen, nämlich auf welch 'geheimnisvolle Art' er denn das 'hinkriegt' und eröffnet damit allmählich Wege zu einem Verstehen, wie das Seelische sich hier gestaltet und zu Möglichkeiten des methodischen Eingreifens in diese Lebensmethodik.

Die Art und Weise des Zusammenwirkens läßt sich 'normalerweise' als ein Auseinandersetzungsprozeß beschreiben, der sich im Durchlaufen eines Entwicklungsganges aufzeigen läßt. In der Analyse des Zusammenwirkens der Gestaltfaktoren wird erkennbar, wie die einzelnen Faktoren sich gegenseitig fördern, ergänzen und abstützen. Darauf stießen wir auch schon bei der Darstellung der Gestaltlogik der einzelnen Faktoren. Wir können gar nicht umhin zu bemerken, daß anderes immer schon mitwirkt, daß wir es – ebenso wie auf der Phänomenebene – auch hier immer mit Transfigurationen (Übergängen) zu tun haben: Wir können die Aneignung ohne ihre polare Ergänzung der Umbildung gar nicht zu Ende denken, wir merken der Umbildung an, daß sie ohne eine Berücksichtigung der Anordnung nicht auskommt usw..

Darin wird zugleich noch einmal deutlich, daß die Gestaltfaktoren ihrerseits als Gestaltbildungen anzusehen sind und daß der Gestaltbegriff im allgemeinen Sprachgebrauch wie in Morphologie ein Begriff ist, der auf verschiedenen Ebenen der Verallgemeinerung angewandt wird:

Wir sprechen von den verschiedenen Gestalten, die uns typisiert in jedem Krimi begegnen: der Gestalt des (typischen oder atypischen) Täters, des Opfers, des Kommissars (oder Detektives), des fälschlicherweise Verdächtigten und des Zeugen. Um diese Hauptgestalten des Krimis können sich verschiedene Variationsgestalten gruppieren. Die Ästhetik und Spannung des Krimis lebt von den typischen Spannungsverhältnissen zwischen diesen Gestalten (Personen), ihrer Erfüllung, Variation und Ausweitung (etwa wenn sich das Opfer am Ende als Täter herausstellt oder der Kommissar selbst ein noch größerer Ganove ist). Das Spiel mit und in diesem Spannungsverhältnis läßt sich als eine spezifische literarische oder filmische Gestalt des 'Krimi' herausheben. Auf der nächst höheren Ebene können wir den Krimi mit dem Drama, der Komödie etc. zu den literarischen Gestaltbildungen zusammenfassen. Film, Literatur, Musik, Tanz, Theater fassen wir als Gesamtgestalt 'Künste' zusammen, die sich wiederum von Alltagsformen, Wissenschaft, Religion etc. gestalthaft abheben.

Allgemeine Gesetze
seelischer Gestaltbildung und -umbildung

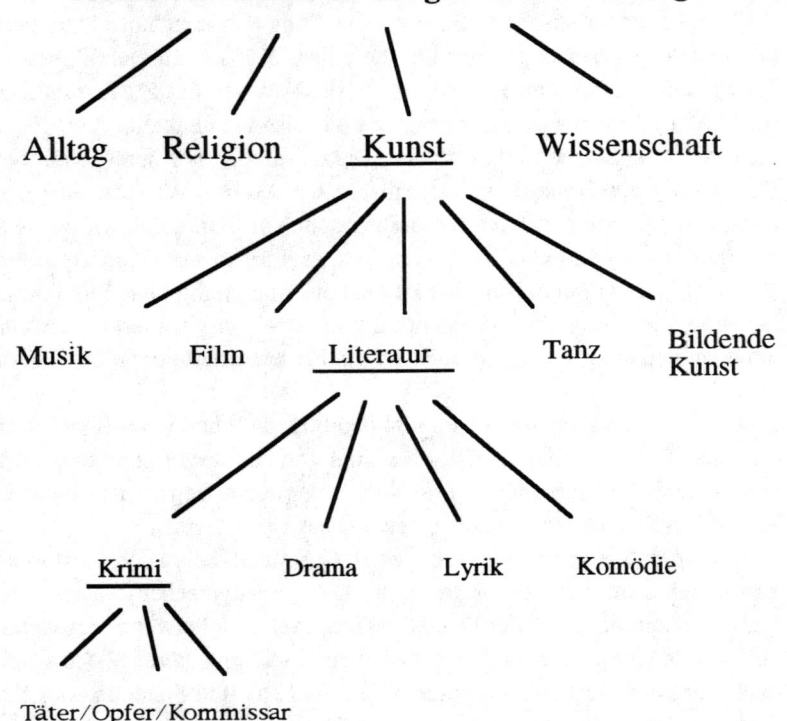

Alltag Religion **Kunst** Wissenschaft

Musik Film **Literatur** Tanz Bildende Kunst

Krimi Drama Lyrik Komödie

Täter/Opfer/Kommissar

Auf jeder dieser Ebenen hat der Gestaltbegriff seine Berechtigung. Die Gestaltfaktoren sind als eine Ebene der Betrachtung anzusehen, die wir im Sinne der Bedingungen oder des Urphänomenhaften als allgemeinste bzw. grundlegendste Ebene verstehen können. Damit ist zum einen gemeint, daß wir ihr Zusammenwirken auf allen anderen Ebenen auffinden und beschreiben können, zum anderen daß die Verhältnisse der Fundierung und Repräsentanz und der vier Versionen der Gestaltverwandlung sich auch auf die Gestaltfaktoren selbst bzw. auf ihr Zusammenwirken anwenden lassen.

Betrachten wir die Gestaltfaktoren in ihrer jeweiligen **Fundierung** – als die sich die obigen Ausführungen zu jedem einzelnen Gestaltfaktor auch lesen lassen – so können wir dem die **Repräsentanz** des Gesamt der jeweils anderen Gestaltfaktoren gegenüberstellen:

Dem *Haben* und So–Sein der Aneignung steht die Notwendigkeit der *Modifikation*, die einer Verfestigung entgegenwirkt, gegenüber. In der *Umgestaltungs*– und Verwandlungstendenz der Umbildung werden die anderen Faktoren als Weiterführung und Wahrung des Kontinuierlichen wirksam, durch die völlige Auflösung und Zerfall verhindert wird.

Dem *Gestaltgesetz* der Anordnung gegenüber repräsentiert sich das Gesamt der übrigen Gestaltfaktoren als *Abweichung*, Überdetermination und Unregelmäßigkeit. Dadurch ist gewährleistet, daß eine totale Reglementierung unhaltbar ist, daß 'ideale Gesetze' sich nie vollständig durchsetzen können. Der *Ausrichtung* und historisierenden Setzung des Gestaltfaktors Einwirkung stehen Veränderlichkeit und *Notwendigkeiten* gegenüber, durch die die Folgen des Geschehenen nie völlig vorhersehbar sind.

Der fundierenden Tendenz des *Auslebens* der Ausbreitung steht die *Erfahrung* gegenüber, durch die einer grenzenlosen Expansion der Eigenlogik einer Gestaltbildung Einhalt geboten wird, weil sich anderes als mitbestimmend zur Geltung bringt. Der Fundierung der Ausrüstung gegenüber, die sich als *Formzwang* oder unnachgiebig verpflichtende Strenge darstellt, repräsentieren sich die anderen Faktoren als *Freiheit* und Offenheit des seelischen Raumes.[1]

Im praktischen Umgang mit den Gestaltfaktoren kann uns diese Systematik des Zusammenwirkens als eine Vereinfachung helfen, durch die wir ein Phänomen zunächst einmal von diesen zwei Polen her zu verstehen suchen können.

Im therapeutischen Alltag kommt es oft vor, daß in bezug auf die Problematik eines Patienten oder einer Gruppe zunächst ein Gestaltfaktor 'einfällt'. So drängt sich uns z.B. bei einem zwangsneurotischen Patienten zunächst das Übermaß an Ordnung und Reglementierung auf, die sich auch im Spiel des Patienten niederschlagen. Es ist aber gerade das Typische an einem 'zwanghaften Spiel', daß der Versuch des strengen Durchhaltens z.B. einer bestimmten rhythmischen Ordnung von minimalen irregulären Abwei-

---

[1] Die kursiv gesetzten Begriffe folgen der Darstellung in Salber 1969b, S. 76. Die Verhältnisse von Fundierung und Repräsentanz sind darüberhinaus auch ausgeführt in Salber 1965 (S.43 ff, S. 96 ff, S. 139 ff, 177 ff, S. 218 ff, S. 254 ff) und in Salber 1969c (S.110 – S. 128).

chungen durchzogen ist. Im Metrum scheint ab und zu etwas zu 'stolpern', es scheint zu 'haken', wir können nicht richtig mitspielen, weil diese Abweichungen die Mitbewegung in einer gemeinsamen Ordnung verhindern. Darin spüren wir, daß hier anderes 'mitspielt' und sich – wie aus 'Versehen' – als wirksam bemerkbar macht.

In einer allzu beweglich scheinenden Gruppe, in der jede entstehende Bedeutung sich durch sofortige Umgestaltung aufzulösen scheint, kann es uns helfen, wenn wir – statt des vergeblichen Versuchs diese Tendenz zu unterbinden – im Vertrauen auf die Repräsentanz der anderen Faktoren auf das achten, was in diesen schnellen Wendungen dennoch als etwas Durchgängiges weitergeführt wird.

Genauer können wir das Zusammenwirken analysieren, wenn wir es von den **vier Versionen** her ordnen. Gehen wir von der Gestaltlogik eines Faktors aus, so läßt sich in einem zweiten Schritt aufzeigen, welche zwei Faktoren hier diese Logik erweitern, abstützen, ausbauen und differenzieren.

Eine Gegenwirkung zur Ausgangsposition macht sich in zwei weiteren Faktoren bemerkbar (3. Schritt). Die Ausgangsposition kommt damit in den Sog des ihm polar entgegengesetzten aber auch ergänzenden Faktors, sie wird relativiert und es bringen sich Züge zur Geltung, die über die bisherige Tendenz hinausgehen. Dem vierten Schritt schließlich entspricht eben dieser Gegenpol des Gestaltfaktors von dem wir ausgingen.

In der Morphologie wird dies häufig in einem Sechseck dargestellt, welches an den Spitzen von den jeweiligen Gegenpolen ausgeht und dazwischen die Ergänzungen anordnet, die ihrerseits durch die jeweils polaren Gestaltfaktoren gegeben sind, z. B.:

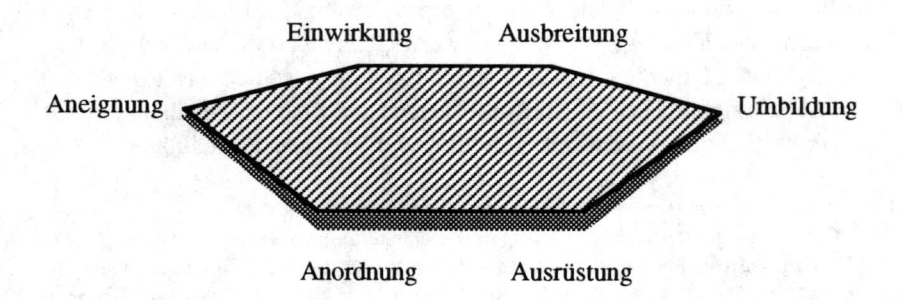

```
              Einwirkung      Ausbreitung

  Aneignung                                    Umbildung


              Anordnung       Ausrüstung
```

Einen Überblick des Zusammenwirkens von jedem Gestaltfaktor aus ermöglicht nachfolgende Tabelle (nach W. Salber 1969b S. 136[1]).

Ausgangspol →	Abstützung →	Relativierung →	Gegenpol
Aneignung	Einwirkung Anordnung	Ausbreitung Ausrüstung	Umbildung
Einwirkung	Ausbreitung Ausrüstung	Aneignung Umbildung	Anordnung
Ausbreitung	Aneignung Umbildung	Einwirkung Anordnung	Ausrüstung
Gegenpol	←Relativierung	←Abstützung	←Ausgangspol

Diese idealtypische Gliederung ist allerdings nicht als schematische Abfolge anzusehen, nach der wir in einer Untersuchung vorzugehen haben. Im praktischen Umgang ist es oft eher so, daß sich eine fehlende Ergänzung als Problem aufdrängt, durch die es immer an 'derselben Stelle' nicht weitergeht, daß eine Abstützung nicht zu funktionieren scheint oder daß als erstes 'ins Auge springt', daß ein Pol zu wenig vermittelt ist und das Ganze gleich ins Gegenteil kippt. Die hier aufgezeigten Systematisierungen dienen daher in einer Untersuchung eher dazu, von solchen Beobachtungen ausgehend dann auch nach dem zu fragen, was sich nicht aufdrängt, was verborgen bleibt und erst durch ein systematisches Fragen in den Blick kommt. Auf diese Weise

---

[1] Die bei Salber aufgeführten Begriffe lauten dabei: Herkommen → Erweiterung → Entfaltung, → Ergänzung. Sie wurden hier durch andere ersetzt, da sie immer wieder zu Verwechslungen führten. Sowohl in Salber 1969b als auch in Salber 1965 sind die Versionen jedes einzelnen Gestaltfaktors genauer ausgeführt. Die darin liegende 'Durchdeklinierung' kann bei der Einübung in das morphologische Denken hilfreich sein. Auf eine Zusammenstellung der dabei jeweils gefundenen Begriffe wurde hier verzichtet, da diese sich nur in einen größeren Ausführlichkeit des Durchdenkens erschließen.

kann unser 'erster Blick' sich erweitern, vervollständigen und das Verborgene und Nicht–Offensichtliche zur Erscheinung gebracht werden.

Gerade die letzteren systematisierenden Zusammenfassungen werden im ersten Zugang vielleicht noch undeutlich bleiben oder einen eher verwirrend schematischen Eindruck erwecken. Im nachfolgenden Kapitel soll daher das Zusammenwirken der Gestaltfaktoren im Zusammenhang des Untersuchungsverfahrens der 'Beschreibung und Rekonstruktion' an einem Beispiel verdeutlicht werden, weitere Konkretisierungen finden sich im Zuge der Falldarstellung.

Kapitel III:

Untersuchungsverfahren musiktherapeutischer Diagnostik und Behandlung

1. Beschreibung und Rekonstruktion als Methodik der wissenschaftlichen Aufarbeitung musikalischer Improvisation

Als Kernproblem bei der wissenschaftlichen Beschäftigung mit Musiktherapie stellte sich immer wieder die Frage, wie die musikalische Improvisation selbst wissenschaftlich aufgegriffen werden kann. Aus dem vorangegangenen ergab sich, daß dies nur über ein beschreibendes Verfahren möglich sein konnte, das schrittweise und methodisch vom Phänomen ausgehend zu einer Logifizierung führt.

Die FMM beschäftigte sich – von den vier Schritten des Vorentwurfes ausgehend – über einige Jahre hin mit der Beschreibung von Improvisationen aus der Musiktherapie. Dabei kristallisierte sich ein an den 'Bedürfnissen' der Musik und der therapeutischen Praxis orientiertes Verfahren heraus, dessen Grundzüge im folgenden anhand eines Beispieles dargestellt werden sollen. Es berücksichtigt die in Kapitel I.3. erörterten Forderungen eines qualitativen wissenschaftlichen Vorgehens.

Ausgangspunkt war stets das Hören der zu untersuchenden Improvisation (vom Tonband) durch eine Gruppe. Diese vielleicht nicht sehr ökonomisch erscheinende Voraussetzung der Arbeit erwies sich als unumgänglich: nur in einer Gruppe scheint gewährleistet, daß die notwendige Subjektivität der Eindrücke einer Musik durch die Unterschiedlichkeit mehrerer Subjekte so kontrapunktiert wird, daß das sich daraus ergebende Gesamtbild die Umfassenheit und Gegenläufigkeit der Phänomene genügend erfaßt. Außerdem ist es dadurch möglich, eine Situation der Unvoreingenommenheit beim Hören und Beschreiben der Musik zu schaffen:

Die Gruppe bekommt grundsätzlich keinerlei Vorinformationen über den Patienten, so daß sich die Beschreibung ausschließlich auf die musikalischen Eindrücke bezieht. Dieses Setting ist methodisch notwendig. Es muß künstlich geschaffen werden, da es dem Behandelnden selbst in der Praxis nicht möglich wäre, eine entsprechendes Situation herzustellen, in der er den Patienten zunächst nur von der Musik her wahrnimmt. Ziel der Beschreibungsarbeit ist die Rekonstruktion des Falles. Sie stellt eine Art spezifisch musiktherapeutischer 'Diagnostik' dar, von der die weitere Arbeit ausgeht.

1.1. Ganzheit:

In einem ersten Schritt fragen wir nach dem Erleben des Ganzen einer Improvisation. Wir suchen dies Erleben mit Hilfe der Bilder, Einfälle, Geschichten, Erinnerungen, Eindrücke und Reaktionen zu beschreiben, die beim ersten Hören in uns entstehen. Wir achten auf das, was in uns anklingt, was in Mitschwingung gebracht wird, was uns da anweht, uns berührt, was in Bewegung gesetzt wird. In diesem ersten Schritt geht es also explizit darum, das eigene Erleben mit ins Spiel zu bringen. Methodisch heißt das: wir benutzen das eigene Erleben als ein Instrument der Untersuchung. Wir folgen damit dem Kriterium der Beweglichkeit (→ 20 f), indem wir uns von dem Phänomen her 'bewegen' lassen und diese Bewegung und Bewegtheit zu beschreiben suchen. Für unser Beispiel will ich nun zunächst einen Teil dessen wiedergeben, was von den Mitgliedern der Forschungsgruppe nach dem ersten Hören des Tonbandbeispieles genannt wurde:

a) "Er läßt einen hängen. Aushungern. Dürsten."

b) "Stundenlange Topfsitzungen. Drängen und Für–sich–Behalten. Das Ganze erzeugt Druck."

c) "Es wird abgeschnitten, was man sonst in der Musik alles erleben kann: Dramatik, Steigern, Zusammenspiel, Austausch."

d) "Da ist Macht durch Schwäche. Nach Art des Totstellreflexes. Ein Sog."

e) "Nach kurzer Zeit scheint alles gesagt. Aber dann hätte es auch so weitergehen können."

f) "Man kann eigentlich nur weggehen."

g) "Wünsche, das Band abzuschalten. Und Albernheiten tauchten während des Hörens auf."

h) "Spiegelungen und Imitationen. Erst meint man zu wissen, von wem das ausgeht. Dann plötzlich nicht mehr: Wer ist wer? Es soll nicht herauskommen, wer den Anstoß gibt."

i) "Es entsteht nichts. Es reift nichts heran. Statt dessen dreht es sich."

Solche ersten stichwortartigen Sammlungen nach dem Hören eines Tonbandes ergeben noch kein zuverlässiges Bild des Patienten, keine ausreichende Beschreibung der Musik, aber sie bieten ein erstes verfügbares Material, auf das wir nicht verzichten können. Es ist ein erster 'Übersetzungsversuch', bei dem bewußt auf psychologische oder musikalische Fachbegriffe verzichtet werden soll, soweit dies möglich ist. Tauchen solche Begriffe dennoch auf, so sollten sie erneut befragt werden; sollten aufgelöst werden in eine Beschreibung dessen, was mit ihnen an Erlebnis gemeint ist.

Im Beispiel wurden so die musikalischen Fachbegriffe "Spiegelungen und Imitationen" näher befragt. In ihnen verbarg sich der Eindruck, daß hier mit musikalischen Mitteln ein Clinch begonnen und eine Verwirrung ausgelöst wird, die auf Vermeidung aus ist. Das Gegenüber zweier Menschen wird durch Nachmachen und seltsame Spiele mit Spiegeln zu behandeln gesucht.

Auch scheinbar psychologisch erklärende Begriffe wie "Totstellreflex" oder Analogien wie "stundenlange Topfsitzszenen" führen nur weiter, wenn wir sie nicht als Erklärungen nehmen, sondern als erste quasi noch stammelnde Übersetzungen, die weitere Beschreibungen möglich machen. Durch Nachfragen und weiteres Beschreiben werden so die ersten Eindrücke der Musik in der Gruppe in Bewegung gebracht. Im Vergleichen und Austauschen dieser Eindrücke wird dann eine erste zusammenfassende Beschreibung gesucht, die das Ganze, d.h. die Musik und ihr Erlebt–Werden, charakterisiert.

Eine Hilfe kann es dabei sein, nach einem Titel, einem Bild, einem Thema zu fragen. Es geht darum, die eigenartige Qualität, die diese Improvisation von anderen unterscheidet, als ersten festen Bezugspunkt für alles Weitere zu markieren.

In diesem Beispiel ließ sich das Ganze als eine 'Stauung' charakterisieren. Darauf ließen sich die ersten Eindrücke in verschiedener Weise beziehen: Stauung heißt, daß etwas Fließendes aufgehalten wird. Dadurch entsteht der Eindruck von Druck (b), den die Stauung erzeugt, oder von Sog (d), der das Fließen verhindert.

Drängen und Für–sich–Behalten und die Assoziation stundenlanger Topfsitzszenen (b) beschreiben das gleiche in einer Aufteilung auf zwei Personen. Das durch die Stauung aufgehaltene Fließen kann als Mangel erlebt werden: als Hängen–gelassen–Werden, als Mangel an Ernährt–Werden (a) oder als ein Abschneiden von Möglichkeiten (c).

Die auftauchenden Reaktionen der Gruppe von Albern–Werden, Abschalten (f) oder Weggehen–Wollen (g), weil schon alles gesagt scheint, können wir als Versuch ansehen, sich diesem Druck zu entziehen. Daß das Hören der Musik zu solchen Handlungstendenzen führt, gibt Auskunft über das Maß an Bedrängnis, in das der Hörer gebracht wird und damit über die Quantität oder Intensität der Stauung, bzw. dessen, was gestaut ist.

Weitere Beschreibungen führten zu der Aussage, daß diese Stauung mit Hilfe von Verkehrungen bewerkstelligt wird, die sich als "Anstatt" oder "So–Tun–als–ob" beschreiben lassen. Statt eines Dialogs macht der eine den anderen nach, wird mit Spiegelungen herumgespielt, bis sich das Ganze dreht, wodurch eine Bewegung nur noch vorgetäuscht wird. Auch die weitere Beschreibung, daß hier "Macht durch Schwäche" erzeugt wird, was es im zweiten Schritt noch näher zu beschreiben gilt, deutet auf eine Verkehrung hin.

Es entsteht der paradoxe Eindruck, es könne so weitergehen, obwohl zugleich alles gesagt scheint und niemand weiter zuhören will. Das zeigt, daß hier eine Bewegung, ein Weitergehen vorgetäuscht und dadurch zu verdecken gesucht wird, daß das Ganze in der Stauung zum Stillstand gekommen ist. In der Scheinbewegung des Immer–So–Weiter verbirgt sich das Fehlen von Entwicklungsbewegungen, die Abschließen, Neubeginnen, Verwandeln, also ein Anders–Weiter, beinhalten würden. Dazu paßt, daß die Improvisation keinen Abschluß findet, die Therapeutin aufhört zu spielen und "gut" sagt, um irgendwie ein Ende zu markieren. In diesem "gut" ist nach dem Eindruck der Gruppe zugleich das Anstatt–Verhältnis noch einmal spürbar, denn es steht statt eines musikalischen Abschlusses oder statt eines "Schluß jetzt".

1.2. Binnenregulierung

Der erste Schritt der Untersuchung führt nicht zu Antworten, sondern zu Fragen. Die Charakterisierung des Was, der besonderen Qualität eines Ganzen eröffnet die Möglichkeit, nach dem Wie, dem Zustandekommen, nach der Binnenregulierung zu fragen. Diesen Fragen soll im zweiten Schritt nachgegangen werden, indem wir durch wiederholtes Hören des Beispieles auf die Gliedzüge achten, auf das allmähliche Entstehen der Musik von 'Ton zu Ton'. Dabei werden Details und Feinheiten wichtig, die ein mehrmaliges Hören einzelner Stellen notwendig werden lassen können. Dabei soll der Bezug zu dem Ganzen, wie es im ersten Schritt festgehalten wurde, immer wieder hergestellt werden, um ein Sich–Verlieren in Einzelheiten zu verhindern.

Zugleich dient der zweite Schritt einer Kontrolle und Absicherung des ersten, indem nach der Konstituierung des Ganzen durch seine Gliedzüge gefragt wird. Ich will nun versuchen, dies an unserem Beispiel zu zeigen, indem ein Ausschnitt der Musik möglichst genau beschrieben wird:

Der Patient beginnt von sich aus zu spielen.
Die Therapeutin spielt einen offenen Akkord, – wartet.
– lange Pause –
Therapeutin spielt noch einen Akkord.

– Pause –
Therapeutin spielt ein offenes melodisches Angebot, fragend.
– Pause –
Patient beginnt ganz leise zu spielen.
Therapeutin spielt mit.
Patient hört auf zu spielen.

Im weiteren Verlauf läßt sich beobachten, daß der Patient systematisch sein Spiel unterbricht, wenn sich sein Spiel mit dem der Therapeutin vermischt. Er vermeidet ein gleichzeitiges Spiel, indem er erst spielt, wenn die Musik der Therapeutin verklungen ist und sein eigenes Spiel abbricht, falls die Therapeutin versucht mitzuspielen. Dabei geht er durchaus rigide vor. So erzwingt er ein Spiel ohne Vermischungen. Jeder tritt einzeln auf. Er sorgt für Distanz.

Die voneinander durch unregelmäßige Pausen getrennten Phrasen von Patient und Therapeutin geraten schnell in ein Ungleichgewicht. Die des Patienten sind durch ein Stocken, Zögern, durch eine Ametrik gekennzeichnet. Das Fließende, Durchgehende, welches durch die Bezogenheit auf einen gleichmäßigen Puls entsteht, fehlt sowohl als Verbindung des Spieles des Patienten und der Therapeutin als auch innerhalb des Spieles des Patienten. Von Phrase zu Phrase stellt sich das Spiel der Therapeutin darauf ein, um ein völliges Ungleichgewicht zu verhindern. Hier zeigt sich die "Macht durch Schwäche". Die scheinbare Schwäche des Zögernden, Leisen, dessen, der wenig von sich gibt, ist mächtig durch die rigide Konsequenz, mit der sie durchgespielt wird. Dies wird im weiteren Spiel deutlich, nachdem der Abstand bereits hergestellt ist:

Therapeutin versucht, etwas längere Phrasen zu spielen; spielt auch mal kräftiger und lauter.
Patient spielt gleichbleibend leise; spielt nur zwei oder drei Töne; macht lange Pausen.

Durch diese Spielweise, die zugleich einen verweigernden und einen fast strafenden Charakter hat, erreicht er, daß auch die Therapeutin immer karger im Ausdruck wird. Der Eindruck der Stauung wird also erzeugt, indem dem zunächst Fließenden ein Zögern, ein Verweigern entgegengesetzt wird. Die Therapeutin geht anfänglich von einer Vermischung, von einem fließenden Puls und von einem Hin und Her im Austausch aus. Der Patient staut den

Fluß durch Verzögern, achtet auf Getrenntheit und ausreichende Distanz. Hergestellt wird die Stauung also in einer Aufteilung auf die zwei Spieler.

Das ändert sich im weiteren Spiel: Nachdem der Patient erreicht hat, daß die Therapeutin ebenfalls nur noch wenige Töne spielt und dann wartet, beginnt er die Töne der Therapeutin zu imitieren. Dadurch entsteht die Situation, daß er nichts Eigenes mehr hören läßt, sondern der Therapeutin die Rolle überläßt – zuschiebt –, etwas zu produzieren. Nach einigen Phrasen, in denen der Patient jeweils wörtlich die Phrase der Therapeutin imitiert hat – mit der einzigen Änderung des Verzögerns –, beginnt die Therapeutin ihrerseits, den Patienten zu imitieren. Zur Verdeutlichung: aus a–a, b–b, c–c wird dann im weiteren d–d, d–d, d–d ... Der Patient merkt dies und beginnt, wieder neue Töne hineinzunehmen.

Die Verwirrung, die durch diesen Abschnitt schon beim ersten Hören entstand, ("Wer ist wer?"), verdeutlicht sich beim näheren Hinhören als ein Kampf darum, wer hier etwas produziert, zeigt, von sich gibt. Das läßt sich tatsächlich als ein Versteckspiel mit Spiegeln verstehen: Der Patient verbirgt etwas, indem er einen Spiegel zeigt. Die Therapeutin merkt das und spiegelt das Bild des Spiegels zurück anstatt etwas Neues für seinen Spiegel zu zeigen. Zugleich spiegelt sie damit dem Patienten, daß sie das Spiegelspiel durchschaut hat. Das Spiel ist aber hier nicht zu Ende, sondern beginnt vielmehr auf einer neuen Ebene, nämlich als Spiel, auf das man sich geeinigt hat. Es ist ein Miteinander in einer Form, die der Patient leiden kann. Die Rollen "Drängen" und "Für–sich–Behalten" sind nicht mehr auf zwei Personen verteilt, sondern in ein Zeige– und Versteckspiel verwandelt mit wechselnden Rollen und Spielregeln, an die sich beide halten. Diese Spielregeln könnte man vielleicht so formulieren: Immer wenn einer gemerkt hat, daß der andere nur noch spiegelt, so hat er gewonnen und der erste muß dann einen neuen Ton, eine andere Wendung oder ähnliches ins Spiel bringen.

Dieses Spiel könnte so weitergehen, weil es eine gelungene Einigung ist zwischen dem, was der Patient mit der Therapeutin herzustellen sucht und dem, was die Therapeutin mit sich machen läßt. Ist man *in* diesem Spiel, so befindet man sich im Bild der Stauung quasi in der geschützten Situation in einem Staubecken, in dem man den Druck der andrängenden Wassermassen nicht mehr spürt. Die schützende Staumauer besteht aus der Einigung und Einhaltung der Spielregeln. Der Zuschauer eines solchen Spieles erlebt evtl. etwas anderes. Er ist irgendwie nicht mehr *in* dieses Spiel einbezogen. Er nimmt nur noch eine etwas verwirrende, sich drehende Bewegung wahr. Für ihn erscheint die Sache mit der Einigung beendet. Seine Rolle ist durchaus der eines Erwachsenen vergleichbar, der einem Kinderspiel zuschaut: Wenn er eine Weile interessiert dabei war, so geht er dann weg, wenn er das Spiel in seinen Regeln verstanden hat und nur noch Wiederholungen (scheinbar) gleicher Abläufe sieht.

Der zweite Schritt bestätigte das Bild der Stauung, zeigte, mit welchen Mitteln es hergestellt wird und gab ihm zugleich den letzten Teil betreffend eine andere Färbung. Dabei wurde deutlich, daß der Patient in dem, was er tut, durchaus eine Methode hat. Das läßt vermuten, daß er das, was er hier in der Improvisation herstellt, auch sonst herzustellen gewohnt ist. Sein Vorgehen ist in seiner Gekonntheit als ein Teil seiner Lebensmethode, seines 'typischen' Umgangs mit der Wirklichkeit zu erkennen. Es stellt die Lösungsmethode dar, mit der er anderes in den Griff zu bekommen sucht.

1.3. Transformation

Im Hin und Her zwischen dem Ganzen und den Gliedzügen, zwischen der Beschreibung des ersten Erlebens und der Analyse der Herstellung des Ganzen sowie dem Zustandekommen des Erlebens wird eine allmähliche Auslegung spürbar. An dieser Stelle der Untersuchung kann der Eindruck entstehen, man habe das Ganze schon verstanden, den Konflikt, in dem der Patient mit seiner Methode steckt, erfaßt. Bevor dies aber methodisch berechtigt ist, bedarf es einer weiteren Wendung: So sicher wir zwar sein können, daß das, was wir in der ersten Improvisation mit einem Patienten hören, nicht 'zufällig' und ohne Zusammenhang zu seiner gesamten seelischen Konstruktion und seiner Lebensmethode und ihren Konflikten ist, so können wir aus der Einheit dieser Improvisation heraus doch nicht schließen, wie das, was hier deutlich wird, mit der Ganzheit der Konstruktion zusammenhängt. So kann die Improvisation die Ganzheit widerspiegeln, sie kann aber auch eine Ausprägung zu einem Pol hin darstellen, dessen Bedeutung sich erst durch seinen Gegenpol voll erschließen läßt.

Um über den Stellenwert dessen, was wir durch die erste Improvisation erfahren haben, Auskunft zu erhalten, müssen wir die psychologische Einheit der Improvisation überschreiten und in weiterem Material nach Analogien und Entgegengesetztem, nach Erweiterungen, Ergänzungen und Zuspitzungen suchen. Diesen dritten Schritt auch dann zu tun, wenn bereits 'alles klar' zu sein scheint, ist ein wichtiger Teil der in einer wissenschaftlichen Untersuchung geforderten Systematik und Methodik. Er stellt ein Gegengewicht zu der Mitbewegung und dem Sich–Führen–Lassen vom Material her dar. Das vorschnelle Gefühl der Klarheit oder des Verstehens kann nämlich durchaus von bestimmten Tendenzen des Materials ausgehen und sich als Verführung erweisen, durch die anderes nicht in den Blick kommen soll. Daher ist das mehrmalige Drehen und Wenden eine methodische Forderung, die uns vor zu früher Hypothesenbildung schützt, besonders dann, wenn die Besonderheit des Materials uns dazu verleiten würde.

Unsere bisherige Erfahrung hat denn auch gezeigt, daß gerade dann, wenn wir spontan an einer bestimmten Stelle aufgehört hätten, weil alles schon deutlich genug schien, das weitere Material oder eine andere weitere Wendung den ersten Eindruck in einem völlig anderen Licht erscheinen ließ. Als weiteres Material können dienen: andere Improvisationen, Gespräche, Verhalten innerhalb und evtl. außerhalb der Therapie, Lebensgeschichte und Krankheitssymptome.

Für dieses Beispiel habe ich aus dem vorliegenden Material einige analoge Züge und einen in weiteren Improvisationen auftauchenden kontrastierenden Gegenpol herausgegriffen. Als analog seien einige Beobachtungen aus der ersten Sitzung beschrieben: Der Patient geht und bewegt sich ungewöhnlich langsam, verzögert. Er spricht kaum, sagt nichts von sich aus und es kommen keine Erzählungen in Gang. Er antwortet nur knapp auf Fragen. Dadurch ist ein Gespräch kaum möglich. Alles ist zäh und mühsam. Analog ist hier das Nicht–Fließen. Verglichen mit der Musik ist der Eindruck noch verstärkt. Der Patient wirkt starr, gebremst, gehemmt und zurückgehalten.

Der Druck, der sich für den ersten Eindruck der Musik so bestimmend erwies, zeigt sich vor allem in dem Druck, in den man als sein Gegenüber gerät: Durch seine Zurückgehaltenheit und seine nur kargen Antworten zwingt er den anderen zu fragen und für ihn etwas zu tun. Auch hier entsteht zunächst ein starkes Ungleichgewicht wie im ersten Teil der Improvisation. Dieser Eindruck stimmt auch mit den Erzählungen der Betreuenden überein. Als Mitarbeiter einer therapeutischen Wohngemeinschaft hatten sie durch großes Engagement den Patienten davor bewahrt, in eine Dauerversorgungseinrichtung abgeschoben zu werden. Seit einiger Zeit stagnierte aber nun das Bemühen der Betreuenden, weil vom Patienten selbst aus keine eigene Bewegung und Initiative erfolgten. So schaffte er sich auch in der Wohngemeinschaft Distanz. Trotz guter Möglichkeit zu Kontakt und dem Bemühen, ihn in die Gemeinschaft zu integrieren, lebte er isoliert und zurückgezogen.

Wir finden dieses Bild auch in der Art wieder, wie er später in der Musiktherapie sein Instrument, das er erlernt hat (Flöte), spielt. Die Rhythmen der Lieder und ihr Bezug zum Metrum sind so ungleich verzögert, daß die Lieder nicht mehr erkennbar sind und der Zusammenhang der Töne teilweise so abhandengekommen ist, daß jeder Ton für sich zu stehen scheint. So übte denn der Patient sein Musikinstrument auch nur für sich aus, spielte nie mit anderen zusammen.

In der zweiten Improvisation mit dem Patienten kommt ein Gegenpol zum Zuge, der zunächst ein scheinbar völlig anderes Bild entstehen läßt. In dieser Improvisation spielt der Patient Trommel, die Therapeutin wieder Klavier. Weder ein Thema noch irgendwelche Spielregeln wurden vereinbart. Es entsteht bei dieser Instrumentenwahl von Anfang an ein gleichzeitiges Spiel beider Beteiligten. (Dem ersten Spiel dieser Art folgen in den nächsten Stunden ähnliche, die sich als eine Reihe zusammenfassen lassen, so wie auch das dialogartige Spiel sich in anderen Improvisationen fortsetzt.)

In der ersten Improvisation dieser Art übernimmt die Therapeutin zeitweise die Initiative und versucht, verschiedene Tempi, Lautstärken und Übergänge ins Spiel zu bringen. In diesem Probieren wird für den Patienten sofort ein Moment bedeutsam: die Möglichkeit der Steigerung im Tempo. Nachdem einmal ein solches Accelerando vorkam, greift er dieses Moment immer wieder auf. Sobald sich die Möglichkeit zu einem Accelerando anbietet, übernimmt er die Initiative, bzw. übernimmt etwas in ihm. Man bekommt das Gefühl: da klickt etwas ein. Er hat das nicht in der Hand. Das hat ihn.

Später treibt er immer sofort das Tempo an, wenn es zu einem gleichzeitigen Spiel kommt. Er steigert dann das Tempo bis zu einer sehr hohen Geschwindigkeit, wobei er nur mit einer Hand schlägt, und verharrt in diesem rasenden Tempo. Man hat den Eindruck: Da ist er in seinem Element. Dies geschieht in einem Zusammenspiel, das rhythmisch nicht weiter differenziert und durch einen gemeinsamen Puls, ein durchgehendes Metrum beider Spieler gekennzeichnet ist. Der Distanz, wie sie im ersten Spiel hergestellt wurde, steht hier eine Nähe und Dichte gegenüber, in der es zu teilweisen Verschmelzungen, zu Ununterscheidbarkeit kommt: zwischen den Klängen von Klavier und Trommel und durch das rasende Tempo auch zwischen den nacheinander folgenden Tönen.

Es entsteht so etwas wie ein Klangrausch oder Klangbad. In späteren Improvisationen verdeutlicht sich, daß es die Aufhebung der Trennung durch das gleichzeitige Spiel und der Fluß eines gleichbleibenden Pulses sind, die dazu führen, daß etwas nicht mehr zu halten ist. Distanz schaffen, Isolieren, Stauen und Zurückhalten sind dann nicht mehr möglich.

Es brennt durch. Diese mit ihm durchbrennende Steigerung geht aber nicht auf einen Höhepunkt zu, in dem dann ein Umbruch, eine Entspannung, eine Verwandlung in etwas anderes zu einer Lösung führen würde. Statt dessen verharrt das Ganze in einer rasenden Bewegung, in der paradoxen Gestalt bewegter Unbewegtheit und stehender Bewegung. Diese Gestalt hat kein Ende, und so ist auch hier etwas erreicht, was immer so weitergehen könnte.

In der Steigerung, die zu diesem Zustand statt zum Höhepunkt führt, ist eine Grenze spürbar, die nicht überschritten wird. Im Bild könte man sagen: Er liebt das Feuer, aber meidet zugleich die Verwandlung, indem er versucht, den Höhepunkt ins Unendliche auszudehnen.

Als Ergänzung wollen wir hinzuziehen, wie der Patient selbst seine Musik beschreibt. Über sein Erleben beim Spielen oder seine Eindrücke der Musik kann er direkt nicht sprechen. Danach gefragt, ob ihm vielleicht ein Bild einfiele, das zu dieser Musik passen würde, sagt er: "Ja, ein gegossenes Zinnbild". In diesem Bild ist das Feurige und das Erstarrte zugleich gefaßt. Um ein Zinnbild zu gießen bedarf es großer Hitze. Es muß einmal ein großes Feuer gegeben haben. Zugleich ist die Starre da. Das Zinnbild ist gegossen, es wird nicht weiter verwandelt. Dieser letzte Eindruck wird verstärkt durch die Antwort, die der Patient auf die weitere Frage gibt, was denn wohl auf dem Bild drauf sei: "Schnee". Der Schnee sichert durch seine Kälte die Erstarrung des ehemals Feurigen.

Ein weiterführendes Spiel über 'Schnee' führt zu der Bemerkung, daß da (in der Musik) "sehr, sehr viel Schnee" runtergekommen sei und alles zugedeckt habe. Der Schnee scheint neben seiner kühlenden Wirkung auch die Bedeutung des grenzenlosen Zustandes zu haben, der in diesem Teil seiner Musik erlebbar ist. In dem Bedecken ist daneben zusätzlich das Nicht–Zeigen angesprochen.

Die Grenzenlosigkeit erscheint auch in dem weiteren Bild einer Wüste, die sehr lang sei, und eines Karawanenzuges, der durch diese Wüste zieht und (zunächst) nirgendwo ankommt. Es sei dabei betont, daß diese Bilder – auch das der Wüste – für den Patienten durchaus keinen schrecklichen Charakter haben und er diese Art des Spielens liebt.

Die beschriebenen Strukturen finden eine weitere Analogie in der Krankheitssymptomatik: der Patient leidet an Epilepsie mit Grand–mal–Anfällen. Betrachtet man das Krankheitsbild der Epilepsie näher, so fallen wie in der Musik strukturelle Polarisierungen unter bestimmten Bedingungen auf. Der paroxysmalen Entladung entspricht das 'Durchbrennen' in der Musik. Dieses entsteht im Zusammenhang mit einer Synchronisation im Rhythmischen, wodurch die Hemmungsfähigkeit (wie sie im Stauen übermäßig repräsentiert ist) vermindert wird. "Bei der Ausbreitung der epileptischen Entladung kommt es durch Verminderung der Hemmungsfähigkeit im Zentralnervensystem zu einer abnormen Synchronisation der Aktivität von Neuronen, die normalerweise asynchron tätig sind. Diese Synchronisation, die wir klinisch im rhythmischen Ablauf des tonisch–klonischen Krampfanfalles beobachten können, ist ein wichtiges Charakteristikum der epileptischen Aktivität im EEG." (Klaus Poeck 1974, S. 191)

Auch die Seite, die wir in der Beschreibung der Musik auf das Bild der "Stauung" brachten, findet sich in der klinischen Beschreibung des Krankheitsbildes wieder, und zwar in dem, was als "epileptische Wesensveränderung" beschrieben wird: Sie "äußert sich in: Verlangsamung, Haften, Perseveration, geringer motorischer Flüssigkeit, Umständlichkeit, pedantischer Einengung, Egozentrik mit Bigotterie, »Gefühlsklebrigkeit«." (Harald Feldmann 1984, S. 60) Obwohl der Einfluß antikonvulsiver Medikamente und die Reaktionen der Umwelt auf das Anfallsleiden bei der epileptischen Wesensveränderung sicher nicht außer acht gelassen werden dürfen, so wird sie doch nicht als etwas Sekundäres angesehen, sondern als "eigene Manifestation des epileptischen Grundleidens verstanden." Sie "entwickelt sich unabhängig von der Anfallsfrequenz" und "tritt unabhängig von einem Leistungsabbau auf". (ebendort) Dazu sei auch Poeck (a.a.O. S. 203) zitiert: "Die Wesensveränderung ist aber nicht allein Folge der Anfälle, da sie gelegentlich der Manifestation des Krampfleidens vorangeht oder schon in ihrem Beginn sehr ausgeprägt ist. Manchmal hat man den Eindruck, sie auch bei klinisch gesunden Verwandten von Anfallspatienten zu beobachten. Dies spricht dafür, daß Anfälle und chronische Wesensveränderungen als Symptome der unbekannten Grunderkrankung einander gleichgeordnet sind."

Die Rekonstruktion anhand der Gestaltfaktoren wird im folgenden aufzeigen, wie diese beiden Seiten sich als zwei polare Ausprägungen brauchen und bedingen. Die Erwähnung physiologischer und klinischer Analogien ist deshalb etwas heikel, weil sie leicht als 'Beweis' oder 'Erklärung' der eigenen Beobachtung mißverstanden wird. Dem entgeht man, wenn man sich noch einmal verdeutlicht, daß die angeführten Beispiele ebenso Beschreibung von Beobachtungen sind und auch die physiologischen Beobachtungen im EEG keine Erklärung für die Erkrankung darstellen. Das berechtigt m.E., auf die auffälligen Analogien in der Gestaltbildung aufmerksam zu machen, ohne daß hier auf die Frage eingegangen werden kann, wie sich das Auftreten dieser analogen Gestaltbildungen in den unterschiedlichen Bereichen erklären läßt.

1.4. Rekonstruktion

Handelt es sich bei der untersuchten Improvisation um eine der ersten Improvisationen mit dem Patienten und um eine diagnostische Fragestellung, so wird mit dem vierten Schritt der Untersuchung eine Rekonstruktion gesucht, die verstehbar macht, wie hier die Grundbedingungen seelischen Lebens in eine Gestalt gebracht werden, die Verhalten und Erleben organisiert. Eine solche Grundgestalt oder seelische Konstruktion wird einerseits als eine Lösungsgestalt angesehen, die sich unter den besonderen Bedingungen des Aufwachsens allmählich herausgebildet hat und von der aus die Wirklichkeit zu behandeln gesucht wird. Wir sprechen auch von der 'Lebensmethode' des Patienten, die wir auf diese Weise in ihren Grundzügen zu Beginn der Behandlung in einer ersten Version zu verstehen suchen. Zum anderen hat jede seelische Konstruktion ihre spezifischen Probleme und Konflikte, die in der therapeutischen Begegnung zu einem spezifischen Behandlungsauftrag mit diesem Patienten führen. Als methodisch durchgängiger Umgang mit der Wirklichkeit ist diese Grundgestalt zum einen als etwas Festes anzusehen, was zu halten gesucht wird, da es einmal die (einzig mögliche) Lösungsgestalt war. Sie ist aber zugleich etwas Gewordenes und als solches etwas Wandelbares.

Wenn wir eine solche seelische Konstruktion und ihre Konflikte zu erfassen suchen, so heißt das, daß es darauf ankommt, ein Bild des Patienten zu entwerfen, das keine bloße Ansammlung von Störungen, Mängeln und Symptomen ist, sondern in dem das Funktionieren des Ganzen ebenso deutlich wird wie die Störungen und Konflikte, in die das Ganze notwendig immer wieder gerät, oder die Grenzen und Behinderungen, an die es immer wieder stößt.

Von der Rekonstruktion dieser Grundgestalt her wollen wir die Arbeit mit dem Patienten organisieren (→ Kapitel III, 3.1.) Deshalb ist für uns Musiktherapeuten wichtig, sie aus der Musik, bzw. aus der musiktherapeutischen Situation heraus zu entwickeln und möglichst nah an dieser Phänomenebene zu bleiben. Nur dadurch ist gewährleistet, daß sie dann auch dem musiktherapeutischen Handeln dient und praktisch wirksam wird. Der Phänomenebene steht hier als notwendiger theoretischer Bezugsrahmen die Analyse der Lebensmethode anhand der Gestaltfaktoren gegenüber.

Untersuchen wir eine Improvisation im weiteren Verlauf der Behandlung, so kann es in diesem Schritt um die Frage der Veränderung und Entwicklung des Patienten, der therapeutischen Beziehung oder um die Feststellung der (bisherigen) Ergebnisse der Behandlung gehen; oder die Untersuchung kann dazu dienen, in einer schwierigen Phase der Behandlung das therapeutische

Verstehen zu erweitern und zu unterstützen. Dabei bildet dann die erste Rekonstruktion des Falles, bzw. der daraus gewonnene Behandlungsauftrag, die Ausgangsposition, auf die die weiteren Veränderungen zu beziehen sind.

Im Zusammenhang unseres Beispieles können uns zwei Fragen leiten: Was haben die beiden kontrastierenden Formenbildungen miteinander zu tun? Wozu brauchen sie sich und was wird in ihnen zu vermeiden gesucht?

In der folgenden Analyse können wir uns zusammenfassend auf die beiden Formenbildungen der *Improvisationen* beziehen, weil *in diesem Fall* in ihnen auch das sonstige Verhalten des Patienten, die bis dahin zugänglichen Informationen und über ihn und die Symptomatik seiner Erkrankung repräsentiert sind und durch die wenigen sprachlichen Äußerungen zu seinem Erleben in ihrer Tendenz unterstützt werden. (Vgl. dazu die andersartigen Voraussetzungen in der Falldarstellung Hans)

Beide Improvisationen *klingen* zunächst sehr verschieden. Dennoch haben sie gemeinsam, daß letztlich etwas hergestellt wird, was "immer so weitergehen könnte". Wenn etwas immer so weitergehen könnte, heißt das zugleich, daß es nicht anders weitergehen soll. So wird in beiden Spielen ein Arrangement erreicht, das Entwicklungen weitgehend vermeidet. Es wird eine Verfassung hergestellt, deren Binnenstruktur keine Geschichte erzählt, keine Entwicklung hat, sondern die als ein umfassendes Total erlebt wird. Dieser Zustand wird erreicht durch die Ununterscheidbarkeit des "Wer ist wer" oder einen Klangrausch, beides verbunden mit einer seltsamen Auflösung des Zeiterlebens.

Diese Verfassung tendiert zu einer 'Eins', die dann *alles* ist und somit der Einwirkung, der Begrenzung und dem Bestimmt- und Verändert-Werden durch ein Zweites nicht ausgesetzt ist. Mit dieser 'Zwei' werden auch Unterschiede, Verhältnisse, Differenzierungen, wird ein Zusammenspiel von Nacheinander, Miteinander und Auseinander vermieden. Der Kontrast von Getrenntheit im ersten Spiel und verschmelzender Nähe im zweiten zeigt so einen gemeinsamen Sinn in zwei unterschiedlichen Ausgestaltungen: In der Tendenz der Isolierung wird eine 'Eins' quasi mit der Behauptung gesucht, jedes (jeder Ton) wäre eine Welt für sich und somit in sich alles. In der Verschmelzung im Klangrausch hingegen liegt die 'Eins' in einer grenzenlosen Ausdehnung, die imaginiert, alles löse sich in einem endlosen Rausch auf.

Die Verschiedenheit der Binnenstruktur, die diese beiden Improvisationen so verschieden klingen läßt, entsteht aus den jeweils unterschiedlichen Ausgangssituationen: dem Nacheinander in der ersten und dem Zugleich in der zweiten Improvisation. Sie extremisieren zwei Seiten des Seelischen, die sich in wechselseitiger Abhängigkeit bedingen und brauchen. Wie sie das tun, wird an der Binnenstruktur der Extremisierungen deutlich:

Die erste Formenbildung sorgt für ein säuberliches Getrennt–Halten und hält damit das Eigene von der Einwirkung des Fremden fern. Das beschränkt sich aber nicht nur auf die Kategorien des Eigenen und Fremden, sondern setzt sich fort, indem etwa der Zusammenhang mehrerer Töne durch unregelmäßige Verzögerung vereitelt wird. Ebenso wird der gemeinsame Bezug und Zusammenhalt mehrerer musikalischer Ereignisse durch die übergeordnete Regulierung eines gemeinsamen Pulses vermieden. Diese Anordnungen erscheinen in bezug auf das "Durchbrennen", das bei Aufgehobenheit dieser Isolierungen entsteht, als eine Reaktion und Schutzmaßnahme gegen die Gefahr totaler Auflösung.

Die zweite Formenbildung wird aber zugleich als Ergänzung gebraucht. In der Zuspitzung des Versuches mit dem "Spiegelbild" wird Beeinflussung *und* eigene Produktion zu vermeiden gesucht. Dadurch fehlt es dem Seelischen aber an der notwendigen Belebung, die nur im Austausch zwischen Verschiedenem möglich ist. Durch diesen Mangel an Belebung und 'Zufuhr' droht das Seelische zu erstarren (Zinnbild), bzw. "auszudürsten". Von hier aus erscheint dann die rauschhafte Form als Reaktion und von der ersten Formenbildung her bedingt. In ihr wird der Kargheit eine Art Schlaraffenland der Belebung und Zufuhr, und der Erstarrung die totale Verwandlung im Rausch entgegengesetzt. Das "Ernährende" in diesem Spiel läßt aber keine Regulierung zu und kann dadurch nicht zu wirklich Eigenem werden, sondern droht, das Eigene aufzulösen und wegzureißen.

So stehen die Formenbildungen der beiden Improvisationen in einem sich gegenseitig ergänzenden Verhältnis. Sie brauchen einander, weil jede Form für sich bestimmten Grundbedingungen seelischer Formenbildung nicht gerecht wird: bezogen auf die jeweils erreichte Verfassung sind in der ersten Improvisation ein Sich–Haben, Im–Griff–Behalten und Ordnen–Können gewährleistet, aber auf Kosten der unentbehrlichen Zufuhr, Belebung und Beweglichkeit. In der zweiten Improvisation kommt das so Entbehrte zum Zuge, aber in einer Form, in der die Regulierung des Ganzen versagt. Bezogen auf den jeweils ersten Teil der Improvisationen stehen sich entsprechend Stauung und das Durchbrechen im Accelerando gegenüber.

In den beiden Formen sehen wir eine Anordnung, die die unterschiedlichen Tendenzen und Notwendigkeiten des Seelischen nur durch die Ausbildung zweier extremer Formenbildungen organisieren kann. Dabei werden die Gestaltkomplexe der Umbildung, Aneignung und Ausbreitung durch rauschhafte Zustände gesucht, in denen Umbildung zur totalen Auflösung, Aneignung zum Schlaraffenland und Ausbreitung zur Aufhebung aller Grenzen zu werden sucht und zu werden droht.

Demgegenüber versucht die Ausrüstung durch Isolierung das Geschehen ganz unter den Zwang des Geordneten und Im–Griff–Behaltens zu stellen und jedes Fließen zu verhindern und erstarrt damit zur Rüstung. Was durch diese Anordnung, die die Welt nicht mehr gliedert und in Verhältnisse setzt, sondern eher *zer*gliedert und in der Extremisierung unvermittelbarer Gegensätze *fest*hält, vermieden wird, hängt mit der Einwirkung zusammen, die sich als das erweist, was hiermit nicht gelitten werden soll: Rausch und Isolierung meiden die Einwirkung durch ein Zweites, als würde dem Seelischen Einwirken–Lassen stets zur Mißhandlung oder Zerstörung.

Darin lassen sich Hinweise auf die Entstehung eines solchen Leidens und Nicht–Leiden–Könnens erkennen. Zugleich wird durch diese Konstruktion Einwirkung als Möglichkeit, Geschichte zu entwickeln, Veränderungen zu bewirken und sich in seinen Produktionen als wirksam zu erfahren, verhindert. Darin wird deutlich, was durch diese Konstruktion im Leben nicht möglich ist.

Für den Behandlungsauftrag ergeben sich aus einer solchen Analyse verschiedene Gesichtspunkte hinsichtlich möglicher und erstrebenswerter Wandlungen und zu erwartender Widerstände und Notwendigkeiten. In unserem Beispiel wird in der Behandlung zu berücksichtigen sein, daß die beiden Formenbildungen einander bedingen und brauchen. Daraus ist abzuleiten, daß eine Veränderung – wie etwa eine Aufhebung der Tendenz der Isolierung – eine Verunsicherung und Gefährdung des gesamten Gefüges bedeutet, die durch anderes abgestützt sein muß, um nicht in ihr Gegen–Teil, eine Aufhebung von Struktur, zu kippen. Für das in der Tendenz zum 'Durchbrennen' Gesuchte und Gefürchtete müßten sich Formen finden lassen, in denen das zerstörend 'Feurige' zur wandlungsfördernden Wärme werden kann.

2. Ergebnisse und Ergänzungen

Das Verfahren der Beschreibung und Rekonstruktion wird durch die Verbreitung der morphologischen Musiktherapie inzwischen von einem größeren Kreis von MusiktherapeutInnen angewandt, so daß zahlreiche Fallbeispiele vorliegen. Vorbehaltlich einer systematischen Auswertung der mir vorliegenden rund 60 ausgearbeiteten Beispiele[1] sollen hier einige Gesichtspunkte zusammengefaßt werden, die sich aus diesen Beispielen und aus der Lehrerfahrung ergeben, die ich im Rahmen der Weiterbildung in Morphologischer Musiktherapie und des Diplomstudiengangs Musiktherapie in der Vermittlung dieses Verfahrens gewinnen konnte.

2.1. Geltungsbereich

Eine Einschränkung des Geltungsbereichs des Verfahrens anhand der verschiedenen musiktherapeutischen Arbeitsbereiche oder entlang bestimmter Krankheitsbilder läßt sich aus den vorliegenden Beispielen nicht generell ableiten. Vielmehr lassen sich aus den bisherigen Erfahrungen im wesentlichen drei inhaltliche Kriterien hervorheben, die sich auf die in der Musiktherapie entstehenden Improvisationen und die Beziehungssituation beziehen:

a) Es läßt sich nur dann sinnvoll und aussagekräftig anwenden, wenn in der Musiktherapie Improvisationen entstehen, die sich zu einer **musikalisch erfaßbaren** und bis zu einem gewissen Grade **in sich abgeschlossenen Gestalt** konfigurieren. Mit 'musikalisch erfaßbar' ist dabei keine ästhetisch wertende Kategorie gemeint, sondern lediglich die Eingrenzung, daß die auditive Vermittlung (vom Tonband) einen wesentlichen Teil des seelischen Geschehens und der sich gestaltenden Beziehung zwischen PatientIn und TherapeutIn (bzw. der improvisierenden Gruppe) wiedergeben muß. Auch die Kategorie der in sich abgeschlossenen Gestalt bezieht sich nicht im engeren Sinne auf eine musikalisch formale Gestaltschließung wie klarer Beginn und musikalisch überzeugende Schlußbildung, sondern schließt

---

[1] Veröffentlicht oder in den jeweiligen Institutsbibliotheken einzusehen sind hier über die im nachfolgenden Text erwähnten Arbeiten hinaus: U. Fischer-Rückleben (1992), E. Gebauer (1995), B. Irle & I. Müller (1996), A. Kissel (1993) M. Kühn (1989), S. Kunkel (1996), C. Senn–Böning (1993), R. Tüpker (1992b), E. Weymann (1990) Sammelband der Abschlußarbeiten in Morphologischer Musiktherapie (10 Beispiele), Jahrgang 1988–91 (IMM)

lediglich Situationen aus, in denen Musik und Gespräch, Musik und Darstellendes oder Musik und Spiel so miteinander verwoben sind, daß die auditive Wiedergabe keine geeignete Grundlage für das Erfassen des seelischen Geschehens bildet.

b) Ein weiteres Kriterium ist die Voraussetzung, daß es sich um eine sogenannte **freie Improvisation** handeln muß. Dieser etwas mißverständliche – aber allgemein übliche – Begriff meint in diesem Zusammenhang: frei von einer Bindung an musikalische oder thematische Vorgaben, durch die die musikalische Formenbildung nicht mehr wesentlich vom Seelischen des Patienten bzw. der therapeutischen Beziehungssituation her strukturiert ist. Ein vereinbarter 'Titel', der sich aus der vorangegangenen Gesprächssituation ergeben hat oder andere situative Vorgaben wie etwa ein Symptom, eine Beziehung, eine Erlebnis, von dem der Patient zuvor gesprochen hat, 'zu spielen', stellen dabei meist keine Einschränkung für die Brauchbarkeit des Beschreibungsverfahrens dar, da sich die seelischen Strukturen, die wir erfassen wollen, auch darin durchsetzen und das Aufgreifen dieser Vorgaben im dritten Schritt eine ausreichende Absicherung hinsichtlich der richtigen Einordnung gewährleistet. Außermusikalische Themen sind dann ein Hinderungsgrund für eine sinnvolle Anwendung des Verfahrens, wenn sie von Überlegungen des Therapeuten ausgehen, die nicht der aktuellen Beziehungssituation entspringen, etwa in Musiktherapieformen, in denen der Therapeut die Therapiestunden vorplant, ein bestimmtes Programm verfolgt oder Themen aus einem Repertoire an bildimaginativen Improvisationsvorgaben anwendet.

Ebenso auszuschließen sind Improvisationen, für die der Therapeut eine musikalische Struktur vorgibt, sei es verbal oder in seinem musikalischen Spiel: z.B. einen bestimmten Rhythmus oder eine Taktart, einen Stil, einen melodischen Modus, die Reihenfolge der SpielerInnen in einer Gruppe oder auch die Festlegung des Instrumentes des Patienten. Es ist einleuchtend, daß wir in die Irre geführt werden, wenn wir z. B. in der Beschreibung eine Vermeidung von Vermischung konstatieren, diese aber durch die Anweisung, nacheinander zu spielen, entstanden ist.

In Zweifelsfällen ist es hier durchaus möglich, das Verfahren versuchsweise anzuwenden, da durch den dritten Schritt eine Überprüfung der Bedeutung und Herkunft der Improvisation stattfindet und das Verfahren dadurch gegen solche Fehlinterpretationen abgesichert ist.

c) Da die Erlebensbeschreibung in der weiteren Verarbeitung auf den Patienten und die von ihm ausgehende Beziehungsgestaltung bezogen wird, ist drittens die Art der musikalischen Beziehungsaufnahme von seiten des Therapeuten ein wichtiges Kriterium für eine sinnvolle Anwendung des Verfahrens. Das Spiel des Therapeuten muß im psychologischen Sinne ein **Ausdruck der Mitbewegung** sein, d.h. der Therapeut muß in einer Verfassung mitspielen, in der sein Spiel auf den Impulsen des Patienten aufbaut; die Gestaltung des Ganzen also vom Patienten *ausgeht.* (vgl. Kap. V, 1.5.) Psychoanalytisch könnten wir diese Art des Improvisierens als eine "Arbeit *in* der Übertragung" im Sinne J. Körners (1989) bezeichnen. Damit ist zugleich deutlich, daß dieser Voraussetzung immer eine gewisse Unschärfe und Relativität anhaften wird, wie sie bezüglich der Abgrenzung von Gegenübertragungsimpulsen – im Sinne der Resonanz auf die Übertragungen des Patienten – und dem Agieren eigener Übertragungen von seiten des Therapeuten aller tiefenpsychologischen Psychotherapie immanent ist.

2.2. Modifikationen

Hinsichtlich des bisher skizzierten Geltungsbereiches ist zu ergänzen, daß wir bei all dem zunächst immer davon ausgingen, daß es sich bei den untersuchten Improvisationen um das **gemeinsame Spiel von TherapeutIn und PatientIn** bzw. TherapeutIn und PatientInnengruppe handelt. Ein großer Teil der vorliegenden Untersuchungen entstammt dabei Einzeltherapien. Dennoch haben sich bisher keine Gründe gegen die Untersuchung von Gruppenimprovisationen ergeben. Der Fokus und die Fragestellung der Analyse sind aber bei **Gruppenimprovisationen** naturgemäß nicht auf eine Rekonstruktion der Lebensmethode oder seelischen Struktur des einzelnen ausgerichtet, sondern auf die Rekonstruktion der Gruppe als Ganzes. (vgl. H. Schirmer / A. Hupfeld 1988). Dabei hat sich gezeigt, daß gerade das Improvisieren einer Gruppe dazu beiträgt, ein solches Gruppenganzes, eine gemeinsame Matrix herauszubilden, die dann auch anhand des musikalischen Eindrucks beschreibbar ist.

Erfahrungen mit Situationen, in denen der Patient allein spielt, liegen uns nicht vor. Wohl aber wurde gelegentlich der Versuch unternommen, musikalische **Situationen** aus Therapien vom reinen Höreindruck her zu beschreiben, **in denen der Patient nicht spielt**. Es handelte sich dabei z.B. um die Arbeit mit schwer geistig behinderten Menschen, in denen die Therapeutin aus ihren Gegenübertragungsempfindungen heraus *für* den Patienten spielte oder der Patient sich im Raum bewegte, dabei gelegentlich Laute ausstieß und die Therapeutin dies musikalisch aufgriff. Solche Versuche entstammten dabei weniger einem methodisch wissenschaftlichen Interesse als dem praktischen Bedürfnis, auf diese Weise gerade bei Patienten, deren Erleben uns zunächst weitgehend verschlossen bleibt, weitere Möglichkeiten des Verstehenszuganges zu finden. Methodisch wirft dies natürlich eine Reihe von Fragen auf, wie etwa die, was hier eigentlich der Gegenstand der Untersuchung ist oder worüber die Wirkung der Musik Auskunft gibt. Die praktischen Ergebnisse dieser Versuche waren aber so hilfreich und faszinierend, daß es sinnvoll sein dürfte, hier im Zuge weiterer Forschungen Modifikationen des Verfahrens zu entwickeln, durch die solche Therapiesituationen aufgegriffen werden können.

Eine vorliegende Modifikation des Verfahrens wurde von G. Spliethoff (1995) im Zusammenhang einer "Untersuchung seelischer Gestaltbildungen auf dem Hintergrund musiktherapeutischer Erfahrungen mit geistig Behinderten" entwickelt und an fünf Beispielen dargelegt. Im Zusammenhang der Fragestellung wird dabei in einem ersten Schritt die gesamte "Art und Weise" beschrieben, "wie ein Kind die Situation Musiktherapie behandelt, die Instrumente und Gegenstände im Raum und wie es in der Beziehung zu mir handelt und wie es sich beim Übergang von der Klasse bis in den Musiktherapieraum verhält." (ebendort S. 36). In einem zweiten Ansatz folgt die Beschreibung des Erlebens der Therapeutin im Sinne einer ersten Gegenübertragungsreaktion auf das Kind. Erst dann wird die auf übliche Weise erstellte Beschreibung einer Improvisation bzw. einer musikalischen Situation mit dem Kind als Ergänzung der bisherigen Eindrücke hinzugenommen. Entsprechend bezieht die dann folgende Binnenregulierung sich auf das gesamte bisherige Material. Im Sinne der Transformation werden dann alle weiteren Informationen über das Kind hinzugenommen und das Ganze zu einer Rekonstruktion der seelischen Gestaltbildungen anhand der Gestaltfaktoren zusammengefaßt.

Die in ihren Ergebnissen überzeugende Abwandlung des Verfahrens ergab sich aus der bereits oben erwähnten Tatsache, daß die rein auditive Vermittlung hier dem Geschehen in der Musiktherapie, dem, was hier eine sinnvolle Untersuchungseinheit bildet, nicht gerecht geworden wäre, da das musikalische Improvisieren in den Behandlungen einen anderen Stellenwert hatte und andere Beziehungsformen ausgebildet wurden. Für einen nachvollziehbaren Gesamteindruck, auf den sich die Analyse beziehen konnte, waren vielmehr das gesamte Verhalten der Kinder und die Gefühlsreaktion der Therapeutin das geeignetere Ausgangsmaterial, welches sich dann allerdings sehr eindrucksvoll durch die Erlebensbeschreibungen der musikalischen Eindrücke ergänzen ließ.

Auch diese Modifikation ist m.E. nicht vorrangig auf den Arbeitsbereich 'Musiktherapie mit geistig Behinderten' zu beschränken, sondern zeigt eine Variante, die immer dann in Erwägung zu ziehen ist, wenn die Situationen, die sich mit dem Patienten herstellen, dem hier beschriebenen Setting vergleichbar sind.

Eine weitere Modifikation kann darin bestehen, sich im vierten Schritt nicht auf die Systematisierung anhand des Zusammenwirkens der Gestaltfaktoren zu beziehen, sondern auf ein anderes theoretisches Bezugssystem. Beispiele dafür liegen u.a. vor von: F. G. Grootaers (1994, S. 38 ff), der sich auf die ebenfalls morphologische Systematisierung der Rekonstruktion einer Haupt- und Nebenfiguration bezieht (s. auch Grootaers 1996) sowie von F.-J. Plum (1991), U. Maurer (1992) und K. Otto (1993), die sich in der Analyse auf tiefenpsychologische oder entwicklungspsychologische Verstehensansätzen beziehen.

2.3. Methodisch-didaktische Hinweise

Aus dem langjährigen Umgang mit dem Verfahren der Beschreibung und Rekonstruktion, der Lehrerfahrung und den vorliegenden Beispielen sollen ergänzend einige Hinweise für die Anwendung des Verfahrens gegeben werden.

Trotz des erheblichen Aufwandes hat sich die Erlebensbeschreibung durch *mehrere* Personen die – wenn es sich um eine Erstbeschreibung handelt – keine weiteren Informationen über den Fall haben, als unumgänglich erwiesen. (Eine günstige Gruppenstärke liegt dabei zwischen 4 und 8 Personen.) Nur auf diese Weise sind die notwendige unbefangene Zugangsweise und die zu fordernde Intersubjektivität gewährleistet. (Das schließt natürlich nicht aus, daß im Sinne einer alltäglichen Praxisbegleitung das eigene Beschreiben von Tonbandmaterial keinen Sinn macht.) Versuche, die im Alltag bisweilen schwer herzustellende Gruppensituation zu ersetzen, indem Tonbandkopien an einige geübte BeschreiberInnen verschickt wurden, führten zu größeren Problemen in der Interpretation und Auswertung der zurückgesandten Texte und haben noch einmal darauf aufmerksam gemacht, daß es mit zur Aufgabe der Gruppe in diesem ersten Schritt gehört, die Eindrücke im Gespräch auszutauschen, weitere Einzelheiten des Erlebens zu erfragen, Mehrdeutigkeit von Texten zu klären und einige Grundzüge im Sinne des intersubjektiv Gemeinsamen im Gruppengespräch zu erarbeiten. Zusammenfassend läßt sich festhalten, daß der Austausch in der Gruppe als methodisch notwendiger Teil des ersten Schrittes anzusehen ist.

Die sprachliche Zusammenfassung der mitgeschriebenen Ergebnisse hingegen ist meist leichter im Nachhinein von demjenigen zu erstellen, der das Beispiel weiter auswertet. Die Form, in der das Ergebnis der Erlebensbeschreibungen der Ganzheit zusammenzufassen ist, ob als zusammenfassend erläuternder Text, als eine Art Titel oder eine – die Paradoxie der Gestaltbildung sprachlich umsetzende – Kurzformel, unterliegt offensichtlich auch bestimmten Neigungen und Vorlieben der UntersucherInnen, die hier nicht grundsätzlich kritisiert werden sollen. Dennoch möchte ich als persönliche Einschätzung vor allzu verkürzenden prägnanten Formeln warnen, deren ästhetischen und auch psychologischen Reiz ich zwar durchaus nachvollziehen kann, die aber m.E. die Gefahr der Unverständlichkeit für all diejenigen haben, die im Prozeß der Entstehung nicht dabei waren. Dadurch ist das für die qualitative Forschung unumgängliche Kriterium der Nachvollziehbarkeit nicht immer gewährleistet und es kommt manchmal – wenn diese Art der Zusammenfassung nicht voll gelingt – auch zu einer Überhöhung in der Abstraktion, durch die zuvor aus der Beschreibung gewonnenes Material verloren geht. Die vielleicht weniger brillante Zusammenfassung in ganzen Sätzen, die die Ganzheit und ihre Paradoxie eher erläutern als sie (nur) sprachlich-(poetisch) umzusetzen, scheint mir bei Durchsicht vieler Ausarbeitungen doch die methodisch sicherere und ergiebigere Variante zu sein.

Das Erstellen der Erlebensbeschreibungen selbst bedarf einerseits einer gewissen Einübung der Gruppe, die vor allem darin besteht zu lernen, tatsächlich das eigene Erleben in seinen oft ungewohnten Ausbreitungen wahrzunehmen und zu beschreiben. Die Tatsache, daß manche 'Laien' hier bisweilen günstigere Voraussetzungen als musikwissenschaftlich oder psychologisch vorgebildeten Personen haben, verweist darauf, daß die Einübung zumeist eher in einem Abbau erlernter Auffassungsweisen besteht, die entweder das Erleben selbst oder aber die Form der Mitteilung beschränken, als daß hier zusätzlich Fähigkeiten zu erwerben sind. Andererseits ist unsere Erfahrung die, daß die notwendige Einübung mit Hilfe einer entsprechenden Anleitung in einer gleichbleibenden Gruppe relativ schnell zu erreichen ist. Auch die anfängliche Befürchtung hinsichtlich der natürlich nie auszuschließenden Fremdeinflüsse auf die Beschreibungen, wie etwa die Verfälschung von Ergebnissen durch Beziehungskonflikte in der Gruppe, hat sich in ihrem Ausmaß als eher gering und selten erwiesen. (Eine Ausnahme bilden Konstellationen, in denen die Erlebensbeschreibungen eher am Rande von einer Gruppe erstellt werden, die sich nicht explizit zu einer Beschreibungsgruppe zusammengefunden hat und deren Beziehungen durch die alltägliche berufliche Zusammenarbeit und die damit verbundenen Konflikte und Rivalitäten geprägt sind, wie z. B. Teamsitzungen, Klinikkonferenzen etc.)

Vom Ablauf einer Erstbeschreibung her hat es sich bewährt, vor dem Abspielen des Materials zwar keine Information zum Patienten zu geben, wohl aber Informationen, die das musikalisch–psychologische Hinhören stören könnten, weil sich anderes – oft als Frage – in den Erlebensvordergrund drängt. Dazu kann es z. B. nötig sein zu sagen, wie viele Personen spielen, auf welchen Zeitraum man sich einzustellen hat, evt. auch, ob es sich um eine Kinder– oder Erwachsenentherapie handelt, welche Instrumente gespielt werden, auf Störungen aufmerksam zu machen (aufnahmetechnische Probleme, Bohrmaschine neben dem Therapieraum etc.) oder andere Besonderheiten zu erwähnen, die vom erwarteten Setting abweichen (z.B. es spielen drei Teamkollegen mit, Gruppe spielt ohne TherapeutIn etc.). Was hier zu viel und was zu wenig ist, ist letztlich eine Frage des Abwägens und der Erfahrung der Gruppe.

Die Erlebensbeschreibungen sollten direkt nach dem Hören ohne Zwischenbemerkungen von jedem einzelnen schriftlich festgehalten werden. Die Gruppe sollte warten bis alle diesen Vorgang abgeschlossen haben. Das alternativ erprobte Schreiben während des Hörens ist zwar grundsätzlich möglich, kann aber auch vom Erleben ablenken und das Erfassen des Gesamteindruckes durch eine Art 'Mitschreiben' nach Art eines 'dann und dann' eher behindern. Dann werden alle Beschreibungen nacheinander vorgelesen. In manchen Gruppen hat es sich dabei bewährt, daß jeder seinen Text zweimal liest.

Der weitere Prozeß in der Gruppe beinhaltet das Nachfragen, das Suchen nach Gemeinsamkeiten und Unterschieden des Erlebens, den Austausch über weitere Einfälle und Ergänzungen und die Diskussion. Für diesen Prozeß empfiehlt sich bei Gruppen ohne feststehende Leitung, zu Beginn eine Gesprächsleitung zu vereinbaren. Zu achten ist auch auf zunächst nicht verbal sich äußernde Affekte in der Gruppe (z.B. Albernheit, Unruhe etc.), auf die entstandene Stimmung nach dem Hören (z.B. alle schreiben ganz schnell ganz viel, längere Besinnungspause etc.) oder im Verlauf des Gesprächs (depressives 'Versacken', Neigung zum 'Streit' etc.) und auf andere Besonderheiten, in denen sich die Wirkung des gehörten Beispieles bemerkbar macht.

Ob eine endgültige Zusammenfassung noch in der Gruppe stattfindet, ist eine Frage der Vereinbarung und in Relation zu Geübtheit und Zeit zu setzen. Insgesamt sollte für den Beschreibungsvorgang ein Zeitraum von mindestens 90 Minuten zur Verfügung stehen. Diejenige Person, die das Beispiel weiterverarbeitet, benötigt dazu die Originaltexte der Beschreibungen und sollte den Gruppenprozeß mitschreiben, mitschneiden oder direkt nach der Sitzung protokollieren. In Forschungszusammenhängen oder zu Übungszwecken kann eine zweite Sitzung sinnvoll sein, um den Auswertungsprozeß noch in der Gruppe weiter voranzutreiben oder das Beispiel unter einer sich ergebenden Fragestellung noch einmal zu hören.

Bei Beispielen von Improvisationen aus dem weiteren Verlauf einer Therapie stellt sich theoretisch die Frage, ob die Beschreibung unter den gleichen Voraussetzungen (keine Kenntnis des Patienten, keine Vorinformation etc.) stattfinden sollte. Wissenschaftsmethodisch könnte dies durchaus von Interesse sein, da die so erfaßten Beschreibungen mehrerer Improvisationen im Verlauf einer Therapie ein hohes Maß an 'Neutralität' und 'Unbeeinflußtheit' gewährleisten. Praktisch stellt sich diesem Vorgehen zum einen die Tatsache entgegen, daß eine solche Situation mit der nötigen Gewißheit letztlich nur dadurch herzustellen ist, daß jedes Beispiel von einer anderen Beschreibungsgruppe bearbeitet wird. Aber auch von therapeutisch-methodischen Gesichtspunkten her kann sich ein solches Verfahren als unergiebig herausstellen, da die Entwicklung der Behandlung bei dieser Vorgehensweise aus einer Kette von Einzeleindrücken herausgearbeitet werden muß. Die m.E. im allgemeinen sinnvollere und vor allem für den Therapeuten (und damit für die Behandlung und den Patienten) ergiebigere Alternative scheint mir darin zu liegen, daß eine Beschreibungsgruppe musiktherapeutische Behandlungen durch das Hören mehrerer Beispiele in ihrem Verlauf begleitet und der Bezug zwischen den Beispielen explizit hergestellt wird. Bei beiden Formen sind hinreichende methodische Klarheit und angemessene Einschätzung und Einordnung der Ergebnisse zu erreichen, wenn wir die jeweilige Fragestellung und Zugangsform sorgfältig explizieren. Die methodische Wahl hängt dann hauptsächlich vom jeweiligen Interesse ab, welches eine Forschung leitet, davon, ob es mehr um eine 'beweisende' Forschung nach außen geht oder um eine Forschung, deren Ziel auf die Verbesserung der musiktherapeutischen Behandlungstechnik im allgemeinen und die qualitative Optimierung des individuellen Behandlungsprozesses durch die auf diese Weise erweiterte Möglichkeit des Verstehens ausgerichtet ist.

Im Übergang von der Zusammenfassung der Erlebensbeschreibungen zur Binnenregulierung ist besonders daraufhinzuweisen, daß die Detailanalyse den Zusammenhang zur Fragestellung wahren muß. Dazu kann es im praktischen Vorgehen sinnvoll sein, sich im Zuge der musikalischen Analyse immer wieder auf die Fragestellung zu beziehen und zu kontrollieren, ob und wie die Ergebnisse des musikalischen Erfassens einzelner 'Stellen' die erfaßte Gesamtwirkung der Musik belegen. Obwohl (oder gerade weil) uns die Durchführung einer musikalischen Analyse psychologisch bisweilen in eine andere Verfassung bringt und eine gewisse Eigendynamik dieser Handlungseinheit nicht zu vermeiden ist, müssen wir uns ab und zu daran erinnern, daß sie kein Selbstzweck ist, sondern dazu dienen soll, die Gesamtwirkung der Musik in ihrem Zustandekommen zu erklären und gegebenenfalls zu ergänzen durch die Modifikationen, Fragen oder neuen Aspekte, die sich aus dem genauen Hinhören ergeben.

Für die Durchführung der Analyse ist die musiktheoretische und musikwissenschaftliche Ausbildung als ein wesentlicher Ausbildungshintergrund wichtig. Die Frage, ob es sinnvoll ist, Ausschnitte oder ganze Improvisationen zu notieren, läßt sich nicht generell beantworten. Hier scheint allerdings manchmal das Mißverständnis vorzuliegen, daß die Notation per se ein höheres Maß an 'Wissenschaftlichkeit' nach sich ziehe. Das ist natürlich nicht der Fall, da der Maßstab hier letztlich die Nachvollziehbarkeit der Analyse (und die Stimmigkeit der psychologischen Interpretation) sein muß, die durch eine Notation – insbesondere für nicht musikalisch ausgebildete RezipientInnen – nicht notwendig erhöht wird. Gerade bei komplexeren musikalischen Strukturen dürfte für die meisten RezipientInnen eine gute und genaue Beschreibung in Worten für den Nachvollzug hilfreicher sein als die Notation. Geht es um die Frage eine Überprüfung der Analyse am Material, so kann dies auch durch das Originalmaterial vom Tonträger gewährleistet sein. Damit soll nicht gegen eine Notation gesprochen, sondern lediglich die Empfehlung gegeben werden, hier (den oft erheblichen) Aufwand und Ertrag gut abzuwägen und vor allem zu berücksichtigen, daß die Notation selbst nichts weiter ist die mediale Vermittlung des Materials und noch nicht seine wissenschaftlich–psychologische Verarbeitung. Die manchmal aufgeworfene Frage, ob es notwendig oder sinnvoll sei, ein eigenes Notationssystem für musiktherapeutische Improvisationen zu entwickeln, ist aus musikwissenschaftlicher Sicht eindeutig zu verneinen. Es entstehen in der Musiktherapie keine musikalischen Strukturen, die nicht mit den klassischen Notationsmöglichkeiten und deren Weiterentwicklung und Ergänzung durch die Notationsformen aus der

Neuen Musik und der Musikethnologie zu erfassen wären. (s. u.a. Karkoschka 1966, Dahlhaus 1965)

Leitende Fragestellungen können – neben den spezifischen Fragen, die sich aus dem ersten Schritt ergeben – sein: Wie fängt es an? Wie entsteht eine spezifische Spielform als Einigung zwischen den SpielerInnen? Durch welche musikalischen Parameter und ihre spezifische Ausprägung kommt die Wirkung der Musik hauptsächlich zustande? Wie werden Übergänge gestaltet – oder vermieden? Wie entstehen gegebenenfalls Entwicklungen von – zu? Welche musikalischen Impulse werden von wem und wie aufgegriffen – oder nicht? Wie kommt es zum Schluß? Gibt es 'überspielte' Schlußbildungen, nach denen es dann doch weitergeht? Erfahrungsgemäß ist es in dieser Analyse nicht notwendig und sinnvoll – insbesondere nicht bei längeren Improvisationen – den gesamten Ablauf quasi Ton für Ton mit derselben Gründlichkeit anzuhören, sondern meist sind vor allem Anfang und Schluß und die Umbruchsituationen und Übergänge von besonderer Bedeutung, in denen im Spiel quasi die 'Entscheidungen' in der Formenbildung getroffen werden.

Hinsichtlich der weiteren Schritte gilt es insbesondere einerseits den veränderten Blickwinkel zu berücksichtigen und andererseits den Zusammenhang zum bisher Erarbeiteten nicht zu verlieren. Fehler kommen zum einen häufiger dadurch zustande, daß nicht genügend deutlich ist, daß mit dem dritten Schritt sich die Einheit der Untersuchung erweitert. Es geht nun nicht mehr um die Improvisation selbst, sondern um die Frage nach der *von ihr aus* nun in den Blick zu nehmenden Konstruktion oder Lebensmethode des Patienten. Diese *kann* sich in der Improvisation wie in einem Fokus widerspiegeln. Das ist aber durchaus nicht die Regel, so daß die Improvisation im weiteren Verlauf der Untersuchung nicht notwendig das Ganze der Konstruktion repräsentiert. Zum anderen gleitet die Untersuchung dann ab, wenn im dritten Schritt lediglich die weiteren Informationen über den Patienten aufgelistet werden und die Frage nach Entsprechungen und Zusammenhängen zur bisherigen Analyse verlorengeht. Darüber hinaus ist abschließend zu erwähnen, daß die Analyse anhand der Gestaltfaktoren oder eines anderen theoretischen Bezugssystems immer auch abhängig ist von der Geübtheit, Erfahrung und der allgemeinen therapeutisch–psychologischen Kompetenz der untersuchenden Person. Das läßt sich nicht vermeiden und ist ein Merkmal aller qualitativen Methoden, wie dies z.B. gerade auch von den projektiven psychologischen Testverfahren her bekannt ist. Auch in dieser Hinsicht ist das Untersuchungsverfahren naturgemäß nicht unabhängig vom Untersucher.

2.4. Beschreibung in der Fallsupervision

Auch wenn das Verfahren der Beschreibung und Rekonstruktion nicht vorrangig eine supervisorische Zielsetzung hat, so wird dennoch gerade der erste Schritt häufig als Hilfestellung für die praktische Arbeit erlebt, da gerade der besondere Blickwinkel, der durch das 'unbefangene' Hören der musikalischen Gestaltung ermöglicht wird, oft eine erstaunliche Fokussierung bewirkt oder bisher nicht bemerkte Aspekte hervorbringt. Während das Verfahren als Ganzes vom Aufwand her unter den üblichen Arbeitsbedingungen von MusiktherapeutInnen meist nicht regelmäßig angewandt werden kann, so wird es vereinfacht oder in Ausschnitten wesentlich häufiger als gegenseitige Hilfestellung in kollegialen Formen der Zusammenarbeit genutzt. Die so entstehenden 'Alltagsformen' des Verfahrens sollten hier nicht im einzelnen dargestellt werden, wohl aber eine Modifikation, mit der sich die Beschreibung in der Fallsupervision für MusiktherapeutInnen nutzen läßt, wenn diese in einer Gruppe stattfindet.

Die fallbezogene Supervision in der Musiktherapie unterscheidet sich zunächst nicht von der Supervision anderer psychotherapeutischer Behandlungen (vgl. Tüpker 1996b, sowie Sondernummer Supervision der Musiktherapeutischen Umschau, vorauss. 1996). Ihr zentraler Drehpunkt ist der Versuch, den jeweiligen Fall unter Einbeziehung der sich einstellenden Übertragungs– und Gegenübertragungskonstellationen besser zu verstehen. Sie wird Aspekte des Settings, der Behandlungstechnik und der institutionellen Einwirkungen auf das Behandlungsgeschehen ebenso einbeziehen wie alle anderen Fragen, die den Supervisanten[1], die Supervisantin im Hinblick auf seine oder ihre Arbeit beschäftigen.

Darüber hinaus haben sich zwei spezifische Erweiterungen der Supervision in musiktherapeutischen Zusammenhängen herausgebildet. Die eine, die hier nur erwähnt werden soll, besteht darin, Aspekte des Falles durch eine *musikalische Improvisation in der Supervision selbst* auszuloten, indem z.B. einem in der Gegenübertragung entstandenen Gefühl musikalisch nachgespürt wird oder eine musikalische Situation mit dem Patienten in einer Supervisionsgruppe in einer Art musikalischem Rollenspiel nachgespielt wird.

Die zweite Möglichkeit, auf die ich hier näher eingehen möchte, bezieht das Beschreibungsverfahren in den Supervisionsablauf mit ein. Die Modifika-

---

[1] Ich übernehme hier die Schreibweise von Arno von Blarer (1994), die im Sinne Lacans darauf aufmerksam machen soll, daß man sich mit der Inanspruchnahme von Supervision nicht zum Objekt der Supervision macht (einem zu Supervidierenden = Supervisand), sondern Subjekt des gemeinsamen Werkes Supervision ist.

tionen sind dabei nicht nur eine 'Anpassung' an die Praxis, sondern ergeben sich notwendig aus der veränderten Zielsetzung, dem Supervisanten durch ein erweitertes Verstehen des Falles und des Beziehungsgeschehens in der Arbeit mit dem Patienten zu helfen. Dabei sind die Anlässe, Fragestellungen und Situationen, die in der Supervision vorgestellt werden, so unterschiedlich, daß ein schematisiertes Vorgehen nicht üblich ist. Dennoch läßt sich aus der alltäglichen Supervisionspraxis ein Vorgehen exzerpieren, welches im Vergleich mit den vier Schritten der Beschreibung und Rekonstruktion bzw. im Rückgriff auf die ihnen zugrundeliegenden vier Versionen des Vorentwurfs (→ Kap. II, 3) erkennbar macht, daß methodisches Vorgehen (auch im Sinne der wissenschaftlichen Absicherung einer Therapieform) nicht praxisfern sein muß.

Wenn die Gruppe den vorzustellenden Fall noch nicht kennt, ist es auch hier am ergiebigsten, die ausgewählte Improvisation als erstes der Gruppe vom Band vorzuspielen, um ein möglichst unvoreingenommenes Hören zu ermöglichen. Der erste Schritt der Beschreibung kann dann in vergleichbarer Form stattfinden, dabei kann auf die Schriftfassung, eine ausführlichere Diskussion und den Vergleich der einzelnen Beschreibungen verzichtet werden.

Vor dem Hintergrund des Erlebens der Musik und der mitgeteilten ersten Eindrücke folgt der in der Supervision übliche Bericht über den Fall, einschließlich der eventuell gewünschten Ausrichtung auf eine bestimmte Fragestellung. (Dies entspricht dem dritten Schritt in der Systematik der 'Beschreibung und Rekonstruktion'. Die Reihenfolge ist also hier verändert.)

Wenn nun die Gruppe auf die Fallerzählung mit ihren Einfällen, Eindrücken und Assoziationen reagiert und damit die Resonanz des Falles in der Gruppe ausgelotet wird, so geschieht dies im Unterschied zur üblichen Supervision bewußt oder unbewußt immer unter Einbeziehung der erlebten Musik. Methodisch entspricht dies dem Aspekt der Formenbildung durch die Gliedzüge des Ganzen, indem die noch nicht näher gefaßte 'Ganzheit' des Falles sich in den Einfällen der Gruppe, eventuellen Nachfragen oder detaillierteren Erzählungen des Supervisanten ausbreitet und auffächert. Die Erarbeitung der Gliedzüge ist dabei aber nicht auf die Einheit der Improvisation bezogen, sondern auf *den Fall* als Ganzes, *die Behandlung* selbst oder gegebenenfalls auf *die spezifischen Fragen* des Supervisanten.

Im letzten Schritt werden die Einfälle und die Resonanz der Gruppe zusammengefaßt und in ihrer dynamischen und psychologischen Bedeutung auf den Fall bezogen. Methodisch entspricht dies zum einen dem vierten Schritt im Sinne des Herausstellens des Zusammenhangs. Zum anderen kommen aber auch weitere Aspekte der Gestalttransformation zum Zuge, da sich gerade für den Supervisanten mit der Drehung durch die Einfälle der Gruppe oft eine Wandlung vollzieht und eine neue Blickrichtung auf den Patienten und das Behandlungsgeschehen möglich wird. Hierin wird deutlich, daß sich methodisches Vorgehen nicht immer notwendig in einer festgelegten 'Schrittfolge' vollziehen muß, sondern daß das, was wir hier vereinfacht 'Schritte' nennen, sich gegenseitig ergänzende Aspekte eines geregelten Vorgehens sind, die auch in einem stärkeren Ineinander ihre methodische Aufgabe erfüllen. Das gilt hier auch für den vierten Aspekt, der zwar im Sinne der Zusammenfassung und des Herausstellens der Ergebnisse in der Supervision angesprochen ist, sich aber im Grunde erst nach der Supervision in der Weiterführung der Behandlung erfüllt. Insofern besteht die methodische 'Kontrolle' der Supervision letztlich in der Auswirkung auf den Supervisanten und die Behandlung. (Damit dieser Abschluß auch den anderen Mitgliedern einer Supervisionsgruppe erlebbar wird, ist daher eine spätere Rückmeldung wichtig, sowohl im Sinne eines kurzen Berichtes darüber, wie es mit dem Patienten weiterging, als auch im Sinne der persönlichen Rückmeldung des Supervisanten.)

Im Überblick ließe sich daher die Beschreibung in der Fallsupervision im Vergleich zu den üblichen Beschreibungsschritten etwa folgendermaßen zusammenfassen:

Reihenfolge:	beinhaltet	methodische Aspekte von:
1. Bandbeispiel/Sammeln der Eindrücke		1
2. In der Supervision üblicher Bericht		3
3. Gruppeneinfälle, allg. Austausch zum Fall		2/3
4. Zusammenfassung, Ergebnisse / Wirkungen der Supervision in der Behandlung		3/4

3. Vier Behandlungsschritte

Die folgende Methodik zur Analyse von Behandlungsverläufen knüpft an die vier Versionen des morphologischen Vorentwurfs (–› 43 ff) an und formuliert die notwendigen Aspekte oder Schritte einer ganzheitlichen Behandlung als: Leiden–Können, Methodisch–Werden, Anders–Werden und Bewerkstelligen. (Salber 1977a, s. 127 ff [1])

Mit dieser Systematik ist zum einen gemeint, daß mit der Berücksichtigung dieser vier Aspekte das gewährleistet werden soll, was eine psychologische Behandlung 'braucht'. Zum anderen soll sie dazu dienen, unterschiedliche Behandlungen durch ein vereinheitlichendes Bezugssystem wissenschaftlich aufzuarbeiten und den Verlauf der Behandlung entlang dieser Aspekte nachvollziehbar zu dokumentieren. Die *einzelnen Schritte* stellen bestimmte *Notwendigkeiten* einer psychologisch verstandenen Behandlung heraus, wie sie im nachfolgenden Text näher ausformuliert sind, während die *Gesamtheit der vier Schritte* als *hinreichende* Erfüllung des Anspruchs an eine psychologische Behandlung zu verstehen ist.

Praxis und Forschung greifen dabei ineinander. Die vier Behandlungsaspekte sollen uns praktisch helfen, im Verlauf der Behandlung bestimmte Fragen zu stellen, die Behandlung von bestimmten Prinzipien her zu organisieren und die individuellen Prozesse psychologisch verstehen zu lernen: Einzelne Sequenzen eines Behandlungsabschnittes wie eine einzelne Stunde können daraufhin untersucht werden, welche Aspekte jeweils zum Zuge kommen, um von daher das eigene Handeln zu reflektieren. Dabei erfolgen die 'Schritte' nicht in einer festen Reihenfolge, sondern greifen immer wieder ineinander, wie dies im einzelnen noch näher auszuführen ist.

In bezug auf die Frage der wissenschaftlichen Dokumentation von Fallstudien kann anhand dieser vier Gesichtspunkte dargestellt werden, wie die

---

[1] In der ursprünglichen Fassung bei Salber (1977a) heißt der dritte Schritt *"Ins–Bild–Rücken"*. In den ersten Versuchen einer morphologischen Intensivberatung wurden hierzu auch real Kunstwerke in die Behandlung einbezogen. In den späteren Formen der Intensivberatung vollzieht sich das Ins–Bild–Rücken der Konstruktion des Falles anhand eines Märchenbildes. (vgl. Ahren/Wagner 1984, Salber 1987) Da uns dieser Begriff wie auch die damit verbundene Sichtweise als zu eng erschien, wurde er in der ersten Fassung zunächst durch den allgemeineren Begriff der *Transfomation* ersetzt, inzwischen hat sich – auch in Anpassung an den Sprachgestus der übrigen Behandlungsschritte – die Formulierung *Anders-Werden* durchgesetzt.

Behandlung 'gelaufen' ist, ob es möglich war, die Lebensmethode(n) des Patienten, seine Probleme, seine Symptome und sein Leiden psychologisch zu verstehen, sie methodisch mit den Mitteln der Musiktherapie zu bearbeiten, ob Wandlungen sich vollziehen konnten und ob es dem Patienten möglich war, im Hinblick auf sein Leiden, seinen Alltag, seine Beziehungen, Veränderungen zu bewerkstelligen, die er und wir als Besserung, Heilung oder Zugewinn erleben und beschreiben können.

Die vier Behandlungsschritte stellen den Versuch dar, eine Systematik zu entwickeln, die flexibel und offen genug ist, die sehr unterschiedlichen musiktherapeutischen Behandlungssettings aufzugreifen.

Die wenigsten MusiktherapeutInnen finden Arbeitsbedingungen vor, die es ermöglichen, durch Auswahl der PatientInnen, sinnvolle Festlegung der Frequenz und Dauer der Behandlung und Schaffung (forschungs-)geeigneter Rahmenbedingungen Musiktherapien so durchzuführen, daß 'komplette' und 'ideale' Fallstudien mit vergleichbaren 'Erfolgen' erstellt werden können. Mit den hier vorgestellten Behandlungsschritten soll es auch ermöglicht werden, *das m*ethodisch aufzuarbeiten und darstellbar zu machen, was dennoch in Musiktherapien an Behandlung geschieht, indem die Ergebnisse nicht an außerhalb der realen Bedingungen aufgestellten idealen 'Zielen' gemessen werden, sondern an dem, was mit *diesem* Patienten, von *diesem* Leiden ausgehend, in der zur Verfügung stehenden Zeit und unter *diesen* Bedingungen erreicht werden konnte.

Die Ausformung der Behandlungsschritte kann sehr unterschiedlich sein: so wird der Behandlungsauftrag, der mit dem ersten Schritt erfaßt werden soll, bei der Behandlung einer Neurose z.B. eher auf die Lebensmethode insgesamt ausgerichtet sein, während in Musiktherapien mit körperlich erkrankten PatientInnen vielleicht die Verarbeitung von Einschränkungen oder eine neue Lebenssituation im Mittelpunkt steht. Die Behandlungsschritte sind auf Prozesse ausgerichtet und mit ihnen soll aufgezeigt werden, *wie* die Behandlung sich methodisch ausgestaltet (Prozeßforschung). Der Maßstab für die Ergebnisse der Behandlung wird dabei aus der individuellen Situation des Patienten in Relation zu den Behandlungsbedingungen gewonnen. Es handelt sich daher zunächst um eine Methodik für Einzelfallstudien.

Der in Kapitel IV dargestellte Fall wurde nach diesen Gesichtspunkten untersucht. Dabei stellen einerseits die vier großen Behandlungsabschnitte jeweils einen Behandlungsschritt dar (s. auch Kopfzeilen). Zum anderen untergliedern und beziehen sich diese Abschnitte in ihren Gliedzügen ebenfalls immer wieder auf 'kleinere' Einheiten der vier Aspekte (z.B. IV, 1.1. bis

1.4.). Weitere Einzelfallstudien, die mit dieser Methodik durchgeführt wurden oder sich implizit auf diese Aspekte beziehen, finden sich in einigen Abschlußarbeiten des IMM und in den Arbeiten: E. Gebauer (1995), B. Irle und I. Müller (1996) S. Kunkel (1996), W. Reinhard (1994), R. Tüpker (1996d)

3.1. Leiden–Können

Mit dem Begriff Leiden–Können (Salber 1977a, S. 127 ff) soll in den Blick gerückt werden, daß das 'Leiden' des Patienten, auf das sich die Behandlung bezieht, nichts Einfaches ist (wie: der Patient leidet an Depressionen, an Kopfschmerzen etc.), sondern daß wir eine Paradoxie zu erfassen haben, die Leiden *und* Können, Störung *und* Funktionieren, Mangel *und* Lebensfähigkeit einer Lebensmethode erklärt. Salber verweist auf die doppelte Sprachwurzel des Wortes 'Leiden': "»Mir ist etwas leid« heißt: unangenehm, böse, eklig, kränkend, beleidigend, häßlich; »leiden« bedeutet aber auch etwas ähnliches wie »Sinn«: reisen, gehen, erfahren, ertragen. Kunst und Behandlung haben mit Leiden, Erfahren, Ertragen, Leiden–Können und mit ihren Abkömmlingen zu tun. Sie bewegen unseren Umgang mit Leiden–Können und Nicht–Leiden–Können: sie verfolgen, wie er sich entfaltet und umsetzt." (ebendort S. 129)

Im erklärten und spürbaren Leid des Patienten verbirgt sich auch, was er 'gut leiden' kann, was er 'nicht leiden' kann, was ihm 'leid ist' und was er statt dessen lieber erleidet. Im Leiden–Können und Nicht–Leiden–Können wird die Wirklichkeit in Geliebtes und Gehaßtes, in Schön und Häßlich, Gut und Böse zerteilt. Dadurch steht Abgewehrtes nicht mehr zur Verfügung, werden komplette Sinnzusammenhänge zerrissen, entstehen übermäßige Betonungen, Vorlieben, Seltsamkeiten. Im Versuch 'Leiden' einzuschränken, schränkt sich das Seelische zugleich in seinen Möglichkeiten des Erlebens, Erfahrens und Verwirklichens ein und leidet damit oft 'mehr als notwendig'. Dieses 'Mehr–Als–Notwendig' ist aber von der Geschichte des Leidens her gesehen auch wiederum falsch, denn das Seelische hat zugleich mit *dieser* Organisation des Leiden–Könnens die Not, in der es sich befand, so wenden können, daß es als Ganzes lebensfähig blieb und *so* funktionieren kann.

Wir fragen einen Menschen, der als Patient zu uns kommt, deshalb nicht nur an welchen 'Symptomen' er leidet, sondern auch danach, wie er sich selbst und andere behandelt, wie er mit sich und der Welt umgeht, wie er behandelt wird und wurde, wie er sich, andere, seine Welt und seine Krankheit erlebt (vgl. dazu auch den Erstinterviewleitfaden in Tüpker 1993b). Wir gehen also davon aus, daß das Seelische aktiv und erleidend immer schon 'in Behandlung' ist und verstehen unsere Arbeit als eine (methodische) Behandlung der Selbstbehandlung. Das 'Fragen' hat dabei verschiedene Formen, da wir nicht davon ausgehen können, daß derjenige, der sich in musiktherapeutische Behandlung begibt oder dorthin geschickt wird, uns im wörtlichen Sinne all diese Fragen 'beantworten' kann. Wir 'fragen' also auch, *indem* wir mit dem Patienten Musik machen, die entstehenden Improvisationen analysieren, uns auf eine Beziehung einlassen, dem Patienten gestatten, uns zu behandeln und den Strukturen der Selbstbehandlung in der Resonanz, die in uns entsteht, in unserer Gegenübertragung nachspüren. In den musiktherapeutischen Behandlungen, in denen die PatientInnen kaum oder gar nicht mit uns sprechen können oder wollen, sind wir sogar allein auf diese Art des Fragens angewiesen. (vgl. Spliethoff 1995, Albrecht 1995, Gustorff 1992)

Zu Beginn der Behandlung geht es mit diesem Schritt auch um die Herstellung eines individuellen **Behandlungsauftrages**. Dabei kann die aus der Beschreibung gewonnene Rekonstruktion eine methodische Form der Erfassung des Leiden–Könnens darstellen. Mit dem Begriff des Behandlungsauftrages anstelle dessen, was im medizinischen Bereich mit Indikation gemeint ist, soll dabei betont werden, daß es sich hier immer um eine intersubjektive Einigung zwischen PatientIn und TherapeutIn handelt, die weder *vor* der Behandlung stattfinden noch *außerhalb* der beginnenden therapeutischen Beziehung von einer dritten Person *für* den Patienten erstellt werden kann.

Ich habe an anderer Stelle (Tüpker 1993c) ausführlicher dargestellt, daß und warum dieser Behandlungsauftrag oder –vertrag immer eine 'Einigung in Differenz' darstellt, daß wir also einerseits immer einen *anderen* Blick auf das Leiden–Können und Nicht–Leiden–Können des Patienten haben als er selbst. Daß aber andererseits in der Beziehung immer ein 'Auftrag' entstehen muß, auch wenn diese Einigung durchaus nicht immer mit der Formel gleichzusetzen ist, daß der Patient im oberflächlichen Sinne 'freiwillig' kommt, 'behandlungsmotiviert' oder 'einsichtig' ist. (Natürlich beinhaltet dies auch, daß dieser Schritt damit enden kann, daß eine Behandlung nicht zustandekommt.)

Dennoch stellt sich die Frage nach dem Leiden–Können nicht nur am Anfang der Behandlung. Auch wenn wir uns um eine *ganzheitliche* Sicht des Patienten bemühen, soll damit nicht behauptet werden, wir könnten das Leiden–Können des Patienten schon zu Beginn oder in einer ersten Phase der Behandlung *ganz* verstehen und bräuchten uns von da aus nur der 'weiteren Bearbeitung' dieses Leidens zu widmen. Vielmehr gehen wir davon aus, daß sich das Leiden–Können immer erst nach und nach in der Behandlung zeigt.

So wie wir auf der allgemeinen Ebene der Gestaltlogik eines Phänomens in der Binnenregulierung der Formenbildung weiter nachgehen, entfaltet sich das Leiden–Können im Prozeß des Methodisch–Werdens. Manchmal verstehen wir etwas auch erst, indem (oder nachdem) es anders geworden ist und auch der Patient selbst versteht sich und sein Leiden im Verlauf der Behandlung in immer wieder veränderten und verändernden Versionen. Insbesondere in längeren Behandlungen wird deutlich, daß das Leiden erst allmählich in seinen verschiedenen Dimensionen offenbar wird. Bei musiktherapeutischen Behandlungen mit schwerer gestörten Menschen mit einer langen Leidensgeschichte (und oft auch einer langen leidvollen Institutionserfahrung) kann es sogar häufig so sein, daß es zu Beginn kaum möglich ist, genaueres von dem zugrundeliegenden oder ursprünglichen Leiden zu erspüren. Oft besteht daher der Behandlungsauftrag, den wir annehmen können und herzustellen suchen, zunächst darin, überhaupt eine Beziehung zu ermöglichen, Mißtrauen, Angst, Widerstände und Hoffnungslosigkeit so weit abzubauen, daß der Patient sich auf mehr einlassen und uns sein Erleben zugänglich machen kann.

3.2. Methodisch–Werden

Methodisch–Werden als zweiter Schritt oder Aspekt von Behandlung macht zunächst darauf aufmerksam, daß wir die Selbstbehandlung des Patienten in der Musiktherapie nur dadurch näher kennenlernen, daß der Patient die Musik, uns und die gesamte therapeutische Situation ebenso behandelt, wie er sich und seine Welt auch sonst behandelt. Dies um so mehr, je weniger Strukturierung wir von uns aus vornehmen. Der Gedanke, daß eine *bestimmte* Konstruktion die Produktionen des Seelischen gestaltet und organisiert, beinhaltet, daß der Patient das therapeutische Setting mit einer *bestimmten* Methodik auszugestalten beginnt. Da diese Methode den gleichen Zügen folgt, mit denen er auch sonst sein Leben gestaltet und in denen wir auch sein Leiden begründet sehen, erfahren wir hier die Binnenstrukturierung seiner Lebensmethode und ihrer Probleme.

Dieser Aspekt beinhaltet auch das, was wir von der Psychoanalyse her als das Entstehen einer Übertragungsbeziehung, als unbewußtes Inszenieren und als Auftauchen der spezifischen Abwehrmechanismen in der Form von Widerständen kennen. Es zeigt sich in der besonderen Art, wie *dieser* Mensch mit dem angebotenen Setting umgeht: im Erzählen und Schweigen, in Ausdruck und Formenbildung der musikalischen Gestaltung, in der Art, wie er die Übergänge zwischen Musik und Sprache handhabt und wie er die Beziehung zu uns – in der Musik und den übrigen Möglichkeiten der Behandlung – erlebt und gestaltet.

Gemeint ist mit diesem Aspekt aber auch *unser therapeutisches* Methodisch–Werden. Dabei können wir unterscheiden zwischen den eher allgemeinen methodischen Grundzügen unseres musiktherapeutischen Vorgehens und den Aspekten unseres Handelns, die individuell auf das Methodisch–Werden eines einzelnen Patienten ausgerichtet sind. Zu den allgemeinen Grundzügen kann z.B. die Aufforderung gehören, gemeinsam mit uns zu improvisieren, im Gespräch auf das zu achten, was 'durch den Kopf geht' und Einfälle möglichst unzensiert auszusprechen. Es gehört vor allem dazu, daß wir dem Patienten nicht an seinem Methodisch–Werden *hindern*. Solche Behinderungen können z.B. dadurch entstehen, daß wir Therapiestunden im Voraus *planen,* daß wir bestimmte Vorstellungen haben, *worüber* ein Patient in der Therapie sprechen *sollte* (z.B. viel über die Kindheit, nicht so viel über die Arbeit und gar nicht über Politik und das Wetter), *wie* er sprechen sollte (z.B. mit der Anweisung, nicht 'man', sondern 'ich' zu sagen) oder wie er die Welt anzusehen und zu empfinden hat ("positives Denken"). In der Musik geschieht das Zulassen des Methodisch–Werdens des Patienten dadurch, daß wir unser Mitspielen zunächst von *den* Impulsen her gestalten (lassen), die wir im Spiel des Patienten wahrnehmen: musikalisch wie in unserer Gegenübertragung.

Es gibt aber auch durchaus Fälle, in denen eine eher 'amorph' abwartende Haltung des Therapeuten dem Patienten ein Methodisch–Werden nicht ermöglicht, etwa weil es zu beängstigend ist oder weil der Patient Situationen schafft, die den Rahmen des therapeutischen Settings sprengen. Hier wird deutlich, warum es immer ein übergeordneter Gesichtspunkt sein muß, daß unsere Methodik auf den Patienten ausgerichtet ist.

Im weiteren Verlauf beinhaltet unser Methodisch–Werden aber auch das Deuten, musikalische Interventionen oder z.B. Interventionen im Spiel in der Kindertherapie. Mit diesen Mitteln greifen wir in die Methodik des Patienten ein und versuchen sie auf ein Anders–Werden hin zu beeinflussen. Die therapeutische Methodik muß dabei den Anspruch erfüllen, reflektiert und reflektierbar zu sein.

Ein Teil der therapeutischen Methodik überschreitet so das direkte Zusammensein mit dem Patienten: zu unserem Methodisch–Werden kann es auch gehören, daß wir Protokolle führen, die Musik beschreiben lassen und analysieren, nachdenken und durch Supervision und Teamarbeit unsere eigenen Empfindungen, Einschätzungen und Vorgehensweisen einer weiteren methodischen Brechung unterziehen.

In der Behandlungssituation selbst kommt ein dritter Gesichtspunkt des Methodisch–Werdens zum Zuge, den wir als das **Ineinandergreifen** zweier Methoden bezeichnen. Dieses Ineinandergreifen ist der 'Motor' der Behandlung, das, was den therapeutischen Prozeß in Bewegung bringt und hält. Darauf können wir uns mehr verlassen als auf das, was üblicherweise als 'ausreichende Behandlungsmotivation' bezeichnet und (einseitig) vom Patienten gefordert wird. Unser Zuhören, Mitspielen, Deuten, unsere sprachlichen und musikalischen Interventionen müssen dabei so gestaltet sein, daß es dem Patienten im Verlauf der Behandlung möglich wird, sich diese Methoden anzueignen und zunutze zu machen. Die methodischen Prozesse münden an bestimmten Drehpunkten in Momente des Anders–Werdens oder in die bereits erwähnten verschiedenen Versionen und Facetten des Leiden–Könnens. Wir haben es hier also nicht mit einem linearen Fortschritt, sondern mit spiralförmigen Entwicklungen zu tun.

Im Sinne der notwendigen Bedingungen für eine psychologische Behandlung kann gerade die Bedeutung des Methodisch–Werdens eine wesentliche Hilfe zur Einschätzung des Fortkommens der Behandlung sowie eine Entlastung im Hinblick auf falsche Erwartungen sein. Ist uns diese Bedeutung bewußt, so erwarten wir nicht sofort einschneidende Veränderungen oder Einsichten, sondern wissen es bereits zu schätzen, wenn der Patient beginnt, sich überhaupt auf das musikalische Improvisieren einzulassen oder erste Einfälle zu seiner Musik zu produzieren; wenn er selbst einmal vorschlägt zu spielen, weil ihm im Gespräch 'nichts mehr einfällt'; wenn er sich selbst zu fragen beginnt, warum ihm dies oder jenes immer wieder geschieht oder ob sein Zuspätkommen vielleicht irgendeine Bedeutung haben könnte.

Die Bedeutung des Ineinandergreifen ist auch die Grundlage dafür, daß wir für gewöhnlich *gemeinsam* mit dem Patienten improvisieren, denn nur so wird es möglich, daß das Ineinandergreifen der therapeutische Beziehung und ihr Veränderungspotential auch *in der Musik* zum Zuge kommt. Wie bei allen verallgemeinernden Aussagen hat aber auch hier die individuelle Ausrichtung unserer Methoden oberste Priorität. Von daher sind auch die üblichen Einteilungen – wie z.B. die in aktive oder rezeptive Musiktherapie oder 'mit freier Improvisation oder strukturierter' – immer etwas unglücklich, da sich mit diesen Unterscheidungen nicht der Kern der Grundprinzipien einer Behandlungsmethodik formulieren läßt. Was das Methodisch–Werden im Einzelnen alles beinhalten kann, läßt sich daher am besten in Einzelfallstudien aufzeigen oder für bestimmte Arbeitsbereiche etwas genauer umreißen.

3.3. Anders–Werden

Mit dem dritten Aspekt des Anders–Werdens sollen die entscheidenden Drehpunkte der Behandlung in den Blick gerückt werden. Es geht um die Verwandlungen und Umstrukturierungen der behandelten Lebensmethode, die sich in einem veränderten Erleben, in einer neuer Sicht auf die eigenen Probleme oder Symptome, in einer neuer Art der musikalischen Gestaltung oder in einer veränderten Erzählweise zeigen können. Momente des Anders–Werdens sind oft mit einem Gefühl des Erstaunens, mit einem 'Aha–Erlebnis' oder mit dem Empfinden eines 'Ruckes' verbunden. Dieses Erleben können wir als Hinweis verstehen auf notwendige Irritationen eines verkehrt gehaltenen Bildes, auf das Auftauchen des Neben– oder Gegenbildes oder auf komplette Bildverschiebungen.

Dennoch sollten wir nicht davon ausgehen, daß ein Anders–Werden sich immer und nur in solchen Momenterlebnissen zum Ausdruck bringt, wie es die Umschreibungen Dreh*punkte* oder Wende*punkte* suggerieren könnten. Anders–Werden meint, etwas anders erleben, sich anders geben, andere in denselben Situationen verändert 'vorfinden', so als hätten sich erstaunlicherweise die anderen oder die Welt geändert und nicht man selbst. Oft ist es daher durchaus ein 'leiser' Prozeß, der sich ohne unser Zutun zu vollziehen scheint, dem der Charakter des Sich–Ereignenden anhaftet und der als Wendung manchmal erst im Nachhinein als ein Anders–(Geworden–)Sein wahrgenommen wird. Anders–Werden kann sich auch im Verschwinden oder der Verminderung von Symptomen zeigen, ist aber nicht damit gleichzusetzen.

Anders–Werden kann sich in dem vollziehen, was in der Psychoanalyse als Bewußtwerden bezeichnet wird und kann zugleich Maßstab für dessen therapeutische Bedeutung sein: Nur wenn Bewußtwerden oder Einsicht die Qualität einer umwandelnden Verinnerlichung haben, kommt ihnen therapeutische Relevanz im Sinne des Anders–Werdens zu.

Die Transformationen der Konstruktion, um die es hier geht, sind nicht an Sprache gebunden, sie können sich auch in musikalischen Improvisationen vollziehen, sind dabei meist in der Formenbildung hörbar, können aber auch in einem verändertem Empfinden des Patienten bestehen oder z.B. darin, daß der mitspielende Therapeut erstmals wahrgenommen wird.

Anders–Werden vollzieht sich oft – vielleicht auch immer – *in* der Übertragung (im Sinne von J. Körner 1989) und kündigt sich manchmal zunächst in der veränderten Gegenübertragung des Therapeuten an.

Es dürfte anhand der Ausführungen deutlich sein, daß mit dem Aspekt des Anders–Werdens – zumindest in längeren Behandlungen – nicht ein einmaliges Ereignis gemeint sein kann, sondern daß wir es auch hier mit spiralförmigen Entwicklungen zu tun haben, bei denen die verschiedenen miteinander wirksamen Aspekte häufig in einer engen Verflechtung stehen. So vollzieht sich Anders–Werden bisweilen auch *in* einem veränderten Methodisch–Werden, führt zu weiteren Entfaltungen des Leiden–Könnens und scheint manchmal *im* Bewerkstelligen oder mit ihm zugleich stattzufinden oder aus ihm hervorzugehen.

3.4. Bewerkstelligen

Mit dem vierten Aspekt des Bewerkstelligens geht es um die Frage, ob ein gemeinsames Werk entsteht, welches sich als 'wirksam' und damit als 'wirklich' erweist. Die Musik stellt dem Seelischen kunstvolle Möglichkeiten des Bewerkstelligens zur Verfügung. Sie kann zeigen, wie man sich auf Paradoxien einlassen kann und muß, durch welche Methoden man Gestautes wieder in Bewegung bringen kann, wie man Widersprüchliches aufeinander bezieht, wie man durch Probieren und Verrücken, durch Drehen und Variieren Sinn herstellen kann. Bewerkstelligen ist der Weg zur entschiedenen Gestalt: in der Kunst ist dies 'das Werk'. Die entschiedene Gestalt wiederum ist in Bewegung durch die paradoxe Tendenz, sich zu schließen und dennoch offen zu sein. Dadurch ermöglicht sie dem 'Werk', umgebildet, verändert werden zu können, mit dem Zu–fälligen umgehen zu können und nicht ausweichen zu müssen.

Für die Musiktherapie ist aber wichtig zu wissen, daß 'Kunst' mehr und weniger ist als das Bewerkstelligen im 'Leben'. Kunst ist umfassender, 'wahrer', aber auch ferner und weniger 'hart' als die Wirklichkeit des Lebens. Sie ist zwar Vorbild für das Bewerkstelligen im Leben, kann es aber niemandem abnehmen: so wie der Therapeut den Patienten in diesem Schritt 'alleinlassen' muß.

Das Gesamt der vier Behandlungsschritte als hinreichende Bedingung für die Wirksamkeit einer therapeutischen Behandlung anzusehen, ist nur deshalb gerechtfertigt, weil mit dem Aspekt des Bewerkstelligens auch das einbezogen ist, was der Patient außerhalb der therapeutischen Beziehung in Umsatz bringen kann. Die umwandelnde Verinnerlichung des Anders–Werdens muß sich in den konkreten Lebensbezügen, in *anderen* Beziehungen und im Alltag 'ins Werk setzen', damit wir eine Behandlung als gelungen bezeichnen können. Insofern geht es mit dem Aspekt des Bewerkstelligens um die Veränderungen in der alltäglichen Lebenssituation des Patienten – im Erleben wie im Handeln.

Wir finden aber Aspekte des Bewerkstelligens auch *in* der Behandlung selbst und erfahren von ihnen durch die Erzählungen des Patienten. Bewerkstelligen zeigt sich uns in dem, was der Patient auch in der Therapie anders *macht:* in der Musik, mit uns und in der Art und Weise des Nutzen–Könnens der therapeutischen Situation. Auch hier ist das Ineinander der vier Aspekte der Behandlung und ein spiralförmiger Entwicklungsgang erneut mitzudenken. Vor allem in längeren Behandlungen ist es ein wichtiger Aspekt der Einschätzung über das Voranschreiten der Entwicklung, daß Aspekte des Bewerkstelligens nicht erst im 'letzten Teil' der Behandlung entstehen sollten.

Wir verstehen so Bewerkstelligen als das Bindeglied zwischen Therapie und Alltag: während der Zeit, in der die Therapie in Anspruch genommen wird, der Alltag aber deswegen ja nicht aussetzt, und in bezug auf die Zeit danach. (Hier gibt es naturgemäß bedeutsame Unterschiede zwischen stationärer und ambulanter Therapie.) Bewerkstelligen hat den Charakter des Übergangs, es ist zugleich Teil des Behandlungsprozesses und weist über ihn hinaus.

Wenn es möglich ist, kann dieser Schritt durch eine Katamnese abgestützt werden. Eine solche Katamnesesitzung oder –phase darf aber m.E. nicht als ein 'Abfragen' der erreichten Veränderungen zu Forschungszwecken mißbraucht werden, sondern sollte dann als Teil der Behandlung angesehen und gehandhabt werden.

Bewerkstelligen meint nie die (endgültige) 'Bewältigung' von Problemen, Symptomen oder 'der Kindheit', sondern einen durch das gemeinsame Behandlungswerk veränderten Umgang mit dem Geworden–Sein, den materialen und gesellschaftlichen Gegebenheiten, dem Zufall und der Banalität des Alltags. Darum kann das 'Ergebnis' der Behandlung nie eine einmal gewonnene Gestalt sein, die sich im Alltag lediglich zu bewähren hat, sondern sie ist ihrerseits nur eine Übergangsgestalt, die wiederum Wirklichkeit herausbildet: darin, dem Leben und dem Alltag (wieder) einen Sinn abzugewinnen, das uns Begegnende aufgreifen oder sich seiner erwehren zu können, Gewordenes bewahren oder aufgeben, Eigenheit entwickeln und sich dennoch auf Verwandlungen einlassen zu können.

108 *Untersuchungsverfahren Musiktherapie*

Im Sinne der (wissenschaftlichen) Einschätzung über die Ergebnisse der Behandlung ist der Maßstab für das Bewerkstelligen immer im Zusammenhang mit der Ausgangssituation des Leiden–Könnens und mit Zeit und Rahmenbedingungen der Behandlung zu sehen. In den Kurztherapien, wie sie z.b. in psychotherapeutischen Kurkliniken durchgeführt werden, ist es oft nur *eine* Drehung, die erreicht werden kann. Gerade hier ist es wichtig zu wissen, daß Behandlung sich nicht auf klinische Behandlung beschränkt. Wir müssen darauf bauen, daß der Patient selbst seine Behandlungsmethoden hat und daß wir diese vielleicht durch einige Aspekte verändern oder erweitern konnten, mit denen er seine Selbstbehandlung nun (etwas besser) wieder aufnehmen kann. Es gehört zur Paradoxie des Bewerkstelligens, daß die Einschätzung der Ergebnisse einer Therapie auch die Realität dessen berücksichtigen muß, was dem Patienten z.B. nach einem stationären Aufenthalt begegnet. Es gibt keine Maßstäbe, die sich nur aus dem Prozeß der Behandlung selbst ableiten lassen, was in der Umkehrung auch heißt: es gibt keine 'garantiert erfolgreichen' Behandlungsmethoden. Etwas vereinfacht ausgedrückt: Der Einzelne ist nicht für 'alles verantwortlich', was ihm widerfährt. Das, wohin ein Patient 'zurückkehrt' und was die Zukunft ihm bringt, kann das Erreichte oder die begonnene Entwicklung fördern, behindern oder auch zerstören.

Kapitel IV

"Ich war so still,
daß ich mich selber nicht mehr anschauen konnte"

Analyse eine Behandlungsverlaufes

1. Der Buchhalter und der junge Gott

(1.–16. Stunde)

1.1.1. Erste Beschreibungen

"Unauffällig" (Zur Vorgeschichte)
Ich hatte Hans schon vor der Therapie kennengelernt. In Gesprächen bei Tisch redete er meist kritisierend und verächtlich über die anderen Jugendlichen. Er fühlte sich deutlich nicht als einer von ihnen und hatte kein Verständnis für ihre Probleme und ihre Art, mit der Welt umzugehen.

Da er stets so tat, als wisse er alles besser, wurde er im Haus oft "Dr. H." genannt. Den Erziehern gegenüber war er überaus angepaßt und willfährig und zeigte ein eher anbiederndes und serviles Verhalten. Dies wurde zwar da angenommen, wo es für die Organisation im Haus praktisch war, aber er erhielt dadurch kaum positive emotionale Rückmeldungen. So war er inmitten der vielen Menschen sehr allein. Besonders ist mir seine Aussage im Gedächtnis, ihn könne nichts betreffen. Er habe keine Gefühle. Umgekehrt kann man vermuten, daß andere sich von ihm kaum jemals betroffen gemacht fühlten.

Seine Heimakte zeichnete sich dadurch aus, daß sie ausgesprochen dürftig und nichtssagend war. Hans war stets angepaßt, unauffällig und unselbständig gewesen, grau und konturlos. Probleme schien es nie mit ihm gegeben zu haben. Seine Unselbständigkeit wurde zwar als Problem genannt, aber sie ist dennoch im Heimalltag allzu 'praktisch', um ernsthaft als bedenklich angesehen zu werden.

Obwohl Hans inzwischen schon 20 Jahre alt war und somit über die übliche Zeit hinaus im Heim betreut wurde, war bisher niemand auf die Idee gekommen, ihn für eine Therapie vorzuschlagen oder ernsthaft zu fragen, wieso er eigentlich nicht erwachsen wurde. Es gab genügend andere Jugendliche, die in ihrer Problematik "lauter" waren und denen es dadurch besser gelang, auf ihre Schwierigkeiten aufmerksam zu machen und "Hilfsmaßnahmen" in Gang zu setzen. Wenn auch derlei Maßnahmen oft nicht gerade angenehm für die Jugendlichen waren, so bedeuteten sie doch ein Mehr an Beachtung und Beziehung als Hans in seiner Unauffälligkeit jemals für sich gewinnen konnte.

Hans hatte seit seiner frühesten Kindheit im Heim gelebt. In seiner Akte fehlten jegliche Angaben über Umstände und Verlauf seiner Geburt. Auch war nicht festzustellen, ob er seit seiner Geburt im Heim gelebt hatte, oder ob er noch einige Zeit bei seiner Mutter war. Er selbst konnte sich an seine Mutter nicht erinnern. Erst als Jugendlicher nahm er von sich aus Kontakt zu ihr auf. Sein Vater scheint bei einem Unfall ums Leben gekommen zu sein. Auch an ihn hat er keine Erinnerung und es finden sich keine näheren Angaben. Im Kinderheim besuchte Hans eine heiminterne Sonderschule. Mit 16 Jahren wechselte er in das Jugendwohnheim über, in dem ich ihn kennenlernte und machte dort 17–jährig den Sonderschulabschluß mit recht guten Noten. Er begann dann eine Lehre als Verkäufer. Nach seiner Kindheit befragt, berichtete Hans folgenden Ablauf:

"Ich war bis vor einigen Jahren im Kinderheim.
Um 7 Uhr standen wir auf, um 8 Uhr gab es Frühstück.
Dann gingen wir zur Heimschule.
Um 13 Uhr gab es Mittagessen.
Bis 15 Uhr war Mittagsruhe.
Bis 17 Uhr Hausaufgaben.
Dann eine Stunde Ausgang. Um 18 Uhr gab es Abendessen.
Um 20 Uhr mußten wir schlafen gehen.
– So ging das ungefähr 10 Jahre. –"

Mehr war zunächst von ihm nicht zu erfahren. Für das Zustandekommen der Therapie scheinen mir im Wesentlichen zwei miteinander wirksame Faktoren verantwortlich zu sein: durch die Lehrstelle war es zu einem Riß im Funktionieren der Anpassung gekommen, wodurch Anpassung und Unauffälligkeit als alleinige Methode, durchs Leben zu kommen, in Frage gestellt wurden. Zum anderen gab es zwei Erlebnisse in der Beziehung zu Menschen, die eine Hoffnung in ihm geweckt hatten, daß noch etwas anderes an Beziehung möglich sei als das bisher Erlebte und Gelebte. In beiden Fällen war es ein Interesse an ihm, das ihn berührt hatte.

Bei mir hatte er dieses "Interesse", wie er es selbst nannte, in den vielen Fragen gespürt, die ich ihm einmal in einer Konferenz gestellt hatte. Ein halbes Jahr später bat er mich von sich aus um Therapie. Dabei erzählte er von meinen Fragen in der Konferenz als Grund für sein Kommen, als sei dies gestern gewesen. Mir schien es, als habe mein Interesse ein halbes Jahr gebraucht, um zu ihm durchzudringen und einen Wunsch, ein Interesse in ihm wiederzubeleben.

"Der Buchhalter und der junge Gott" *(Erste Therapiesitzung)*

Der auffälligste Eindruck zu Beginn dieser Therapie ist die Überraschung über Hans' Spiel, das so völlig anders ist, als die gesamte Art, wie man ihn sonst kennenlernen konnte. Spiel und Gespräch bleiben für lange Zeit in unverbundenem Kontrast und vermitteln den Eindruck einer unüberbrückbaren Spaltung.

Die erste Stunde beginnt mit einem sehr langen Gespräch, in dem allerdings fast nur Hans redet. Er redet gleichförmig, ohne Pause und sich gedanklich im Kreise drehend. Dabei macht er einen resignierten Eindruck, spricht klagend und zugleich mit unterdrückter Wut, die sich vor allem als Verachtung bemerkbar macht. Er wirkt alt in dem Sinne, daß hier etwas zu Ende gekommen zu sein scheint, was nun immer so weiter kreisen könnte. Wie es zu dem endlos Kreisenden in seiner Rede kommt, sei an einem Beispiel verdeutlicht: Es geht um die Probleme der Lehrstelle und seinen Wunsch, dort aufzuhören.

Er fühlt sich von dem Lehrehepaar schlecht behandelt. Das bedeutet für ihn, daß er schlecht ist, ein schlechter Mensch. Um sich dem zu entziehen, d.h. um nicht länger ein schlechter Mensch zu sein, will er dort nicht mehr hingehen. Setzt er dies aber in die Tat um, so befürchtet er, von den Erziehern verachtet zu werden, wodurch er dann wiederum ein schlechter Mensch ist. Da es aus diesem Dilemma so keinen Ausweg gibt, der Wunsch, ein besserer Mensch zu sein, ihn aber auch immer wieder antreibt, dreht er sich im Kreis, indem er immer wieder den Entschluß faßt, zu gehen, um nicht schlecht zu sein, ihn aber aus dem gleichen Grunde immer wieder für undurchführbar befinden muß.

Es fällt schwer, ihm zuzuhören, ihm in diesen endlosen Redekreisen nicht die Aufmerksamkeit zu entziehen. Umgekehrt scheint er nicht zu verstehen, wenn ich etwas sage und ist überhaupt nur schwer zu unterbrechen. Es scheint ihm schwerzufallen, das Kreisen anzuhalten und das, was von anderen kommt, einzulassen.

Als ich in dieser Stunde zweimal mit Hans spiele, erlebe ich ein völlig unerwartetes zweites Bild, das so unvermittelt zu dem sonstigen Eindruck bleibt, daß man meinen könnte, man habe es mit zwei verschiedenen Personen zu tun, die sich noch dazu kaum zu kennen scheinen.

Hans sucht sich zum Spielen viele verschiedene Schlaginstrumente und eine Penny-Whistle aus. Sein Spiel ist lebendig, vielfältig und ausdrucksvoll. Es macht Spaß, mit ihm zu spielen und sein Spiel vermittelt auch deutlich affektive Eindrücke, kann anrühren und betroffen machen. Im Protokoll der ersten Stunde ist diese Gegensätzlichkeit von Sprache und Spiel in dem Eindruck festgehalten: "Er redet wie ein Buchhalter und spielt wie ein junger Gott."

Er selbst kann die Lebendigkeit, den Abwechslungsreichtum und die Eindrücke seines Spiels nicht erleben, bzw. nicht erinnern. Nach dem Spielen verläßt er den Stuhl, auf dem er gespielt hat und setzt sich auf einen anderen. Auf diesem Weg scheint er sein Spiel vergessen zu haben wie einen nicht-erinnerbaren Traum. Im Gespräch wirkt er wieder alt und resigniert und ist nur an Wertungen interessiert. Es ist, als schöbe er vor das farbige Bild seines Spiels zwei Tafeln: eine schwarze für "schlecht", eine weiße für "gut". Seine einzige Aussage über das Spielen, die keine bewertende Aufteilung ist, kommt ängstlich-schüchtern: "Ich habe mich wie ein Kind gefühlt."

"Zweifel"

(Beschreibung und Rekonstruktion: Ganzheit)

Als Ausgangspunkt für die Darstellung des Therapieverlaufes soll eine Beschreibung und Rekonstruktion der Ausgangslage dienen, die methodisch nach den in Kapitel III dargestellten Kriterien erarbeitet wurde. Dazu wurde eine der ersten Improvisationen einmal von der Forschungsgruppe und, unabhängig davon, von einer Gruppe von MusiktherapiestudentInnen beschrieben. Die Beschreibungen und weitere Erarbeitung in den Gruppen seien hier zusammengefaßt dargestellt.

Die Musik wird zunächst als eine Art Programmusik oder Begleitmusik wie zu einem Film gehört. Sie läßt die Hörer zunächst dramatische Geschichten erzählen, die in der Struktur einem 'Dann und Dann' folgen:

Beispiel 1:
Reisfeld, Mann und Frau pflücken. Da kommen die Mongolen angeritten, umkreisen die beiden und die anderen immer mehr, dann schlagen sie los. Der Mann ist tot. Die Bedrohung ist groß. Das Schlachtfeld ist ein Anblick des Grauens. Es raucht, und Leichen liegen herum. Ein Harlekin tanzt mit einem Clown um einen Brunnen in einer alten Stadt. Sie necken und ärgern sich, sie gehen aufeinander zu und schnell wieder voneinander weg. Sie sind allein. Plötzlich kommt eine riesige Pappschlange – ein Ungeheuer – durch das Stadttor. Sie gehört zu einem Karnevalszug. Die beiden Menschen bekommen entstellte Fratzengesichter.

Beispiel 2:
Auf Wolken schweben. / Die Wolken drohen zusammenzustürzen und nicht mehr zu tragen. / Sie tun es. / Das Leben besteht aus mühseligem Kleinholz (Regentropfen). / Verbrannte Erde.

Innerhalb dieser Geschichten oder in ihrer weiteren Erörterung in der Gruppe entsteht aber immer wieder ein Bruch, der diese einfache Geschichtenstruktur in Frage stellte: z.B. tauchen in mehreren Geschichten wie im Beispiel 1 unvermittelte und plötzliche Szenenwechsel auf. Die einzelnen Szenen zeigen keinen verstehbaren Zusammenhang. Es entstehen seltsame Einbrüche und Doppelbedeutungen. So berichtet der Beschreiber des Beispieles 2, daß der Satz: "Das Leben besteht aus mühseligem Kleinholz" völlig unvermittelt in die ablaufende Geschichte, in Wolken und Wetterbilder, hereinfiel. Eigentlich ging es im Ablauf der Geschichte gerade um Regentropfen, die waren aber plötzlich Kleinholz. Die Geschichte war damit abgebrochen, der Hörer aus dem Erleben in einer Geschichte hinausgeworfen.

Durch die unvermittelten Brüche und seltsamen Doppelbedeutungen (Pappschlange – Ungeheuer, Menschen – Fratzen, Kleinholz – Regentropfen) entsteht in beiden Beschreibungsgruppen ein **grundlegender Zweifel**, der sich zunächst in merkwürdig anmutenden Diskussionen darüber darstellt, ob diese Musik nun "künstlerisch" oder "künstlich" sei, ob das "wirklicher Ernst" oder "nur gespielter Ernst", "Wirklichkeit" oder "Kino" sei.

Die "Echtheit" der Geschichten wird im Verlauf der Beschreibung immer mehr angezweifelt; die Wirkung mit Verfremdungseffekten im modernen Theater oder Film verglichen. "So, als sei man dem dramatischen Verlauf einer Geschichte gefolgt und muß jetzt erleben, daß die Schauspieler die Kostüme ablegen, sich lachend das Theaterblut wegwischen und damit den Zuschauer zu einer Distanz zu seinem eigenen Erleben zwingen."

Man befürchtet, verführt worden zu sein und seine Gefühle für eine "Scheinwelt" unnötig investiert zu haben. Die Berechtigung des eigenen Erlebens gerät in Zweifel. Der Versuch, die verschiedenen Bilder und Geschichten auf ein einheitliches Ganzes zu beziehen, scheitert immer wieder.

Charakteristisch scheint da eher zu sein, daß das Ganze nicht zusammenzubringen ist. Die verschiedenen Abschnitte der Musik erscheinen "wie einzelne Zimmer, die keine Verbindung zueinander haben, so daß sie keine Wohnung ergeben". Auch scheint das Gehörte nicht auf eine Person beziehbar; stattdessen entsteht das Bild eines Menschen, "der jedes Mal, wenn man ihm begegnet, ein anderer ist." Was bleibt, ist der Zweifel, eine tiefe Verunsicherung und ein aufkommendes Grauen angesichts einer Welt, in der Gesetze von Kontinuität, Zusammenhang und verstehbaren Verbindungen von Erleben und Wirklichkeit aufgehoben scheinen.

1.1.2. Bruchstellen.
(Beschreibung und Rekonstruktion: Binnenregulierung)

Die Musik gliedert sich in fünf Abschnitte, die jeweils durch einen Instrumentenwechsel gekennzeichnet sind.

> 1. Abschnitt: Metallophon
> 2. Abschnitt: Pauke/Becken
> 3. Abschnitt: Lotusflöte
> 4. Abschnitt: Tempelblocks
> 5. Abschnitt: Pauke/Becken

Die Therapeutin spielt durchgehend Klavier, macht aber die Wechsel insofern mit, als sie in der Charakteristik jeweils synchron zur Musik des Patienten spielt. In der detaillierten Analyse der Musik und ihrer Binnenstruktur erweisen sich die Übergänge zwischen den einzelnen Abschnitten als die bedeutsamen Brechungen, an denen sich die Besonderheit dieser Improvisation kristallisiert, während jeder Abschnitt in sich als Vertonung einer Geschichte gehört werden kann.

Bei den Übergängen lassen sich drei charakteristische Formenbildungen beschreiben:

a) Unverständlicher Abbruch und Neubeginn

Eine begonnene Gestaltung bricht plötzlich ab: abrupt, ohne erkennbaren Grund, ohne Not, willkürlich. Etwas völlig Neues beginnt, das keine Rückbezüge oder Erinnerungen an das vorige enthält. (Übergang 2 – 3)

Die Willkür, der man unvorbereitet ausgesetzt ist, erfährt eine Steigerung in der Verunsicherung darüber, ob es überhaupt weitergehen wird oder nicht. Abschnitt 4 hört so auf, daß man meint, jetzt sei es zu Ende. Dann geht es doch wieder weiter. Als es dann nach dem nächsten Abschnitt tatsächlich aufhört, ist man über das Ende überrascht.

116 Fallstudie: Leiden–Können

b) Nicht mitvollziehbare Übergänge

Neben diesem unverbundenen Nebeneinandersetzen finden sich überlappende Übergänge, die in ihrer musikalischen Ausgestaltung zum Teil als ausgesprochen kunstvoll und geschickt, zum Teil als unpassend, lächerlich und falsch erlebt werden.

Bei dieser Art von Verbindung findet sich der Hörer plötzlich in etwas Neuem wieder ohne zu wissen, wie er dort hingekommen ist. Die Verbindung wird dabei wie bei einem Potpourri erlebt: Unversehens findet man sich in einer anderen Oper wieder, ohne daß ein verstehbarer Sinnzusammenhang existiert. Das "Betrügerische" daran ist, daß das Wesentliche und der Zusammenhang des Ganzen unbemerkt vertauscht werden, wohingegen das Gemeinsame ein für das Gesamt unbedeutendes Detail ist (z.B. die gleiche Tonart). Durch eine falsche Gewichtung von Bedeutung wird so eine Verbindung vorgetäuscht, die als "nicht echt", "geklebt" erlebt wird (Übergänge 1–2 und 3–4).

c) Rückwirkende Umdeutung

Die Übergänge sind durch ein weiteres Moment gekennzeichnet, dessen Sinn darin zu liegen scheint, daß ein Wechsel unbemerkt vollzogen werden soll. Im Übergang von 3 zu 4 benutzt Hans ein Motiv der Therapeutin, das in dem Zusammenhang von Abschnitt 3 eine Ausschmückung der begonnenen Motivik darstellt. Er benutzt dieses Motiv zugleich so, daß es rückwirkend wie eine Vorankündigung der völlig neuen Gestaltung in Abschnitt 4 verstanden werden kann. Darin liegt eine äußerst kunstvolle Umdeutung, in der sich zugleich Anpassung und Eigensinnigkeit verwirklichen.

An solchen Details wird verstehbar, wieso das Gehörte Diskussionen hervorrief, ob es sich hier um "Kunst" oder "Täuschung" handelt. Mit der rückwirkenden Umdeutung eines Motivs durch den Bezug auf einen unterschiedlichen Zusammenhang wird die Mehrdeutigkeit der Musik kunstvoll genutzt. Die Art, wie auf der einen Sinnebene eine Anpassung geleistet und zugleich auf einer zweiten mit demselben Motiv sich schon etwas eigensinnig Neues verwirklicht hat, deutet ebenso wie die instrumentale Geschicklichkeit, mit der all dies realisiert ist, auf Können, Kompetenz und Geübtheit hin.

Im Hinblick auf das Verhältnis der beiden Spielenden hingegen entsteht zugleich das ungute Gefühl einer "Täuschung". Sie besteht in der nur vermeintlichen Gemeinsamkeit von Bedeutung, die nachträglich in Zweifel gezogen wird.

Aus der Analyse der Formenbildung heraus läßt sich der Zweifel, der als ein besonderes Charakteristikum der Improvisation entstand, präziser beziehen:

– auf den Mangel an seelischer Logik von Entwicklung,
d.h. der Gesetzmäßigkeit, die darin besteht, daß das Eine verstehbar aus dem Anderen hervorgeht, sich in Anderem fortsetzt. Damit hängen zusammen: Mangel an Vorhersehbarkeit von Ereignissen (z.B. Abschluß) und die Möglichkeit, sich darauf durch entsprechende eigene Bewegung einzustellen.

– auf den Mangel an Kontinuität und intersubjektiver Gemeinsamkeit von Bedeutung.
Daraus entsteht eine Spaltung zwischen der eigenen und der fremden Bedeutung einer Sache. Der Zusammenhang zwischen eigenem Erleben und der einwirkenden Realität zerbricht, was entweder die Realität des eigenen Erlebens oder die Wirklichkeit in Frage stellt.

– auf den Mangel an Stabilität und Zusammenhang von Erfahrung und damit auf die eigene Identität.
Aus der Entwicklungspsychologie wissen wir, daß eine Ich–Identität nicht von vornherein für sich gegeben ist, sondern sich nur in der Erfahrung einer Stabilität der umgebenden Welt heranbildet. Wenn ich nicht durch intersubjektive Vermittlung erleben kann, daß ein Ding, eine Person, sich selbst gleich bleibt und Verwandlung sich stets auf Gleichbleibendes bezieht, so kann ich nicht sicher werden, ob ich mir selbst durch alle Verwandlung hindurch gleich bleibe. Wenn die Welt sich mir in unverbundenen Bruchstücken darbietet, so lassen sich auch die unterschiedlichen Verfassungen, in die ich gerate, nicht zu einem Ganzen integrieren.

Zugleich macht das mehrmalige Hören einzelner Stellen auf ein Können aufmerksam, das auf eine 'Geübtheit' hinweist, die sich im Zusammenhang des Musizierens so auswirkt, daß wir sie gemeinhin als 'musikalische Begabung' bezeichnen würden. Geübtheit darin, Beweglichkeit und Geschicklichkeit zu der paradoxen Leistung zu nutzen, durch minuziöse Anpassung Eigensinn zu erhalten. (Instrumente hat Hans zuvor nicht gespielt.)

1.1.3. Versuch einer Biographie

(Beschreibung und Rekonstruktion: Transformation)

Außer dem sich wiederholenden Raster eines Tagesablaufes kann Hans nichts von seiner Vergangenheit erzählen. Sie ist ihm nicht erinnerbar. Er scheint keine Geschichte zu haben.

Das in der Beschreibungsgruppe erstellte Material zeigt aber so deutliche Parallelen zu dem, was sich allgemein als "Wirkungseinheit Heim" beschreiben läßt, daß hier doch deutlich auf eine Geschichte verwiesen wird. (s. hierzu H.J. Berk 1975) Insofern können wir sagen, daß Hans mit der Musik seine Geschichte 'erzählt'.

Warum sie sprachlich als Geschichte nicht erzählbar ist, wird zugleich aus dem Versuch einer Rekonstruktion dieser Geschichte verstehbar. Sie ist mit der Musik erzählbar, weil sie strukturell weiterwirkt, die musikalische Gestaltung strukturiert und diese Struktur durch die Analyse der Musik deutlich werden kann.

Im Folgenden soll nun versucht werden, anhand der "Bruchstellen" und unter Hinzunahme dessen, was wir allgemein über die "Wirkungseinheit Heim" wissen, Hans' Geschichte nachzuerzählen. Der naheliegende Einwand, daß damit nicht zu beweisen ist, daß es wirklich so war, läßt sich nicht entkräften. Genauso wenig werden wir aber je erfahren, ob die Geschichten, die uns PatientInnen aus ihrer Kindheit erzählen, sich tatsächlich so abgespielt haben. Es hat sich aber in der Psychotherapie schon früh herausgestellt, daß es die Wirksamkeit der inneren Repräsentanzen ist, die es zu bearbeiten gilt und die Frage der 'Tatsachen'–Realität demgegenüber psychologisch weniger bedeutsam ist.

a) Unverständlicher Abbruch und Neubeginn bis hin zu der Verunsicherung, ob es überhaupt weitergehen wird.

Heim bedeutet oft: unverständlicher Abbruch von Beziehungen. Mitarbeiter scheiden aus, neue fangen an. Die Gruppenzusammensetzung ändert sich oder das Kind kommt selbst in eine neue Gruppe, z. B. weil es aus der Altersgruppe herausgewachsen ist. Neue Gruppenleiter, neue Heimleiter bedeuten oft ein neues pädagogisches Konzept, wodurch plötzlich vieles ganz anders weitergeht als bisher. Für das jüngere Kind kann das Ausscheiden einer Bezugsperson erlebensmäßig bedeuten: "es wird überhaupt nicht weitergehen" Die weitere Betreuung durch eine neue Person läßt es nun erleben, daß es von woanders her doch weitergeht. All diese Wechsel müssen insbesondere von einem kleinen Kind als etwas ihm unvorhersehbar Widerfahrendes, als willkürlich erlebt werden.

b) Nicht mitvollziehbare Übergänge

Die frühe Versorgungssituation des Säuglings im Heim mit wechselnden Pflegepersonen läßt sich durchaus als eine Art "Potpourri" beschreiben. (Die ursprüngliche Bedeutung von Potpourri ist: buntes Allerlei, kunterbunt, Eintopfgericht.) Bei heutzutage anzunehmender gleichbleibend guter Ernährungssituation wechselt doch das, was dem Säugling sich seelisch vermittelt durch die unterschiedliche Art, wie verschiedene Menschen ihm in der Versorgung und Zuwendung begegnen. Er mag auf der einen Ebene Befriedigung und Versagung in ähnlicher Rhythmik erleben wie jedes Kind. Die seelische Charakteristik aber, die besondere seelische Art der Zuwendung in ihrer Gesamtheit ist je eine andere.

Es ist eine Art 'Betrug', wenn die Funktion der Ernährung, der Pflege und der liebevollen Zuwendung die Gleiche bleibt, die Person aber, die dies ausübt, dauernd eine andere ist.

Um das in seinem vollen Ausmaß zu verstehen, müssen wir uns die aus der Entwicklungspsychologie bekannten Bedingungen bei der Bildung von Objektbeziehungen im psychoanalytischen Sinne vergegenwärtigen: der Säugling kennt zunächst keine ganzen, stabilen und ihm gegenübertretenden Objekte. Vielmehr erlebt er zunächst diffus etwas ihm nicht voll Verfügbares, das Bedürfnisse befriedigt, sich entzieht, sich liebevoll zuwendet. Eine wesentliche Entwicklungsleistung besteht nun darin, die unterschiedlichen Erlebnisse von Befriedigung und Versagung (die gute und die böse Mutter) allmählich auf eine Person zu beziehen und damit das erste Objekt und quasi komplementär dazu sich selbst als eine Identität zu integrieren. M. Klein beschreibt diese Integrationsleistung als den Übergang von der schizoiden zur depressiven Position: "...mit der Introjektion des Objektes als eines Ganzen ändert sich die Objektbeziehung des Kindes grundsätzlich. Das Zusammenbringen der geliebten und gehaßten Aspekte des ganzen Objektes bringt Trauer und Schuldgefühle mit sich, was einen lebenswichtigen Fortschritt im Geistes– und Gefühlsleben des Kindes bedeutet. Hier ist auch der kritische Scheidepunkt für die Wahl von Neurose oder Psychose." (Klein 1962/1972, S. 103). Und weiter heißt es: "Das Erlebnis depressiver Gefühle selbst hat wiederum die Wirkung weiterer Integration des Ichs, denn es fördert tieferes Verständnis der inneren Wirklichkeit und bessere Wahrnehmung der äußeren Welt sowie engere Synthese zwischen inneren und äußeren Situationen." (Klein 1962/1972, S. 115)

Dem Heimkind ist diese Entwicklung versagt. Das Kind erlebt zwar die Kontinuität der Funktion der Versorgung, aber es steht ihm keine gleichbleibende Person zur Verfügung, an der es die Leistung der Integration vollziehen kann und muß. Das Wesenhafte, Einheitsbildende der Erfahrung ist ausgetauscht, die Kontinuität der Erfahrung ist 'geklebt' durch die Funktion des Versorgt–Werdens. Wir erkennen die Züge dieser Struktur in der oft beschriebenen "distanzlosen Liebe" von Heimkindern wieder, die sich jedem, der ihnen freundlich begegnet, vertrauensvoll zuwenden, als wäre es die Mutter. Und wir finden sie in der Anspruchshaltung ehemaliger Heimkinder an die Versorgung durch die sozialen Institutionen wieder.[1]

c) Rückwirkende Umdeutung

Der Sinn der rückwirkenden Umdeutung wurde darin vermutet, daß ein Wechsel unbemerkt vollzogen werden soll. Dieser Sinn paßt nicht nur zum Wechsel von Beziehungspersonen, der möglichst reibungslos funktionieren soll, sondern auch zu dem im Heim üblichen Umgang mit pädagogischen Konzepten.

Die seelischen Konstruktionsprobleme, die durch das Aufwachsen im Heim entstehen, führen notwendig zu Verhaltensweisen, die die Institution Heim ihrerseits in Schwierigkeiten bringt. Ohne kritische Reflexion und Einsicht in die Mechanismen der Konstruktionsprobleme reagiert das Heim auf 'schwierige' Verhaltensweisen der Heranwachsenden mit Setzungen und Weisungen, die sich komplementär verstärkend auf die Struktur auswirken und damit notwendig zu neuen Schwierigkeiten führen. (vgl. H.J. Berk 1975, S. 111 ff)[2]

---

[1] Die Erkenntnisse der sogenannten 'Neueren Säuglingsforschung', die - anders als die Konzepte Kleins - auf der direkten Säuglingsbeobachtung beruhen, machen es erforderlich, psychoanalytische 'Rekonstruktionen' wie die der "schizoiden" und "depressiven Position" als *normale* frühkindliche Phasen neu zu überdenken, wie dies inzwischen auch von Seiten der Psychoanalyse geschieht.(Vgl. Dornes 1993). So erscheint es insbesondere fraglich, ob der unter ausreichend guten Bedingungen aufwachsende Säugling die beschriebenen Spaltungsmechanismen zeigt, bzw. ein Erleben kennt, wie Klein es im Zusammenhang der schizoiden Position beschreibt. Vielleicht müssen diese in der klinischen Praxis beobachteten (und aus ihr abgeleiteten) Phänomene vielmehr immer als Hinweis auf eine *gestörte Selbstentwicklung* verstanden werden. Die Darstellung der Entwicklung des Selbstempfindens von Daniel N. Stern (1986 / dt. Ausg. 1992) im Hinblick auf die Wahrnehmungsfähigkeiten im ersten Lebensjahr und die Bedeutung der Affektabstimmung für die Entwicklung des Selbst unterstützen die hier rekonstruierten Vermutungen über die speziellen Störungen durch die Heimerziehung.

[2] Zur Musiktherapie in einer dem Heim verwandten Wirkungseinheit, dem Internat, vgl. B. Irle in Irle/Müller 1996

Ergebnis dieses Scheiterns der Bemühungen ist deshalb häufig ein permanenter Wechsel pädagogischer Konzepte verbunden mit Sinnumdeutungen und Bedeutungsverschiebungen, die für den Jugendlichen oder das Kind unverständlich bleiben müssen. Wenn heute etwa "Gruppe" und soziales Verhalten gefragt waren, so können schon morgen schulische Leistungen oder berufliches Fortkommen im Mittelpunkt stehen. Wenn der Versuch psychotherapeutischer Bemühungen nicht den gewünschten Erfolg zeigte, wird plötzlich wieder auf Einhaltung strenger Regeln und Wohlverhalten gesetzt.

Diese Konzeptwechsel kommen einer Umbenennung in der Bewertung von Verhalten gleich. Sie werden nicht explizit vermittelt, sondern sollen vom Betroffenen möglichst nicht bemerkt werden, da dies mit dem Eingeständnis des Versagens verbunden wäre. Die erlebnismäßige Umbenennung besteht z.B. darin, daß das gleiche Verhalten, wie etwa abendliches Zuspätkommen, kleine Diebstähle, Streitereien untereinander einmal Geldkürzungen, Arrest oder Fernsehverbot zur Folge haben, ein anderes Mal aber ein verständnisvolles Gespräch mit dem Gruppenleiter bei Kaffee und Kuchen. Das Kind, der Jugendliche muß daher lernen, sich dieser Beweglichkeit und Umdeutung möglichst geschickt anzupassen. Zugleich wird er sich bemühen, seine Eigenwilligkeit durch alle Veränderungen hindurch zu erhalten. Das führt letztlich dazu, daß er der "Erziehung" gegenüber immer weniger beeinflußbar wird. Er lernt, der Einwirkung durch eigene Beweglichkeit und geschickte Anpassung zu entgehen und dabei möglichst viel Eigensinn zu bewahren. Hier schließt sich der Kreis zu der Diskussion über "Kunst" oder "Täuschung".

Derartige Doppelheiten und paradoxe Leistungen zu bewerkstelligen ist schon eine "Kunst". Sie verlangt Können, Geschicklichkeit und Geübtheit im Umgang mit Spaltung, Doppelheiten und Bedeutungsverwandlungen. Auf der Ebene der Beziehung hingegen wurde die "Täuschung" erlebbar: die Beschreibenden bekamen die tiefe Verunsicherung zu spüren, die aus diesen Erfahrungen entstehen muß.

1.1.4. Rekonstruktion anhand der Gestaltfaktoren

(Beschreibung und Rekonstruktion: Rekonstruktion)

Betrachten wir das bisher Erarbeitete in bezug auf die Gestaltfaktoren, so finden wir eine Konstruktion, die H.J. Berk als typisch für die Struktur der Verwahrlosung aufzeigt: "Fragt man nämlich von dem Wissen um die Bewegungsmöglichkeiten und –notwendigkeiten seelischer Wirkungseinheiten aus, was in einer Verwahrlosungsstruktur eigentlich »geht«, können wir damit arbeiten, daß es die *'unmittelbare'* gegenseitige Anverwandlung der Gestaltfaktoren ist. Dies wirkt wie ein Umschlagen und Umkippen von einem ins andere, kommt dadurch zustande, daß sich Gegenläufe nur dadurch ausdrücken können, daß sich das eine 'auf' dem anderen weitertransportiert, daß sich Getrenntheiten 'wie' Zusammengehörigkeiten verhalten oder ausnehmen, daß Zusammengehörigkeiten 'wie' Getrenntheiten existieren. Dies schafft für die Verwahrlosungsstruktur den Charakter eines *Vexierbildes*, was häufig zu der Behauptung führte, Verwahrlosung habe keine Struktur. Es handelt sich aber um Verkehrungsprozesse durch unmittelbare gegenseitige Anverwandlung." (Berk 1975, S. 96)

Dies fällt in unserem Fall vor allem an dem Gegensatzpaar Aneignung und Umbildung auf. Hans eignet sich die Musik des anderen an, indem er sie sofort, d.h. ohne weitere Vermittlung, umbildet.

Indem es so zu keiner ergänzenden Wirksamkeit der übrigen Gestaltfaktoren kommt, indem also kein Entwicklungskreis durchlaufen wird, wird das sich auf diese Weise Angeeignete nicht wirklich zu eigen. Es kann nicht behalten werden. Deshalb ist es auch im nachherein nicht erzählbar (nicht erinnerbar).

Dadurch knüpft auch kein musikalischer Abschnitt an den anderen an. Es bricht ab, ist "vergessen". Das eine lebt nicht in dem anderen weiter. Es wird umgebildet, bevor es wirklich etwas geworden ist. Die minuziöse Anpassung in der Musik entpuppt sich als Verleugnung der Tatsache, daß das, was von 'außen' kommt, zunächst auch etwas Fremdes, Gegenüberliegendes und Widerstehendes ist. Es wird verwandelt, bevor es sich als etwas Fremdes entfalten und zeigen kann. Hans' Verhalten im Heimalltag sieht wie eine perfekte Anpassung aus, als habe er sich die Gesetze der Heimerziehung mühelos angeeignet und als habe sich 'Heim' ihn einverleiben können. Es verbirgt, daß er sich darin eine unendliche Beweglichkeit und grenzenlos scheinende Verwandlungsmöglichkeiten bewahrt hat, die in der Musik ihren Ausdruck finden. So gesehen wird hier Anpassung und "Unauffälligkeit" demonstriert, um Unbeeinflußbarkeit und 'Unerzogenheit' zu verbergen.

In der musikalischen Improvisation war für Hans möglich, was sonst nur in der Phantasie 'geht': sie stößt sich nicht an Kanten und Hindernissen, sondern bewegt sich eher algenhaft fort: mal dort, dann wieder ganz woanders.

Hier wird deutlich, was Berk mit Vexierbild meint: Hans hat sich mit dieser Art der Fortbewegung tatsächlich die unausgesprochenen Gesetze, die innere Logik der Heimerziehung angeeignet. Hinsichtlich der ausgesprochenen Ziele der Heimerziehung täuscht er ein 'Gelungen–Sein' vor; denn gerade dadurch, daß er sich so perfekt einfügt, bewahrt er sich mehr als die 'aufmüpfigen' oder 'schwierigen' Jugendlichen vor irgendwelchen Erziehungsmaßnahmen und Beeinflussungsversuchen.

Dem Seelischen ist es hiermit gelungen, die entgegenlaufenden Züge zwischen ausgesprochenen Zielen und *unausgesprochenen* Gesetzen der Heimerziehung mit einer paradoxen Gestalt zu beantworten, die im übermäßigen Befolgen ihrer Anordnungen (im Sinne von Handlungs– und Verhaltensanweisungen) ihre *ausgesprochenen* .Ziele (Selbständigkeit, Integration in die Gesellschaft, etc.) verfehlt, indem es der unausgesprochenen Anordnung (mal hier, mal dort weiter, Verzicht auf Identisches, auf Konsequenz und Folgerichtigkeit, etc.) folgt.

Heim erscheint mit dieser paradoxen und 'passenden' Beantwortung zugleich befolgt, verfehlt und entlarvt. Je nach dem Blick, den man auf dieses Bild wirft, ist das 'kunstvoll' oder 'Täuschung'.

'Erziehung' hat zu tun mit einer Gestaltung und Umgestaltung, durch die ein 'Weg' als Entwicklung vollzogen wird. Indem das Seelische hier schon in der Aneignung alles umbildet, ohne sich mit Widerständigkeit, den Problemen des Zueinanderpassens, der Abstimmung (Anordnung) auseinanderzusetzen und ohne die innere Konsequenz und Geschlossenheit des Ganzen zu beachten (Ausrüstung), kann es sich fortbewegen, ohne einen Weg zu gehen, kann immer wieder anders sein, ohne sich verändern zu müssen. Hans' spätere Aussage über die Musik: "Das ist immer dasselbe", obwohl er jedesmal anders spielte und Wiederholung stets zu vermeiden wußte, wird von hier aus verständlich: weil immer alles schon anders ist, ist *das* immer dasselbe. Zugleich scheinen sich in diesem Satz die seelische Not und der Auftrag für eine Behandlung auszudrücken: möge es doch einmal etwas so gleichbleibendes geben, daß ich anders werden kann.

Die Beobachtung, daß hier kein Entwicklungsweg beschritten wird, führt uns zu den Problemen der Einwirkung. Hans erlebt seine Musik nicht so, daß er sich 'merken' kann, was da seelisch entstanden ist. Ebensowenig wird er 'bemerkt'. Betroffenheit scheint ausgeklammert: ihn kann nichts betreffen und er löst keine Betroffenheit aus. Dort, wo er dennoch betroffen macht, (z.B. im Hören seiner Musik in der Beschreibungsgruppe) gerät die Berechtigung der Betroffenheit nachträglich in Zweifel. Seine Geschichte hinterläßt scheinbar keine Spuren, er kann sie nicht als Geschichte erzählen. Seine Musik wirkt nicht auf ihn zurück, bzw. er versteht es, sich dieser Wirkung immer wieder zu entziehen. Auch innerhalb seiner Musik wird Entschiedenheit durch ständigen Wechsel zu leugnen gesucht.

W. Salber versteht Entwicklung als eine Spiraltendenz: "Man muß lernen, auf etwas zurückzukommen, von daher neu zu interpretieren und dennoch das Ganze im Griff zu behalten." (Salber 1965, S. 175)

Hans kann im Gespräch nicht auf seine Musik zurückkommen, kann sich deshalb nicht von da aus neu interpretieren. Wie auch in der Musik selbst zerfällt 'das Ganze' , zerreißt der Zusammenhang in zwei voneinander abgespaltene Verfassungen des Erlebens. Entsprechend zerreißt der Zusammenhang zwischen den Bewegungsmöglichkeiten in der 'Phantasie' und den Handlungsmöglichkeiten im 'Alltag'. Dadurch steht dem Alltag – hier repräsentiert im Reden – die Beweglichkeit und Umbildungsfähigkeit nicht mehr genügend zur Verfügung. Aus der Entwicklungsbewegung der Spiraltendenz wird so ein endloses Kreisen. Entschiedenheit und damit 'Geschichte' kommen nicht zustande, sondern verfangen sich in diesem Kreisen, das Bewegung demonstriert, ohne sich von der Stelle zu bewegen. So wird er weder "Einer, der die Ausbildung abgebrochen hat", noch "Einer, der die Ausbildung weiterführt".

Im Setting der Musiktherapie realisiert sich die Konstruktion in den beiden angebotenen Möglichkeiten der Formenbildung 'Musik und Reden'. Sie strukturieren sich als zwei voneinander getrennt gehaltene Extremisierungen. Dabei werden jeweils bestimmte Gestaltfaktoren auf Kosten der übrigen betont, so daß die jeweilige Konstellation ins Gegenteil umkippen muß, um den Forderungen der vernachlässigten Faktoren gerecht zu werden. Dadurch zerreißt quasi der Entwicklungskreis, den die Gestaltfaktoren bilden.

Die Musik extremisiert die Umbildung zur grenzenlos scheinenden Verwandlung und zur Auflösung fester widerständiger Gestaltungen. Das ermöglicht ein ungehindertes Ausleben (Ausbreitung) und kommt durch die feine Bezogenheit der Spieler aufeinander und die Schnelligkeit im Aufgreifen und Abwandeln einer starken Wirksamkeit der Musik zugute (Einwirkung). Anordnung und Ausrüstung bleiben dem Sog der Umbildung und Ausbreitung als alleiniger Ausrichtung unterworfen und werden an ihrer Eigenwirksamkeit gehindert. Die Aneignung scheint dabei wie 'verschluckt' von der 'Schnelligkeit' der Umbildung.

Der Buchhalter und der junge Gott 125

Im Reden hingegen extremisiert sich die Aneignung zu einem Zwang zur Verbuchung in ein unangreifbares 'Haben' und 'Nicht–Haben', um die fehlende Stabilität, Kontinuität und Begrenzung durch die harte Konsequenz der Unterwerfung unter ein gültiges Formprinzip zu ersetzen und damit zugleich Ordnung in die Vielfalt zu bringen (Ausrüstung und Anordnung). Dadurch wirkt die Umbildung wie paralysiert. Die Einwirkung verfängt sich in unwirksam-ungeschichtlichem Kreisen. Da dies zu einer Art 'Verzicht' auf Ausbreitung gerät, erfordert diese Formenbildung wieder den Umschlag in die erstere.

Wir können hier von einem 'Riß' durch den Entwicklungskreis der Gestaltfaktoren sprechen. Durch diesen Riß stehen sich zwei extremisierte Formenbildungen gegenüber, denen die Wirksamkeit der übrigen Faktoren nicht mehr voll zur Verfügung steht, und die sich deshalb zwar gegenseitig brauchen und bedingen, sich aber dennoch nicht im Sinne einer Weiterentwicklung fördern können.

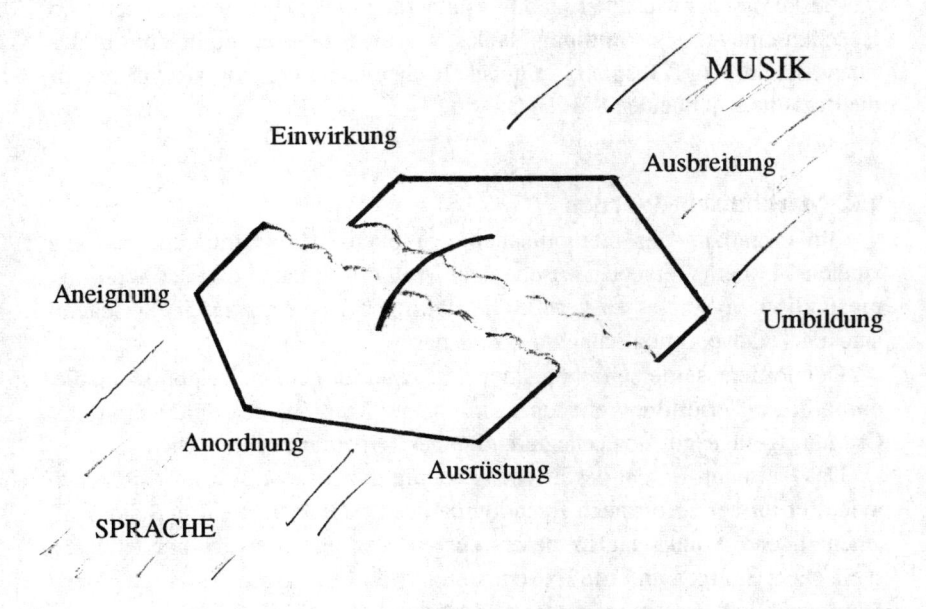

Hierzu sei noch einmal auf Berk verwiesen: "Seelisches ist hier gezwungen, sich vom 'Gegen–Teil' her im Griff zu behalten. Gegen–Teil heißt dabei nicht einfache Umkehr eines Sachverhaltes, sondern unmittelbares Befolgen-Müssen der Forderungen, die sich einer anderen verspürten Tendenz gegenüber geltend machen." (Berk 1975, S. 98)

Die Formenbildung der Musik stand Hans bisher nicht zur Verfügung. Die Rekonstruktion zeigt aber, daß Hans' sonst erlebbares Verhalten nicht 'das Ganze' sein kann, da es eine Formenbildung ausprägt, die 'allein', d.h. ohne ihr 'Gegen–Teil' im Sinne Berks, nicht lebensfähig wäre. Das erlaubt den Schluß, daß sich die Formenbildung, die wir in der Musik kennengelernt haben, bis dahin nur als ein in sich abgeschlossenes Phantasieleben ausgestalten konnte.

Dieses 'Phantasieleben' muß Hans selbst auf merkwürdige Weise verschlossen sein. Der 'Riß' erscheint so groß, daß Hans die Formenwelt der einen Seite nicht in die der anderen Seite (der Sprache und des Alltagsverhaltens) transportieren kann. Wenn in den folgenden Ausführungen von der Seite der Musik und der der Sprache die Rede ist, so ist dies quasi abkürzend für die beiden Ausprägungen der hier dargestellten Formenbildung gemeint.

Dennoch darf hier Musik nicht gleich Phantasie gesetzt werden. Denn die Ausgestaltung der Musik ist schon Veränderung in dem gesamten System, sie ist schon eine erste Vermittlung, da das, was sich sonst vermutlich nur in der Phantasie 'im Kopf' abspielt, im musikalischen Ausdruck hörbar wird und in die Beziehung der beiden Spielenden tritt.

1.2. Methodisch–Werden

Ein Grundzug des methodischen Vorgehens der Therapeutin besteht zunächst in dem Versuch, zwischen der Welt der Sprache und der Welt des musikalischen Spieles zu vermitteln, d.h. nach Übersetzungen, Zwischenstücken, 'Transportmöglichkeiten' zu suchen.

Der Patient seinerseits begegnet den beunruhigenden Erlebnissen, die durch diese Vermittlung entstehen, mit seiner Methode des Spaltens in das Ordnungsgefüge 'gut–schlecht' und mit einer Perpetuierung im Reden.

Das Getrennt–Halten des Erlebens kommt dabei szenisch zum Ausdruck, indem er immer sofort nach Beendigung des Spielens aufsteht und sich auf einen anderen Stuhl setzt. In diesem kurzen Weg realisiert sich der 'Riß' des seelischen Gefüges und die Extremisierung in zwei Gegen–Teile. Die Verschränkung und der Kampf dieser beiden Methoden, die im folgenden an einigen Beispielen dargestellt werden sollen, kennzeichnen zugleich exemplarisch den Prozeß des ersten Behandlungsabschnittes bis zur 21. Stunde.

a) Die Aufforderung, über die Musik zu sprechen, das Erklungene, Gespielte zu beschreiben, wird von Hans zunächst beantwortet mit einer grüblerischen Einschätzung voller Sehnsucht und Zweifel, ob das Gespielte "gut" oder "schlecht" war. Die Therapeutin versucht eine andere Verbindungsmöglichkeit aufzuzeigen, indem sie ihrerseits das Gespielte in Bildern oder einfachen Handlungsabläufen beschreibt. Hans begegnet dem wiederum mit seiner Methode: ihn interessieren nicht die beschriebenen Bilder, sondern er stellt nur resigniert fest, "Deine (Beschreibungen) sind viel besser als meine", und setzt damit sein Verbuchungssystem durch.

b) Ein Transport in die umgekehrte Richtung wird versucht, indem die Therapeutin Themen oder Strukturen der Gespräche zu Spielvorschlägen macht. So wird z.B. die Grundstruktur seines Ordnungsgefüges zur formalen Gestaltung eines zweiteiligen Musikstückes aufgegriffen mit dem Titel: "Die gute Seite – die schlechte Seite".

Nach dem Spiel werden wiederum in einer weiteren Drehung Begriffe für die gute und die schlechte Seite gesucht. In der paradoxen Handhabung, das spaltende Ordnungsgefüge zur Verbindung zu nutzen, liegt zugleich eine Zuspitzung, die zu einem ersten Schwanken dieses Systems führt: Nach mehrmaligem Austausch ist plötzlich nicht mehr klar, welche Seite welche ist, und welche Begriffe nun welcher Seite zuzuordnen sind.

Beispiel 4. Stunde:
Die Therapeutin schreibt 'gut' und 'schlecht' auf ein Blatt. Hans diktiert Begriffe dazu:

GUT	SCHLECHT
Fröhlichkeit	Einsamkeit
Geborgenheit	Angst
	Traurigkeit

Abb. 1

Beispiel 5. Stunde:
Hans klagt endlos über die schlechten Eigenschaften seiner Mitbewohner. Die Therapeutin schreibt Begriffe aus seinen Klagen auf die rechte Seite des Blattes. Hans diktiert weitere. Die Therapeutin macht einen Kreis darum und schlägt vor, über eine Person zu spielen, die so ist. *(s. Abb. 2, nachfolgende Seite)*

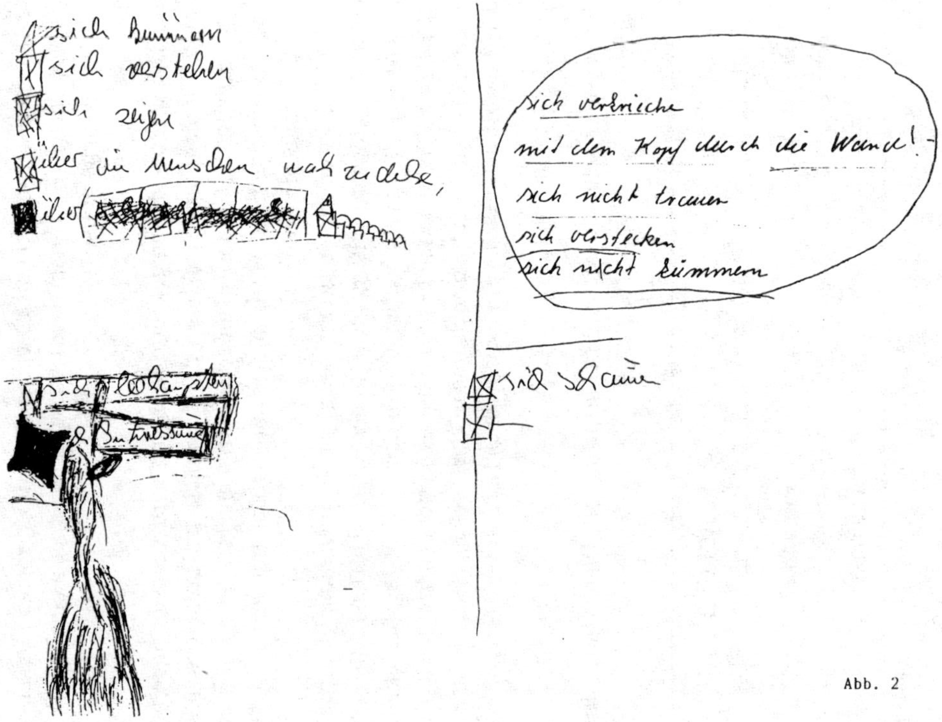
sich kümmern
sich verstehen
sich zeigen
sich verkriechen
mit dem Kopf durch die Wand!
sich nicht trauen
sich verstecken
sich nicht kümmern
sich schämen

Abb. 2

Hans sucht sorgfältig für jeden Begriff ein Instrument aus und spielt mit sehr viel Spaß. Bald nach dem Spiel wird er wieder ernst und gequält. Grüblerisch beginnt er, auf der linken Seite zu jedem Begriff der schlechten Seite einen guten zu finden. Er sitzt vor dem Blatt wie vor einer schwierigen Aufgabe und schaut die Therapeutin oft fragend an, als gäbe es ein klares 'Falsch' und 'Richtig' in dieser Zuordnung.

Dann wird "die gute Seite" gespielt. Vergleicht man die beiden Musikstücke, so sind sie in der Binnenstruktur beide sehr differenziert, abwechslungsreich und vielschichtig. Eine Differenzierung der beiden Stücke als ein irgendwie gearteter Gegensatz ist aber nicht nachvollziehbar. Nach dem Spiel beginnt auch Hans über die Zuteilung in Unsicherheit zu geraten.

Im Schutz der entpersönlichten Zuordnung von Begriffen zu "die gute und schlechte Seite" können aber zugleich tabuisierte Themen wie Traurigkeit oder Einsamkeit und Angst ins Spiel kommen. Eine Improvisation über das Thema "Angst" zeigt in Ausdruck und Intensität, daß die Vermittlung eines Begriffes in die Erlebniswelt des musikalischen Spieles leichter fällt als die umgekehrte Übersetzung des Erlebens in Sprache.

Nach dem Spiel auf seinen 'Redestuhl' zurückgekehrt kennt Hans keine Angst mehr, denn Angst ist "schlecht": "Wenn man eben immer alles tut, was einem gesagt wird, dann braucht man keine Angst zu haben und wird auch nicht bestraft". Wenn Hans also Angst hätte, so wäre dies ein Zeichen seiner Schlechtigkeit, d.h. nicht getan zu haben, was ihm gesagt wurde. Deshalb darf er Angst nicht fühlen, sie wird vom Erleben abgespalten.

c) Das Hören der gespielten Musik vom Tonband schafft manchmal für kurze Momente eine Stimmung, in der erste Erinnerungen auftauchen. So erinnert sich Hans z.B. beim Anhören der Musik zum Thema "Angst" in der darauffolgenden Stunde, als Kind einmal Angst gehabt zu haben: bei einer Nachtwanderung. Die veränderte Stimmgebung in dieser kurzen Erzählung charakterisiert deutlich, wie hier etwas erzählt wird, ohne daß es zuvor der methodischen Bearbeitung der Verleugnung und Spaltung unterzogen worden ist.

d) Die Möglichkeit zu malen oder zu schreiben, während die gespielte Musik noch einmal vom Tonband gehört wird, schafft eine Atmosphäre, in der Hans in seinem sonst endlosen Reden innehalten kann. In der kurzen Entwicklung vom Malen des ersten Bildes bis zum späteren Schreiben von Wörtern ist zugleich der erneute Aufbau einer Abwehr dessen, was zunächst spontan möglich ist, schrittweise zu verfolgen:

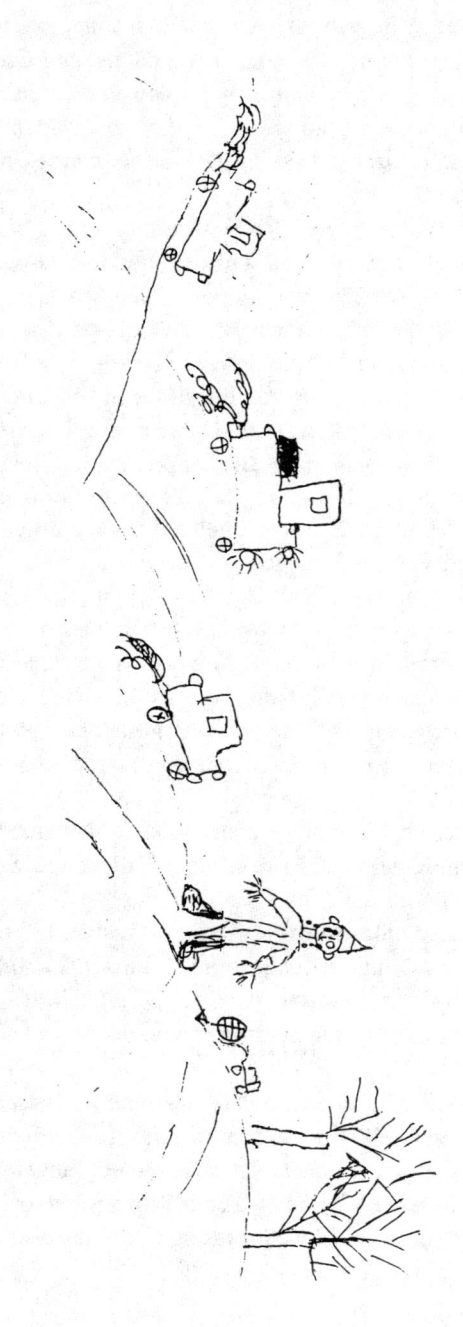

Abb. 3

Auf den ersten Vorschlag, zur Musik ein Bild zu malen, geht Hans ohne Zögern ein und malt ungebrochen und ganz in diese Tätigkeit versunken. Zu diesem ersten Bild *(s. Abb. 3, links)* sagt er:

> "Der Junge ist wütend, weil er nicht in Ruhe spielen kann wegen der lauten und störenden Autos."
> Therapeutin: "Der Junge weint."
> Hans (nachdenklich): "Ja."

Wir können die anschaulich-konkrete Sprache dieses Bildes als eine Zwischenposition zwischen Musik und Sprache verstehen. In ihr vermittelt sich die symbolische Mehrdeutigkeit der Musik und die Festlegung auf bestimmte Bedeutungen und konkrete Geschichten durch die Sprache. Durch diese Vermittlung wird die Kontrolle des Ordnungsgefüges zunächst übersprungen, so daß ein Stück Geschichte erzählbar wird. Eine solche direkte Übersetzung ist aber zu diesem Zeitpunkt (5. Stunde) noch nicht zu ertragen, so daß diese Vermittlung zunächst wieder zerstört werden muß. Das nächste Malen ist deutlich gebrochen: es wird etwas angefangen, nicht weitergeführt. Das dann Gemalte wird mit Worten und Pfeilen versehen, als solle die Mehrdeutigkeit und verdächtige Unberechenbarkeit der symbolischen Sprache eingedämmt werden durch die Festschreibung: 'das sind Enten und nichts anderes. Das ist ein Ufer. Das hat nichts mit mir zu tun.' *(s. Abb. 4, nachfolgende Seite)*

Die Versunkenheit des Malens geht verloren und das Gemalte wird mit verächtlicher Kritik behandelt: "Völlig beschissen". Im darauffolgenden Bild wird die Bildhaftigkeit weiter zurückgenommen und es entsteht ein verwirrendes Linienbild, womit die Gefahr, daß etwas unbeabsichtigt sichtbar werden könnte, weiter eingedämmt wird. *(s. Abb. 5, übernächste Seite)*

Dennoch geht das, was hier wie durch Überrumpelung des Ordnungsgefüges kurz möglich war, nicht ganz verloren. Ein Stück Vermittlung bleibt erhalten, indem eine Form gefunden wird, die das, was nach Ausdruck drängt und die daraus entstehende Angst in ein erträgliches Verhältnis bringt. Als eine solche Kompromißbildung läßt sich das Aufschreiben von Stichworten zur gehörten Musik verstehen. Es ist eine Form, die Hans selbst aus dem Malen entwickelte. In ihr ist die Versunkenheit in der Tätigkeit erhalten, ohne daß die Kontrolle ganz verloren geht.

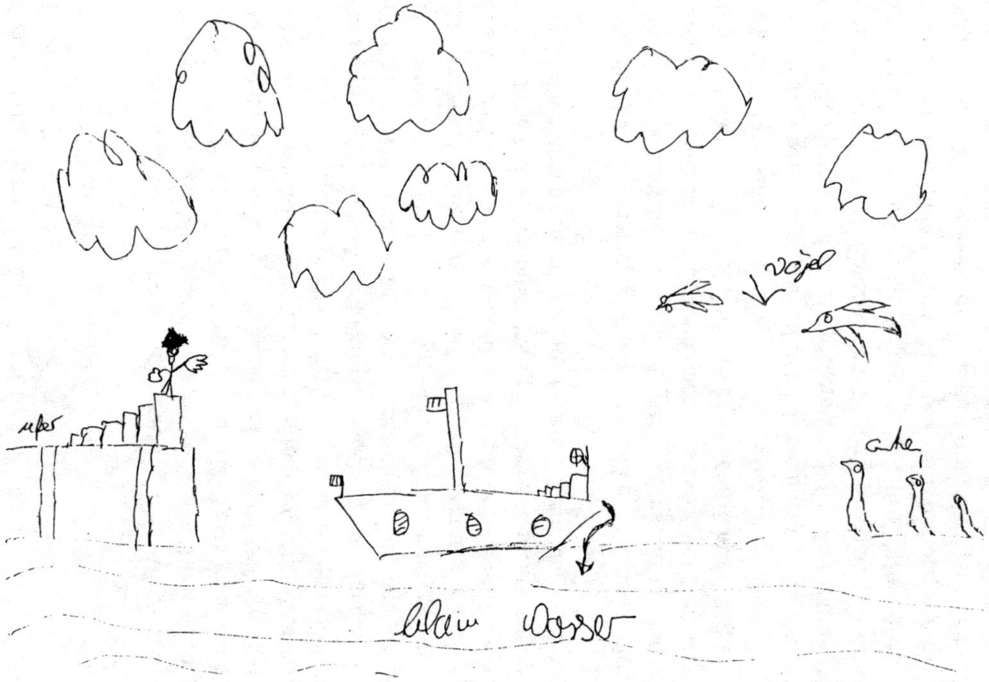

Abb. 4

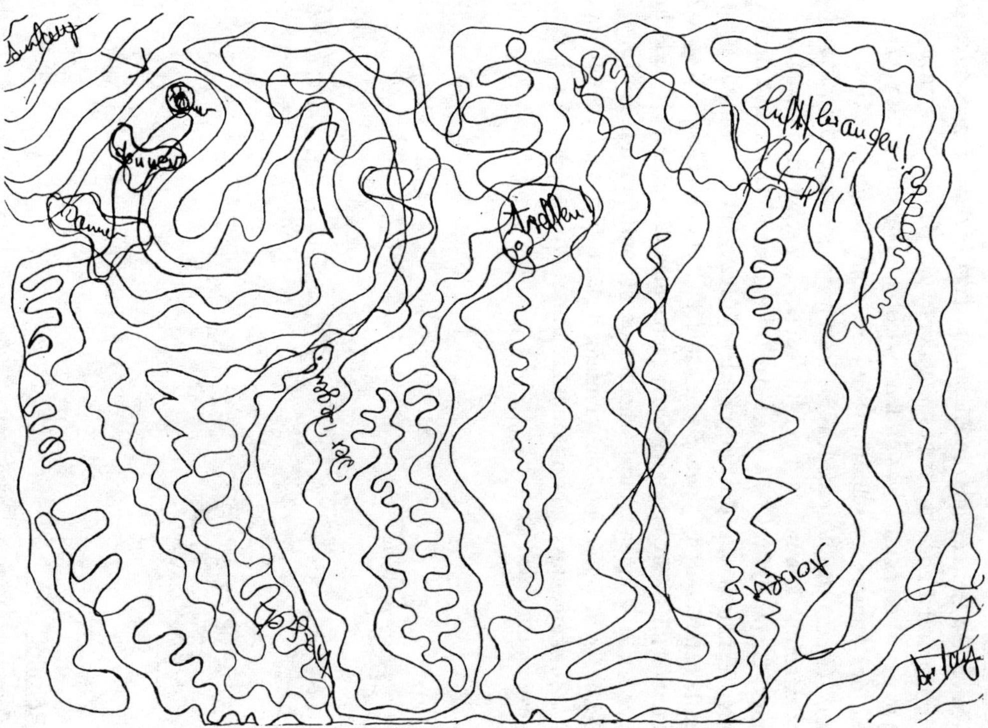

Abb. 5

134 *Fallstudie: Leiden–Können*

In der so entstehenden seelischen Verfassung sind auch kurze Geschichten möglich, die sich inhaltlich, strukturell und atmosphärisch von dem sonstigen Reden in endlosen Schleifen abheben. Hierzu zwei Beispiele:

1. Beispiel:

Nachdem Hans endlos die Forderungen der Erzieher repetiert hat, die diesmal "Du sollst Dich mehr auseinandersetzen" lauten, beginnt er nach der Frage der Therapeutin, was er denn wichtig fände, auf die linke (die "gute") Seite des Papiers zu schreiben. Bei "mögen" zögert er: "Gehört das auch dazu?" (Ist es erlaubt zu mögen? Darf ich mir wünschen, gemocht zu werden?) Zu "erfahren" kommentiert er: "Ich merk', ich weiß nicht so recht, was das heißt." Therapeutin: "Was verstehst Du darunter? Du meinst doch etwas!" Hans: "Erfahren, was der andere erlebt." Bezüglich der mir zunächst unverständlichen Notierung "gute Sache schlechte" wird im Gespräch deutlich, was gemeint ist: Es wäre eine gute Sache, auch über die (eigenen!) schlechten Seiten reden zu können. Darin scheint sich die aufkeimende Hoffnung auszudrücken, man würde vielleicht einmal auch mit den "schlechten Seiten" geliebt. Zusammenfassend sagt Hans zur linken (guten) Seite des Bildes: "So ist es, wenn man reden kann."

Abb. 6

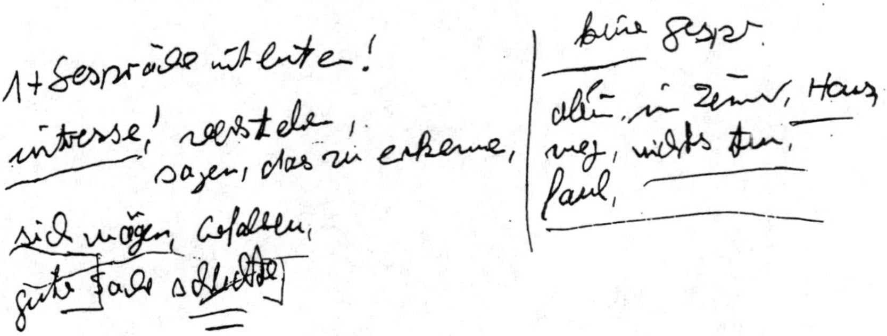

2. Beispiel (s. Abb. 7, rechts)

Vor sich hin schreibend spricht Hans über die verschiedenen Personen im Haus und versucht, sie verschiedenartig zu sich in Beziehung zu setzen. Aber jede Anordnung, die über "alle anderen sind schlecht – ich bin gut" hinausgeht, löst heftige Angst und Schuldgefühle aus. "Im Kinderheim haben sich alle verstanden, alles wurde zusammen gemacht." Es wird die Qual und

Abb. 7

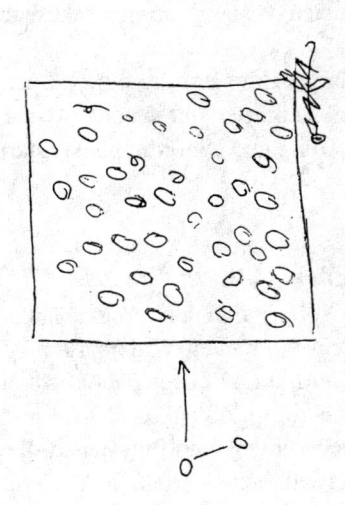

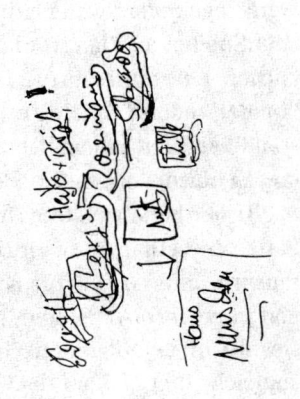

Anstrengung deutlich, die es bedeutet, seine Identität statt an einer Bezugsperson an einem 'Bezugshaus' bilden zu müssen. Die Therapeutin malt auf der rechten Seite des Bildes das Haus (als Kasten) und kommentiert: "Darin sind all die Leute und 'da' (zum kleinen Kreis außen davor) bist Du und sollst Dich auseinandersetzen." Hans guckt sich das lange an und sagt dann entschieden: "Nein, das geht ja gar nicht."

In den nächsten Stunden kämpft Hans um die innere Berechtigung, sich einzelne Menschen heraussuchen zu dürfen, mit denen er "besser reden" kann als mit anderen. Eine Differenzierung und Umordnung des starren Ordnungsgefüges bahnt sich an.

1.3. Ein erstes Anders–Werden

Der Erlebnisbruch zwischen Spielen und der verbal geäußerten Wahrnehmung des Spielens wird in einem markanten Widerspruch deutlich, der zu einer Improvisation führt, die Konflikt und Lösungsmöglichkeit zugleich beinhaltet. Im Gegensatz zur Thematik und Struktur der Gespräche ist in der Musik eine Vermeidung von Wiederholung und Bei–Einem–Bleiben zu beobachten. Vielmehr ist das improvisatorische Verhalten durch häufigen Instrumentenwechsel während der Improvisation, Abwechslungsreichtum und die Tendenz gekennzeichnet, eine begonnene Entwicklung abzubrechen und wieder etwas ganz Neues zu beginnen. Dabei entsteht der Eindruck, als solle eine zunehmend sich aufdrängende Tendenz durch Zerstreuung an ihrem Wirksamwerden gehindert werden. Im Gegensatz zu diesen Beobachtungen erlebt Hans sein Spielen als "langweilig und immer dasselbe". Aus diesem Widerspruch entsteht eine musikalische Intervention, die von dem Gedanken ausgeht: wenn "immer anders" Spielen erlebnismäßig verbunden ist mit "immer dasselbe", so müßten Bei–Einem–Bleiben, Wiederholung und Bündelung statt Zerstreuung zu einem anderen Erleben führen.

Bisher hatte sich die Therapeutin im Spiel eher synton zu der Musik des Patienten verhalten. In einer Improvisation in der 16. Stunde ändert die Therapeutin ihre Art mitzuspielen. Statt die vielen Wechsel, die Heterogenität und minuziöse Anpassung und die Zerstreuung weiter mitzumachen, beginnt sie mit einer auf einen Grundton bezogenen melodischen Skala, die sie zugleich singt und auf dem Klavier begleitet, rhythmisch durch einen gleichbleibenden Puls unterstützt. Hans, der inzwischen vier Instrumente in schnellem Wechsel gleichzeitig benutzt, reagiert mit zunehmender Zerstreuung bis hin zu tobenden Versuchen, dem Gleichbleibenden entgegenzuwirken. Es

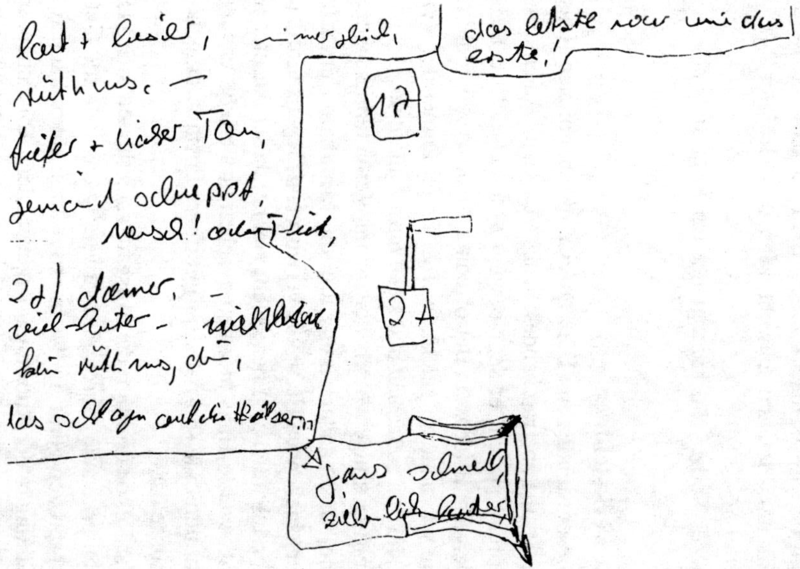

Abb. 8

138 Fallstudie: Leiden–Können

entsteht ein Kampf, der aber auch Momente des Zusammenspiels enthält, wenn z.B. Hans für kurze Zeit den Grundschlag auf der Pauke mitspielt oder dadurch, daß die Therapeutin die Dynamik seines Ausbrechens mitmacht, ohne jedoch das Durchgängige aufzugeben.

In einer Beschreibung einer Musiktherapiestudentengruppe spiegelt sich dieser Kampf in heftigem Erleben wider: Das Gleichbleibende wird als unerbittlich und rücksichtslos erlebt, als etwas, das man bekämpfen muß, auf das man wütend wird, aber auch als Rahmen, Ordnung, Struktur und Sicherheit. Diese Improvisation erweist sich als eine wichtige Umbruchstelle.

Nach dem Spiel sagt Hans spontan als erstes: "Das war etwas Neues. Das war jetzt anders als sonst." In den schriftlichen Skizzen, die Hans beim Hören des Tonbandes nach der Musik macht, taucht die erste assoziativ–bildhafte Äußerung zur Musik auf: "Jemand schwebt, Mensch! oder Tier?" *(s. Abb. 8 vorangegangene Seite)*

Hans sagt zu dieser Notiz: "Das kam, glaube ich, vom Singen."

1.4. Ein erstes Bewerkstelligen

Am Tag nach dieser Stunde zeigt Hans auf dem wöchentlichen Hausabend zum ersten Mal ein für alle überraschendes, neues Verhalten. An eine laufende Diskussion anknüpfend spricht er sehr bewegt von sich selbst. Dabei gebraucht er eindrucksvolle Bilder, die Betroffenheit auslösen. Er fühle sich oft wie eine Puppe, die von anderen gelenkt werde. Er sei immer der Verlierer, fühle sich von den anderen enttäuscht und stehe immer allein da.

Im weiteren greift er einige Mitarbeiter für ihr Verhalten ihm gegenüber an. Es entsteht eine Auseinandersetzung, die die MitarbeiterInnen in ihrer plötzlichen und überschießenden Heftigkeit verwirrt und Gegenangriffe hervorruft. Obwohl auf der 'inhaltlichen' Ebene nicht viel bei dieser Auseinandersetzung 'herauskommt', wurde Hans hier neu gesehen und erlebt: er hatte sich bemerkbar gemacht und eine spürbare, (an)greifbare Position eingenommen und Betroffenheit ausgelöst.

In bezug auf die Rekonstruktion der Ausgangslage lassen sich hierin einige Veränderungen erkennen, durch die notwendig das gesamte Gefüge in einen Verwandlungsprozeß gerät: In der Improvisation zuvor hatte sich eine entscheidende Brechung in der Anordnung ergeben: dem Abbrechen, Immer–Anderen, immer sich schon Verwandelnden hatte sich etwas Gleichbleibendes, Festes, Durchgängiges gegenübergestellt; hatte sich unüberhörbar bemerkbar gemacht, und Hans hatte sich auf den Kampf mit dieser Erfahrung eingelassen. Das führte zu einer ersten Veränderung im Erleben, die Spaltung Musik–Sprache wurde erstmals überbrückt und die Wirkung der Musik dauerte über die Zeitspanne ihres Erklingens hinaus: Ein Eindruck war erinnerbar: "Jemand schwebt, Mensch oder Tier".

Statt minuziöser Anpassung in steter Verwandlung macht Hans sich auf dem Hausabend deutlich als *Einer, der* – sich wie eine Puppe gelenkt fühlt, enttäuscht ist und sich alleingelassen fühlt. Er wagt damit, sich festzulegen, eine eigene Position einzunehmen und sich damit den anderen erkennbar gegenüberzustellen. Er zeigt sich betroffen und löst damit Betroffenheit aus. Zugleich zeigt sich in dieser Handlung, daß Hans statt Spaltung und Getrennt–Halten hier mit dem experimentiert, was in der Therapie im Übergang Musik (Malen) Sprache immer wieder versucht wurde; er 'transportiert': von der Therapie in die Gruppe, in das Alltagsleben. Er probiert Verbinden und Vermitteln statt Abbruch, Neu–Anfangen und Getrennt–Halten.

Die eigene Gestaltung, in der dies geschieht, zeugt davon, daß in dieser Zeit wirklich etwas 'gelernt' wurde, d.h. zu etwas Eigenem gemacht wurde, für die eigenen Interessen nutzbar, dem Seelischen verfügbar geworden ist.

Hier beantwortet sich einmal beispielhaft die Frage nach dem 'Transfer', die im Grunde nur innerhalb des verhaltenspsychologischen Paradigmas einen Sinn macht, aber dennoch auch in anderen Zusammenhängen immer wieder gestellt wird. Es ist hier deutlich, daß es in der Musiktherapie, wie auch in anderen psychotherapeutischen Verfahren um generelle seelische Strukturveränderungen geht, und daß es bei so gearteten Veränderungen keines gesonderten seelischen Aktes bedarf, um die Verbindung zum 'Alltag' herzustellen.

Hans zeigt seine erweiterte Möglichkeit, auch einmal zu transportieren statt getrennt zu halten zunächst nicht dort, wo sie ihm immer wieder angeboten wurde (zwischen Spielen und Reden), sondern zuerst in verwandelter Form und in anderen Zusammenhängen.

Hans beginnt nun deutlich, mit den Beziehungen zu den anderen Jugendlichen und zu den Mitarbeitern des Hauses zu experimentieren. Er macht dadurch neue Erfahrungen, die zum Teil sehr schmerzhaft und oft verwirrend sind, ihn aber auch aus seiner Isolation herausführen. Zum Beispiel macht er einem Mitarbeiter Vorwürfe, wird von diesem dafür angegriffen und kritisiert. Später aber kommt ein Mädchen, das auch gerade Ärger mit diesem Mitarbeiter hat, auf ihn zu und die beiden ziehen recht munter zusammen von dannen. Das ist für Hans neu!

Eine andere zu erwähnende wichtige Veränderung in dieser Zeit ist die Aufgabe der Lehrstelle. Hans arbeitet nun zunächst in einer Art beschützenden

Werkstatt. Das bedeutet zwar in seinem eigenen Wertgefüge und im Hinblick auf Selbständigkeit, Loswerden vom 'Heim' und 'Normal–Werden' einen Rückschritt, eröffnet ihm aber deutlich neue Möglichkeiten im Hinblick auf eine Nachreifung, da er in dieser Werkstatt mehr Spielraum hat, mehr Zuwendung von Seiten der Werkstattleiter, für die nicht der wirtschaftliche Gewinn im Mittelpunkt steht, sondern deren Anleitung stärker auf die Jugendlichen ausgerichtet ist. Die Arbeit ist weniger angesehen (auch im Wertsystem des Jugendheimes), was für Hans eine neue Kränkung ist, sie ist aber besser geeignet, Vermittlung für seelische Entwicklung zu sein. In der Werkstatt werden handwerkliche Fähigkeiten an verschiedenen Materialien (Holz, Stoff, Metall) erprobt. Zusätzlich wird die Arbeit von gemeinsamem Malen, Musizieren und Gruppengesprächen begleitet. Hans wählt bezeichnenderweise als ersten Arbeitsbereich die Herstellung von Puppen, die mit dem Umgang mit dem weichsten Material (Stoff) verbunden ist und die wohl auch sonst seinen Wünschen nach kindlichem Spiel am meisten entgegenkommt.

Trotz aller Selbstwertproblematik, die durch diesen 'Rückschritt' zunächst ausgelöst wurde, scheint diese neue Arbeit den therapeutischen Prozeß letztlich doch sehr unterstützt zu haben. In Ausweitung des Begriffes kann sie wohl als eine "Regression im Dienste des Ich" (M. Balint 1970) angesehen werden.

Kurz nach dem beschriebenen Ereignis auf dem Hausabend tauchen in der Therapie erstmals Bruchstücke einer Lebensgeschichte auf. Das bestätigt eine Veränderung im Umgang mit dem Faktor der 'Einwirkung', die es Hans jetzt erlaubt, eine Geschichte zu haben, sich damit festzulegen, die Möglichkeit der Phantasie einzuschränken und sich mit der Trauer über die eigene Geschichte und deren Folgen zu konfrontieren.

Hans berichtet zum ersten Mal, daß er gelegentlich Kontakt zu seiner Mutter hat. Er vermutet, daß er im 1. Lebensjahr noch bei ihr gelebt hat. Dann habe sie ihn in ein Heim gegeben und sich nicht mehr um ihn gekümmert. Erinnerungen an sie habe er nicht. Als er 14 oder 15 Jahre alt war, habe er dann von sich aus ihre Anschrift verlangt und zu ihr Kontakt aufgenommen. Sie habe insgesamt fünf Kinder, Halbgeschwister von ihm, die sie alle ins Heim gesteckt habe. Er kenne keines dieser Kinder.

Hans besucht seine Mutter manchmal, fühlt sich aber auch jetzt von ihr zurückgewiesen, da sie von sich aus nie zu ihm Kontakt sucht, auf seine Briefe nicht antwortet etc.. Er macht ihr heftige Vorwürfe, daß sie alle ihre Kinder ins Heim gegeben hat und sagt zum ersten Mal wie schlimm es sei, im Heim aufzuwachsen (Eine Tatsache, die von den Jugendlichen sonst mit

Vehemenz verdrängt wird.): "Das ist nicht wiedergutzumachen, Kinder ins Heim zu tun."

Von seinem Vater spricht Hans hingegen sehr liebevoll, er sei früh gestorben, müsse "ein guter Mensch", "in Ordnung" gewesen sein. Weitere Momente von Geschichte tauchen in Erzählungen über ein Mädchen aus dem Kinderheim auf, zu der er noch Kontakt hat und über Briefe, die er zu Weihnachten immer noch an die "Tanten" (er korrigiert sich schnell: "die Erzieherinnen, wir sagten damals Tante zu ihnen") aus dem Kinderheim schreibt. Außerdem hat er noch Kontakt zu "den Frauen"; Frauen, die sich freiwillig um die Kinder des Kinderheims kümmerten. Erst viel später bekommen "die Frauen" Namen und werden als einzelne Personen in Erzählungen erwähnt.

2. Prüfen und Abwägen: Die Kleinarbeit beginnt

(17. – 36. Stunde)

2.1. Sich ausrüsten

Wesentliches und auffälligstes Moment des 2. Behandlungsabschnittes ist die Zurücknahme der freien Improvisation von Hans aus. Für diesen Zeitraum von etwa drei Monaten verweigert er fast jedes Improvisieren. Spielvorschläge der Therapeutin erlebt er als unerträglichen Anspruch oder als Verweigerung, seinen Erzählungen zuzuhören. Stattdessen bringt er von der Musikgruppe der Werkstatt kleine Stücke, einzelne Tonfolgen oder Lieder mit, die er mit der Therapeutin spielen will. Das ist z.T. schwierig, da es sich manchmal um Begleitformeln oder aus dem Zusammenhang genommene Motive handelt, mit denen die Therapeutin nicht genügend anzufangen weiß. So ist die musikalische Arbeit oft mühsam und bekommt manchmal den gequälten, grüblerischen Charakter, der sich sonst in Hans' Reden fand. Sie entbehrt weitgehend der kreativen und lustvollen Momente des gemeinsamen Improvisierens.

Daraus entsteht eine für Hans und die Therapeutin gleichermaßen schwierige Zeit und die erste Krise der therapeutischen Beziehung. Auch die Therapeutin erlebt es zunächst als Verweigerung, daß Hans nicht improvisieren will und ihr damit das entzieht, was in dieser Therapie lebendig war, Spaß machte und einen Ausgleich zu den sehr quälenden und deprimierenden Gesprächen darstellte. Hans spürt natürlich diese 'Vorliebe' der Therapeutin und nutzt diese Möglichkeit, die Stabilität und Qualität der Beziehung zu prüfen. Es scheint, als solle sie ertragen lernen, was sie an ihm weniger 'leiden kann', damit auch er es später wagen kann, sich mit dem zu konfrontieren, was er 'nicht leiden will'.

Dem "Stückchen–Spielen" kommen aber noch weitere Bedeutungen in der Entwicklung zu, die an einigen Bemerkungen von Hans deutlich werden. Hans sagt einmal über das Improvisieren im Vergleich zum Aufschreiben: "Da kann ich das nicht so festhalten, mir nicht klarmachen in Worten. Da fällt das so auf einmal, plumps, runter."

Das Stücke–Spielen hingegen bezeichnet er als "viel intensiver". Da wisse er genau, "wo was hinkommt". Die fehlende Kontrolle über die eigenen musikalischen Äußerungen wird hier als Beunruhigung spürbar. Mit dem Näherrücken des bewußten Erlebens an das spontane Musizieren und der sich anbahnenden Aufhebung der Spaltung drängt sich die verunsichernde Erfahrung des Verlustes des alten Haltes auf: "Jemand schwebt", das heißt wohl auch, das ganze seelische Gefüge gerät ins Schweben. Ein neuer Halt ist noch nicht in Sicht und es ist nicht abzusehen, was man bei einem neuen Blick auf sich selbst zu sehen bekommt: "Mensch oder Tier". (vgl. auch den ersten freien Liedtext S. 160 ff)

Mit der Zurücknahme des Improvisierens 'bremst' Hans das Tempo in dieser Entwicklung. Noch sind diese Entwicklungen zu beunruhigend. Mit einer musikalischen Arbeit, die oft an 'musikalische Früherziehung' erinnert, tut Hans von da aus gesehen das Richtige: er geht auf frühe Formen zurück, um nachzuholen, sich besser auszurüsten und sich dadurch neuen, sicheren Halt zu verschaffen, um den neuen Erfahrungen gestärkt und mit erweiterten seelischen Verarbeitungsmöglichkeiten zu begegnen.

Von den Gestaltfaktoren her ist in dieser Entwicklung eine zeitweise Zurücknahme der Ausbreitung zugunsten einer Arbeit an stabiler Ausrüstung zu sehen, die eine Erweiterung des Wirkungskreises ermöglicht. Dieses Arbeiten an der Ausrüstung zeigt deutlich die Schwächen der früheren Ausrüstung, die das Kippen und unvermittelte Übergehen, Abbrechen und an anderer Stelle Neu–Beginnen als einzig funktionierende Mechanismen notwendig machte.

Ein Beispiel aus dieser Phase soll das Gesagte verdeutlichen. Hans will Lieder singen. Die Therapeutin soll ihm "welche mitbringen". Es soll "mit Noten" sein. Beim Lernen dieser Lieder ist Hans sehr verärgert und empört, daß er das nicht sofort kann. Er hat z.B. schon große Schwierigkeiten damit, einen Liedtext vom Blatt zu lesen. Er liest ihn wie eine Fremdsprache, ohne den Sinn erfassen zu können und stolpert dadurch manchmal von Wort zu Wort.

Zurückgreifend auf die alte Methode: 'dann eben woanders weiter', blättert er in dem mitgebrachten Liederbuch weiter und ist beim nächsten Lied mit der gleichen Erfahrung konfrontiert. (Zunächst auf bekannte Lieder zurückzugreifen ist nicht möglich, da Hans so gut wie keine Lieder kennt.) In dieser selbstgewählten Tätigkeit ist Hans damit konfrontiert, daß diese Musik nun nicht mehr so 'plumps' aus ihm herausfällt. Da sperrt sich ihm etwas, stellt sich etwas entgegen, was er nicht in einem Anlauf überwinden kann und was er auch nicht durch 'woanders weiter' umgehen kann. Hier zeigt und bricht sich sein Allmachtsanspruch.

Als die Therapeutin sagt, daß man das nicht 'einfach so' können kann, sondern daß man das üben muß, guckt er erstaunt und verlegen. Nur sehr langsam beginnt er in späteren Stunden, sich auf Tätigkeiten wie 'wiederho-

144 *Fallstudie: Methodisch–Werden*

len' oder 'genauer und in Einzelheiten betrachten', kurz auf so etwas wie 'Üben' einzulassen.

Zunächst stoßen Vorschläge, etwas auch nur zweimal zu tun oder ein Lied, ein Stück oder eine Geschichte über mehrere Stunden beizubehalten, stets auf Ablehnung. "Das hatten wir doch schon. Das ist doch langweilig." Wie auch schon beim Improvisieren fühlt er sich wie unter Zwang, jedesmal 'etwas Neues' produzieren zu müssen. Da wurde es auch schon schwierig, als er alle Instrumente 'durch' hatte.

Erst allmählich wird es möglich, die Lieder oder Spielstücke, die er besonders mag, für längere Zeit beizubehalten. Das "Mögen", die Vorliebe hilft den Ansprüchen der eigenen Allmacht und steten Verwandlung entgegenzuwirken. So entsteht in dieser Zeit ein wiederholbares 'Lieblingslied': "Es war ein König in Thule". Daneben erweist sich eine vereinfachte Fassung des Spielstücks "Fun For Four Drums" *(Nordoff 1968, Noten s. folgende Seiten)* als besonders hilfreich, Wiederholung zu ermöglichen, weil es einerseits seinem Wunsch nachkommt, genau zu wissen, "wo was hinkommt" und andererseits schwierig genug ist, um für ihn 'Üben' zu rechtfertigen, seine Aufmerksamkeit und seinen Ehrgeiz zu binden, und weil – bei aller Festlegung – die Möglichkeit des Variierens (z.B. verschiedene Instrumente, improvisatorische Einschübe), die Angst vor der Wiederholung abschwächt.

Obwohl auch in dieser Arbeit 'gut' und 'schlecht' für ihn nicht unwichtig geworden sind, kommen in die Gespräche doch auch andere Gesichtspunkte, die eine Erweiterung im Zusammenhang mit 'Ordnung' bedeuten und einen spielerisch–probierenden Umgang mit den Wirkungsmöglichkeiten durch besondere Anordnungen hervorrufen.

Auch hierzu ein Beispiel: Hans bringt eine Folge von Tönen aus der Musikgruppe mit, die er in Buchstaben so aufgeschrieben hat:

A	C	E
G	H	D
F	A	C
H	H	H

Prüfen und Abwägen: Die Kleinarbeit beginnt 145

Let´s beat the drum

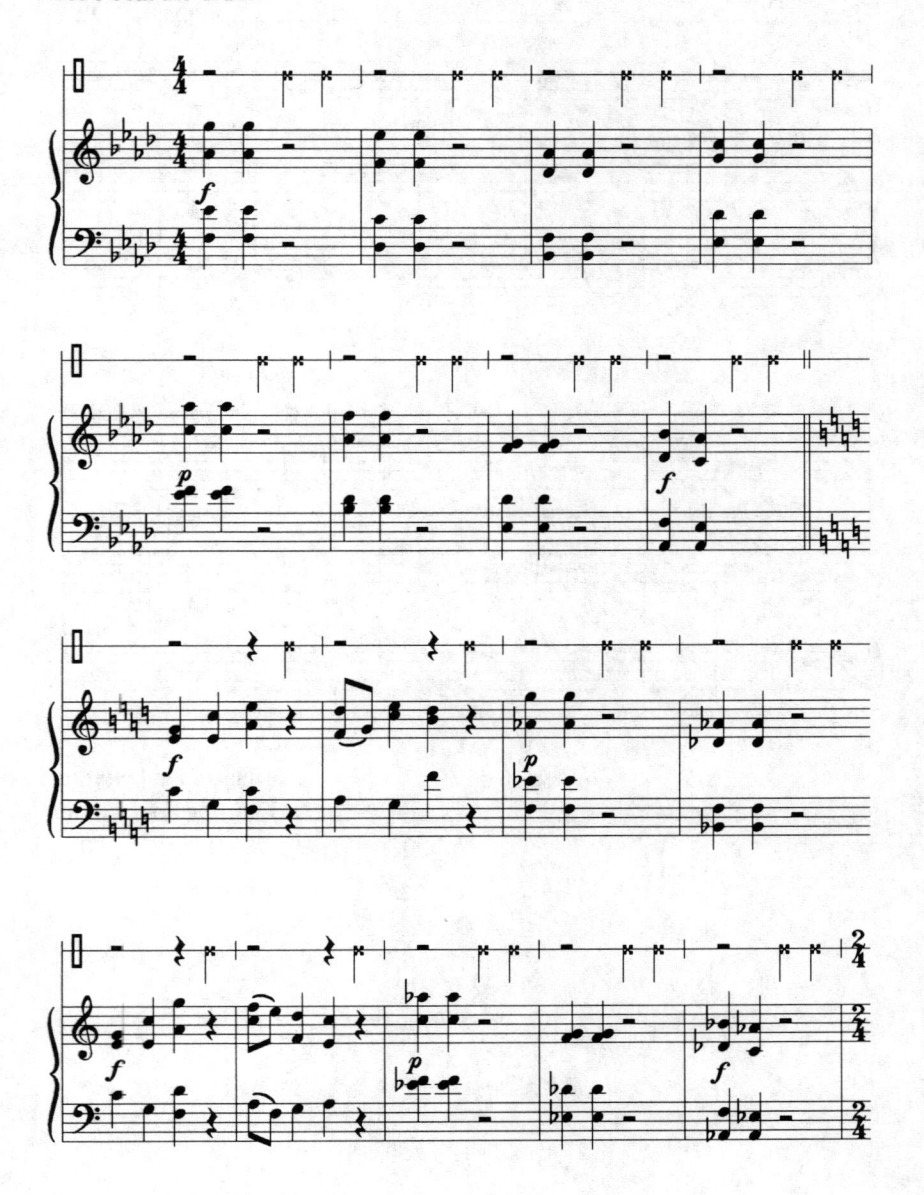

146 *Fallstudie: Methodisch–Werden*

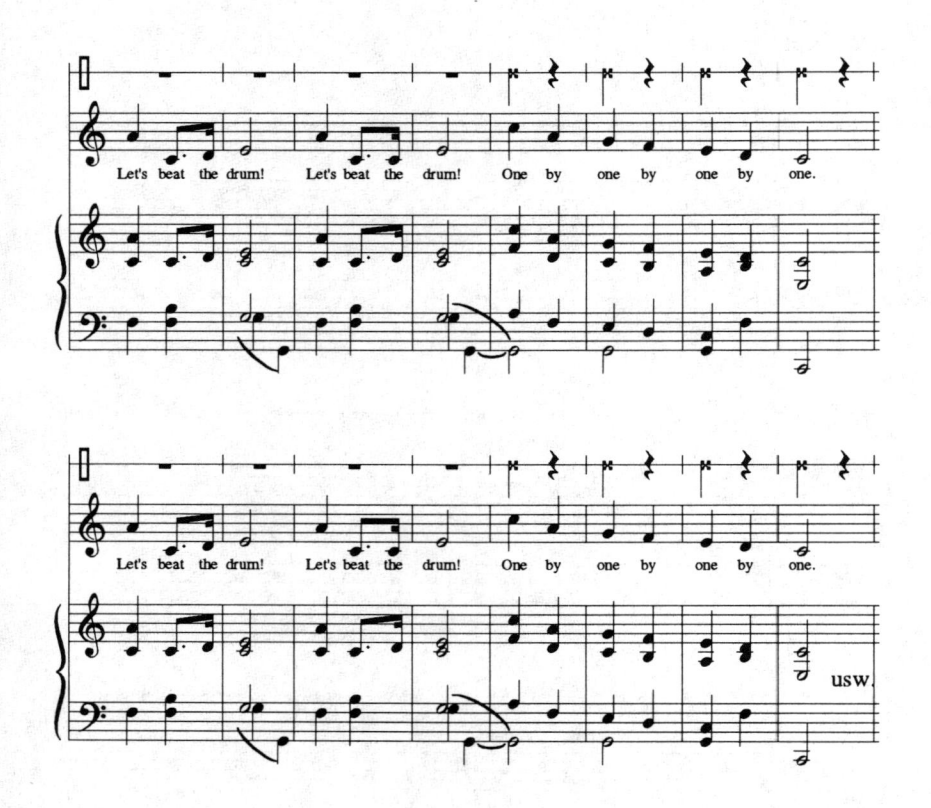

Nach: Paul Nordoff
Fun For Four Drums

Prüfen und Abwägen: Die Kleinarbeit beginnt 147

Dazugehöriger Rhythmus oder sonstiger musikalischer Zusammenhang bleiben unklar. (Außer, daß man den Akkordaufbau der waagerechten Zeilen erkennt.) Aber er will 'das' spielen. Die Therapeutin zeigt ihm zunächst, wie er die Tonfolgen (jeweils als Zeilen gelesen) auf verschiedenen Instrumenten spielen kann und spielt jeweils auch selbst dazu mit. (Zu berücksichtigen ist dabei, daß Hans auch im Nachherein keine Auskunft darüber geben konnte, ob meine 'Interpretation' seines 'Notentextes' irgend etwas mit der in der Werkstattgruppe gespielten Musik zu tun hatte.)

Dann kommt Hans auf die Idee, eine Form zu einem Stück zu entwerfen: "Erst Du, dann ich, dann wir beide zusammen." Dann erfindet er selbst eine neue Tonfolge:

G	→	H	→	D	aufwärts
C	→	D	→	E	"
G	→	H	→	D	"
F	→	E	→	D	abwärts

Beim Zusammenspiel bricht in Hans manchmal ein starker improvisatorischer Impuls durch, der dann die verabredete Form sprengt und die Reihenfolge der Töne durcheinanderbringt. Gelingt es der Therapeutin, durch ihr Spiel zur Ordnung zurückzuführen, so ist er zufrieden. Sonst ist er verärgert: "Das war schlecht". Daraus entstehen nun auch wieder Formabsprachen, die den Wunsch nach Ordnung und den Impuls zum Improvisieren vermitteln, z.B.: Ordnung – Unordnung – Ordnung. Nun hat auch der improvisatorische Teil "den richtigen Platz". Das mag Hans.

Obwohl diese Arbeit simpel und weit weg von 'künstlerischen Ansprüchen' erscheinen mag, wird m.E. gerade hier der psychologische Wert musikalischer Ästhetik deutlich; denn es ist ein *ästhetisches* Ordnungssystem, welches Hans hier eine erste Alternative zu seinem Wert- und Ordnungssystem 'gut-schlecht' anbietet. Ein Ordnungssystem, das jenseits der krassen und damit erstickenden (Lebens–)Berechtigungsfrage, die in diesem 'Gut-Schlecht' steckt, die Erfahrung vermittelt, daß und wie Anordnung, formale Gestaltung, Umgang mit Wiederholung als Form- und Entwicklungsprinzip und Regulation mit bestimmten Wirkungen und Gestaltungen zusammenhängen.

Diese Erfahrungen durch die Vermittlung der Musik zu machen und nicht über Verbote, Regelungen, Anordnungen im Alltagsbereich bedeutet m.E. für Hans eine wesentliche Erleichterung. Denn dadurch ist es möglich, die Beziehung zur Therapeutin in diesem Prozeß noch als hilfreich und unterstützend zu erleben, da die Konfrontation mit Konsequenz, Einschränkungen und Formzwängen, als dem, was er zunächst 'nicht leiden kann', nicht durch sie, sondern quasi durch die Auseinandersetzung mit dem musikalischen Material selbst geschieht. Bei aller Einfachheit ist dabei durchaus ein 'ästhetisches Interesse', das Hans motiviert und ihn für gewisse Zeit von seiner Befangenheit in endlosen Klagen, Vorwürfen, Selbstvorwürfen und der unlösbaren Verknotung von Verachtung und Verachtet–Werden befreit und durch ein Absehen–Können von direkter Wunscherfüllung einen Freiraum schafft, in dem Entwicklung möglich wird.

Das Seelische ist zu solchen Leistungen fähig, wenn die Gestaltfaktoren in ihrem gegenseitigen Förderungscharakter wirksam sind. Die musikalische Arbeit ist dabei deshalb hilfreich, weil dieser Förderungscharakter sich in ihr prototypisch zeigt: in gewissem Sinne abstrakter als im Alltag und als in der Sprache und zugleich sinnlich erfahrbar. Dies wird m.E. immer da deutlich, wo wie hier die Abstraktionen, die die Benennungen und Explikationen der Gestaltfaktoren sind, sich in der musikalischen Arbeit wie 'wörtlich' wiederfinden.

Daß der Zusammenhang zwischen der seelischen Entwicklung und den musikalischen Produkten dabei kein linearer ist, zeigt sich in diesem Fall allerdings ebenso deutlich: Die zunehmende Überwindung der Spaltung führte hier zunächst nicht zu einer Befruchtung des Alltagsverhaltens und –erlebens und der Erzählungen durch die Kreativität, Beweglichkeit und Begeisterung, die Hans beim Spielen zeigte. Im Gegenteil: das Grüblerische, Beengende und oft Quälerische fand sich nun auch im Umgang mit der Musik. So wie sein Lebens– und Wirkungsraum eingeschränkt war, schränkte sich zunächst nun auch der musikalische Spielraum ein.

Nicht "der junge Gott" hatte den Buchhalter inspiriert, sondern erst mußte der "Buchhalter" die allzu bewegliche Welt des "jungen Gottes" in Angriff nehmen, bevor dazwischen etwas Menschliches reifen konnte.

2.2. Umorganisation der Bewegungsmöglichkeiten

Als weitere Veränderung in diesem zweiten Behandlungsabschnitt ist das 'Transportieren' zu betonen, das sich schon in anderem Zusammenhang als neue Methode gezeigt hatte. Hans hat die ersten Stücke und Lieder aus der Musikgruppe der Werkstatt 'mitgebracht'. Er beginnt, die Erfahrungen der Musikgruppe und der Musiktherapie zu verbinden, zu vergleichen und gegeneinander abzuwägen. Damit beginnt er zugleich, unterschiedliche Beziehungen zu bemerken und sich mit dieser Unterschiedlichkeit auseinanderzusetzen.

Aus dem Vergleich unterschiedlichen Umgehens mit ihm, beginnt er einen Blick auf seinen eigenen Umgang mit sich selbst und mit der Welt zu bekommen. So ärgert er sich z.B. nach einiger Zeit darüber, wenn der Leiter der Musikgruppe für ihn zu schnell vorgeht und einfach jemand. anderen einen bestimmten Part spielen läßt, wenn Hans ihn nicht sofort kann. Daraus entsteht die Motivation, das Angebot des 'Übens' in der Therapie aufzugreifen und nicht mit sich selbst genauso umzugehen, sondern sich selbst die notwendige Zeit zuzugestehen: "Ich brauche länger. Das war auch in der Schule oft so."

Während Wiederholung in der Musik verpönt, ängstlich vermieden und dann als notwendiges Moment des 'Übens' mühsam errungen wurde, bewegt sich Hans' Reden weiterhin in einspinnenden Wiederholungen, aus denen es kein Entkommen gibt. Der Zwangscharakter dieser in sich kreisenden Gedankengänge verdeutlicht sich immer mehr, ebenso wie ein Zwang zur Pausenlosigkeit seines Redens.

Von hier aus wird auch die Vermeidung von Wiederholung in der Musik verständlich: Hans kennt die 'tödliche' Seite der Wiederholung, in der Wiederholung zum Zwang wird. (vgl. S. Freud 1920) Er 'weiß', daß dann "nichts Neues" mehr möglich ist, sondern daß das Seelische sich in Wiederholungen so verrennen kann, daß das Hin und Her zwischen zwei nicht möglichen Alternativen Bewegung nur noch demonstriert, während das Seelische als ein Sich–Weiterbewegendes, Sich–Entwickelndes darin mehr und mehr erstarrt.

Während Hans dort, wo ein 'Stop' war, 'Transportieren' als eine Bewegung 'von – zu' bewerkstelligt, versucht die Therapeutin ergänzend, neue Bewegungsmöglichkeiten durch einen 'Stop' in den Erzählungskreisen zu initiieren: Es ist deutlich, daß auch Hans die Fruchtlosigkeit und den sich noch steigernden Zwangscharakter in seinem Reden immer mehr bemerkt und darunter leidet. ('Reden' steht hierbei stellvertretend für sein Nachdenken über den Alltag und seine Handlungsmöglichkeiten.)

Unterbrechungen von der Therapeutin durch Spielvorschläge läßt er nicht mehr zu. Deutungen bewirken nicht, wie man es aus anderen Therapien kennt, einen Erzählstop, sondern werden entweder übergangen oder in das System der 'Gut–Schlecht'–Beurteilung eingebaut und damit wie durch Verschlucken wirkungslos gemacht. (Daß manches davon langfristig doch nicht ganz wirkungslos blieb, wird erst viel später deutlich.)

150 Fallstudie: Methodisch-Werden

In der 25. Stunde macht die Therapeutin dann einen 'Erzählstop' im allerwörtlichsten Sinne, der eine einschneidende und langfristige Wirkung hervorruft. Hans hat wieder lange geklagt über alle möglichen Schlechtigkeiten der anderen Jugendlichen. Ein wiederkehrendes Motiv ist dabei seine Formulierung, daß alle (anderen) "eine Maske" haben. Als die Therapeutin nach seiner "Maske" fragt, redet er weiter über die anderen als sei nichts gewesen. Meint aber dann – die eigenen Projektionen nun doch bemerkend –, irgendwie sei es "komisch", er rede immer nur über die "schlechten Seiten" der anderen und könne seine eigene gar nicht sehen.

Als die Therapeutin wiederholt: "Vielleicht ist das ja Deine Maske", sagt er: "Ich kann nicht anders. Hinterher bin ich immer ganz kaputt." Therapeutin: "Das ist wie ein Zwang." Hans stimmt dem zu, und wie um das noch einmal zu demonstrieren, entsteht eine Verstärkung eben dieses Redens über die Schlechtigkeit der anderen, gehetzt, ohne 'Punkt und Komma', wie von geheimem Zwang getrieben.

Die Therapeutin unterbricht nun mittendrin mit einem deutlichen: "Jetzt tust Du das wieder. Stop!" Hans blickt auf. Schaut die Therapeutin an. Dann versinkt er in wortlose tiefe Traurigkeit. Er weint lange und ist dann sehr böse auf die Therapeutin: "Ich sage überhaupt nichts mehr!"

Die Therapeutin spiegelt ihm seine Gefühle von Wut und Trauer. Dann steht Hans auf und geht, beendet damit zum ersten Mal von sich aus die Sitzung. (Während es ihm sonst immer sehr schwerfällt, die Begrenzung der Zeit zu akzeptieren.)

In der nächsten Stunde spielt Hans gehetzt, ein 'Stückchen' nach dem anderen verlangend, und versucht damit jedes Reden zu vermeiden. Dann spricht er doch und gibt der ganzen Wut und Enttäuschung über die Therapeutin Ausdruck. Er ist verzweifelt darüber, daß sie "das" getan hat, ihn einfach unterbrochen hat. Jetzt wisse er gar nicht mehr, was er tun solle. Dabei läuft er pausenlos die Teppichkante hin und her, wie die Bewegung seines vorherigen Redens noch einmal demonstrierend: Wenn man als Weg nur die Teppichkante kennt, muß man verzweifelt sein, wenn sich einer plötzlich davorstellt und einen dort nicht weitergehen läßt. Erlebt man doch darin zunächst nicht den Vorschlag, einmal *mehr* vom Teppich zu benutzen, sondern eine noch weitere Einschränkung der schon so beschränkten Bewegungsmöglichkeit.

Doch während Hans sich blockiert und einer für ihn wichtig gewordenen Möglichkeit beraubt fühlt ('Reden dürfen', wie er es in der Therapie erlebte, war für ihn wie Inbegriff 'guter Beziehung' geworden), erfährt die therapeutische Beziehung eine ganz wesentliche Veränderung: seine ganzen Ge-

Prüfen und Abwägen: Die Kleinarbeit beginnt 151

fühle von Trauer, Wut und Enttäuschung binden sich jetzt direkt an die Therapeutin und werden ihr gegenüber ansprechbar und lebbar. Damit sieht sich das Seelische deutlicher einer Bezugsperson gegenüber statt des gewohnten allzu beweglichen und instabilen 'Bezugshauses'.[1]

2.3. Ins–Bild–Rücken: Aschenputtel

Ein weiterer Versuch einer Zentrierung wird in der wiederholten Bezugnahme seiner Erzählung auf das Märchen vom Aschenputtel gemacht. Hans fühlt sich in seinem Erleben von Verachtet–Werden, Zurückgestoßen–Sein und in seinen Klagen, im Vergleich zu den anderen Jugendlichen zu wenig Beachtung zu finden, obwohl er sich viel mehr als diese anderen um Ordnung und Sauberkeit im Haus kümmert, von dem Aschenputtel–Bild verstanden. Daß die Therapeutin ihn als "Aschenputtel" bezeichnet, ist ihm ein Trost in der quälenden Selbstbefragung, die sich um die für ihn einzige Alternative dreht, ob nun er selbst oder die anderen schlecht seien.

Das Aschenputtel bietet hier etwas Neues an, denn es ist ja eigentlich gut und wird dennoch schlecht behandelt. Das ermöglicht ihm eine erste Distanzierung von der direkten Verrechnung: "Wer schlecht behandelt wird, ist selbst schlecht." Das Aschenputtel macht in seiner mißlichen Situation etwas ähnliches wie Hans in seinem Ordnungssystem: "Die guten ins Töpfchen, die schlechten ins Kröpfchen." Aber wie Hans kommt es allein damit nicht weiter. Über das Aschenputtel versteht Hans allmählich: 'Brav–Sein alleine hilft nicht, man muß auch einmal tun können, was man nicht 'darf', um weiterzukommen.'

In Hans' eigener Erzählung des Märchens, die nachfolgend zitiert sei, wird aber auch deutlich, daß die Hoffnung und die Entwicklungschancen, die das Märchen umfaßt, sich ihm zunächst nicht vermitteln konnten. (vgl. Bettelheim 1980) Wenn Salber davon spricht, daß wir in literarischen Gestalten leben, so setzt das einen Kultivierungsprozeß voraus, der mir in diesem Fall

---

[1] Psychoanalytisch ausgedrückt wird hier die Spaltung der Übertragung aufgehoben. Zuvor erlebte Hans negative Übertragungsgefühle nur außerhalb der Therapie, insbesondere gegenüber den derzeitigen Erziehern und Erzieherinnen. Die Therapeutin blieb ein ausschließlich positives Übertragungsobjekt. Gerade weil in dieser Behandlung eine klassische Arbeit an der Übertragung kaum möglich war, eröffnete sich erst mit dem Erleben positiver und negativer Übertragungsgefühle *in* der Therapie die Möglichkeit, diese zumindest in der Übertragung zu bearbeiten. (Zur Unterscheidung 'Arbeit *an* der Übertragung - Arbeit *in* der Übertragung' vgl. J. Körner 1989)

152 Fallstudie: Methodisch-Werden

nicht ausreichend gegeben scheint. Wie auch im Zusammenhang mit den Liedern wird hier eine 'kulturelle Armut' deutlich, durch die es dem Seelischen an Bildern, Geschichten, an tragfähigen und entwicklungsfähigen Symbolen und vorbildhaften Gestaltungen mangelt, an denen es sich formen und entwickeln kann. Umgekehrt wird daran die vorrangige Bedeutung der Ästhetik für die seelischen Entwicklungsmöglichkeiten deutlich.

Hans schickt seiner Aschenputtel-Version voraus: "Ja, aber das geht doch so traurig aus.":

"– Da war ein Mädchen gewesen. Mußte den Haushalt machen für die.
– Und die sind immer Tanzen gegangen. Mußte sauber machen, spülen, aufräumen.
– Und dann hat sie sich irgendwie überlegt, wie sie das ändern kann. Damit sie schneller fertig wurde, hat sie die Tauben gefragt oder so gefragt.
– Da sind die Tauben gekommen und so.
– Dann hat sie da irgendwas gesungen. Was, das weiß ich nicht mehr genau. Die schlechten ins Tröpfchen, die guten ins Töpfchen oder so.
– Und dann war die Arbeit sehr schnell fertig.
– Und dann wollte sie auch mal so schön aussehen.
– Und dann hat sie sich auch überlegt, daß sie an dem Ball, oder Basar oder so tanzen wollte. (Da wollte) sie denn auch mit.
– Dann ist sie auch hingegangen. Hat sich untern Baum gestellt. Hat dann irgendwas gesagt. Dann kam das runter. Und das waren – glaub' ich – zwei oder drei Wörter, die sie – glaub' ich – nur gesagt hat. Ja, wer die nicht wußte, (bei dem) kam auch nichts runter.
– Und dann war sie auf dem Basar die Schönste.
– Dann mußte sie aber auch schon frühzeitig weg, damit das nicht auffiel.
– Untern Baum gestellt. Nach Hause gegangen. So getan, als wär' sie nicht ausgegangen."

Ja, so geht es traurig aus. Hans weiß zwar um die Zauberformeln des Märchens, daß man 'irgendwas' singen oder sagen muß. Aber der ganze Zauber verpufft wirkungslos. Es gibt durch ihn zwar ein Stück Wunscherfüllung, aber keinen Ausweg aus der traurigen Lebenssituation. Hinterher ist wieder alles beim Alten.

Hans' Aschenputtel hat keine Eltern, keine gute verstorbene Mutter, keine böse Stiefmutter, keinen heimlich wohlgesonnenen Vater und auch keine Geschwister. Seine Umgebung, sein Gegenüber sind: "die". Dementsprechend gibt es auch keinen Königssohn. Aschenputtel hat keine Vergangenheit und keine Zukunft. Während Hans in der Mitte der Erzählung noch nachdenklich in der Stimmung ist und sich zu erinnern sucht, geht es am Schluß schnell zu Ende: da ist nichts mehr, was einen interessieren könnte; das ist allzu 'alltäglich', das konstituiert keine Zukunftsentwürfe, schafft keine Hoffnung.

Anschließend gestalten Therapeutin und Hans gemeinsam das Märchen zu einem improvisierten Musikstück. Die Therapeutin erzählt das (komplette) Märchen, spielt dazu Klavier. Hans spielt auf verschiedenen Instrumenten mit, z.T. hört er auch nur zu. Dabei ist er oft sehr versunken. Seine Musik ist deutlich nicht nur auf die Musik der Therapeutin, sondern auch selbständig auf die Erzählung bezogen. Daran wird deutlich, daß er auf diese Art das Erzählte wirklich 'hört' und auch in seiner emotionalen Bedeutsamkeit miterlebt.

Hans ist hinterher sehr begeistert von der gespielten Musik. Das gleiche Märchen mehrmals musikalisch zu gestalten, was die Therapeutin vorschlägt, macht ihm keinen Sinn. Dennoch bleibt das Märchen längere Zeit als Bild erhalten, auf das sich sein Erleben, seine Erzählungen immer wieder beziehen lassen.

2.4. Der Weg zu den eigenen Liedern

Hans möchte singen! Auf dem Flur höre ich ihn einmal vor sich hin summen: **"Ich singe, was ich nicht sagen kann."**

Bevor er das jedoch verwirklichen kann, muß er für ein solches Singen erst die richtige Gestalt finden. Ein Suchen nach einer gemäßen Ausdrucksgestalt, in der es ihm möglich wird, die Spaltung zwischen Musik und Sprache zu überwinden, geht dem ersten 'eigenen Lied' voraus und auch danach gilt es, sie immer wieder neu zu erringen.

Dieses Suchen ist mühsam, oft zerreißend und verwirrend, denn das, was gesucht wird, ist nicht bekannt und muß erst geschaffen werden. Es ist ein Kampf zwischen einer drängenden und einer zurückhaltenden Seite: Der bisherige Prozeß hat Veränderungen bewirkt, die als eine Verlockung wirksam werden, sich mitzuteilen, von sich, von der eigenen Geschichte, von dem tatsächlichen Leiden zu erzählen. 'Erzählen' ist dabei nichts Einfaches, es muß eine Form gefunden werden, die das erst 'erzählbar' macht. Auf der anderen Seite ist da die Angst vor der Trauer und dem Schmerz, die bei dem Zusammenbringen des bisher Getrennt–Gehaltenen immer wieder entstehen.

Auf der einen Seite ist die aufkommende Hoffnung, "sich sehen" (Hans) könne ihn "weiterbringen", auf der anderen Seite der Zweifel, daß "das alles keinen Sinn hat", d.h. daß doch immer alles dasselbe Immer–Andere bleiben wird. Die 'Lösung' in diesem Konflikt, die schließlich gefundene Ausdrucksgestalt, erscheint im Nachhinein einfach und wie 'logisch'. Hans singt frei, eigene Texte improvisierend, von der Therapeutin am Klavier begleitet.

Was diese nur scheinbar einfache Lösung psychologisch bedeutet, was in ihr an seelischer Arbeit steckt, läßt sich von zwei Seiten her verdeutlichen: zum einen von dem Prozeß her, der einmal und dann immer wieder zu dieser Form des Singens führt. Zum anderen von der strukturellen Bedeutung, d.h. von der Veränderung und Verrückung im gesamten seelischen Gefüge – verglichen mit der Ausgangssituation –, die darin beinhaltet ist. (–> S. 122 ff)

Der Prozeß zu dieser 'Lösungsgestalt', der hier wieder zusammenfassend an einigen Beispielen dargestellt sei, beginnt einige Stunden vor dem ersten 'eigenen Lied', was als einschneidender Neubeginn erlebt wurde. Zum Teil findet das hier Geschilderte aber auch später zwischen den weiteren eigenen Liedern statt. Darin, daß dieser Prozeß immer wieder, in jeweils neuer Form, notwendig ist, wird deutlich, daß auch in der musikalischen Arbeit, will sie therapeutisch sein, ein 'mehrfaches Durcharbeiten', wie wir es von der Psychoanalyse her kennen, notwendig ist und eine einmal gefundene Gestalt nicht einfach da ist, sondern immer wieder auf neue Art errungen werden muß, bis sie tatsächlich als eine 'Lösungsgestalt' wirksam bleibt.

Das Suchen geschieht gemeinsam: von Hans und der Therapeutin, denn auch die Therapeutin 'kennt' das Gesuchte nicht. Hans ist deshalb oft sehr ärgerlich auf sie, da er das Gefühl hat, sie verweigere ihm etwas, was sie ihm nur zu 'geben' brauche. Aber auch sie tappt bei dieser Suche im Dunkeln, weiß nur vage, wo es hin gehen könnte, versucht immer wieder, seinen Forderungen nach "dem richtigen Lied", dem passenden Material nachzukommen und kann ihm dennoch das, was er sucht, nicht 'fertig' geben.

Beispiel 1:

Mehrmals bringt Hans Lieder aus der Werkstatt mit, Spott- und Bänkellieder, bei denen er an Stelle der Namen im Lied die Namen der Therapeutin und einiger Mitarbeiter und Jugendlichen einsetzt. Manchmal verändert er auch andere Textstellen, besonders, wenn den Text nicht so ganz verstanden oder behalten hat. Hieraus entsteht zum ersten Mal die Idee, improvisierte Texte zu singen. In den Spott- und Bänkelliedern verbindet Hans Vorgegebenes mit Eigenem. Dadurch kann er den Halt, den ihm die Struktur des Liedes gibt, nutzen und dennoch ein wenig dem inneren Drängen, seinen Gefühlen zu der Therapeutin und zu anderen Ausdruck zu geben, nachgeben. Mit Hilfe der strukturellen Fassung des Liedes kann er eigene Gefühle 'transportieren'.

Beispiel 2: *(30. Stunde)*

Hans will lossingen, ist aber ratlos, wie er anfangen soll. Die Therapeutin spielt einige offene Akkorde, sagt: "Ja, fang Du mal an" und fällt dann singend ein. *(s. Transkription nachfolgende Seite)*

In der musikalischen Ausführung besteht die Schwierigkeit, daß Hans Lieder 'im Kopf' hat, die Therapeutin ihn begleiten soll, er aber keine Möglichkeit findet, ihr zu vermitteln, was er da musikalisch im Kopf hat. So nennt er ihr einen Textanfang irgendeines Liedes, das sie nicht kennt, sagt, sie solle auf dem Klavier "schon mal anfangen", damit er dazu singen kann.

Aus dieser musikalisch mißlichen Situation, die sehr viel gegenseitige Anpassung verlangt, damit auf diese Weise überhaupt das Lied zustandekommt, entsteht keimhaft eine Art gemeinsamer Stil, der das spätere Stegreif–Singen mit ebenfalls improvisierter Begleitung vorbereitet. Eine gleichbleibende, bzw. sich kurzphasig wiederholende Harmonik in der Begleitung erleichtert dabei das Zusammenspiel. Zugleich ist es in seiner Bänkellied– oder Leierkastenart geeignet, etwas zu ermöglichen, was man in Anlehnung an Kleist die "Verfertigung der Gedanken beim Singen" nennen könnte.

Beispiel 3:

Hans 'wühlt' immer wieder in verschiedenen Liederbüchern, die die Therapeutin mitbringen soll. Er möchte anknüpfen an sein Lieblingslied "König von Thule" weitere Balladen singen. Dabei versteht er aber nicht, daß zu den Texten vorgegebene Melodien und ihre Begleitung auf dem Klavier gehören, sondern nimmt nur den Text und singt ihn, wie es ihm gerade einfällt. Er erwartet, daß die Therapeutin dazu die passende Begleitung spielt.

Hans versteht aber auch die Liedtexte nicht, singt oder liest sie ohne Sinnzusammenhang wie eine Fremdsprache. Die Therapeutin meint, die Texte der Lieder seien zu schwierig, sprachlich zu gestelzt und bringt daraufhin Texte einfachster Kindermärchen mit, ohne daß sich allerdings dadurch etwas an seinem Umgang mit dem Text ändert. Die Texte sind offensichtlich nur Vehikel, um etwas ganz anderes zu transportieren; sind zugleich notwendiges und unpassendes Ausdrucksmittel auf dem Wege zum "Singen, was ich nicht sagen kann".

156 *Fallstudie: Methodisch–Werden*

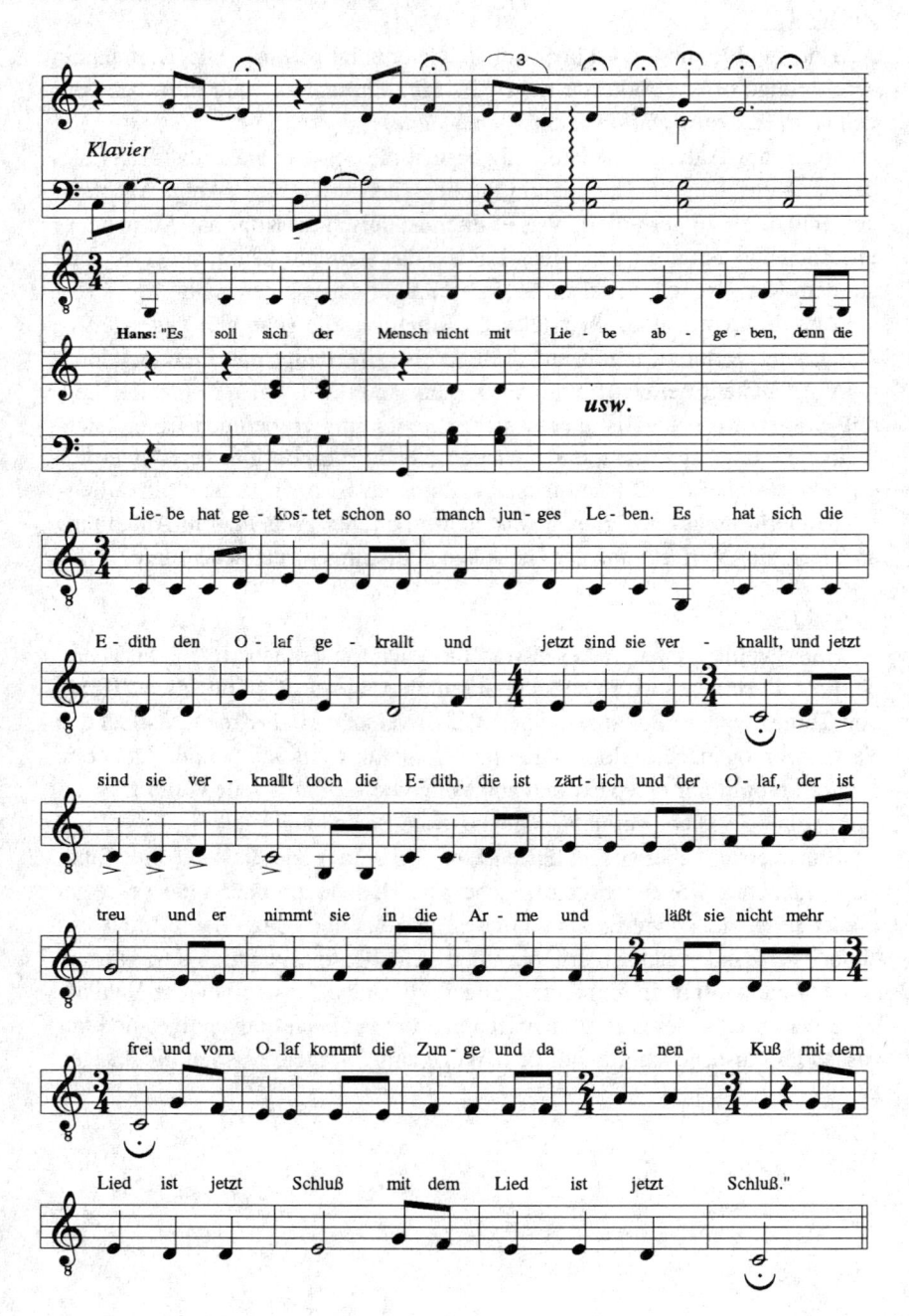

Auch musikalisch 'paßt' das alles nicht. Mit der Anforderung, sein improvisiertes suchendes Singen zu begleiten, sucht die Therapeutin ihm in die verschiedensten Tonarten zu folgen, bis sie bemerkt, daß er ausweicht, wenn sie endlich "seine" Tonart gefunden hat.

Bitonalität wird zum Ausdruck des Nicht–Zusammenbringens, in Hans' tonalem Ausweichen 'sagt' er: 'Nein, es paßt nicht', 'diese Formen passen nicht für das, was ich sagen will' und zugleich: 'Ich und diese Welt, das paßt so noch nicht zusammen'.

Das gipfelt in Gestaltungen, die die ganze Absurdität und Zerrissenheit seines Erlebens, die schwer zu überwindende Diskrepanz und damit den Sinn der Spaltung als Entlastung verdeutlichen: so singt Hans mit opernhafter Stimme und Gestik das Märchen "Vom dicken fetten Pfannekuchen" mit einer Inbrunst, die bezogen auf das Textmaterial lächerlich oder karikierend wirkt. Die Therapeutin, die inzwischen aufgegeben hat, da noch etwas Passendes zu finden, macht dazu auf dem Klavier 'Neue Musik'.

Die Beschreibung der Musik durch Dritte (Beschreibungsgruppe), die den Eindruck des 'Absurden' zu ergründen sucht, verweist auf den psychologischen Sinn dieser Formenbildung. Zur gehörten Musik werden Situationen assoziiert, in denen es um Übergänge, Zwischenzustände, um das Suchen und Verfehlen geeigneter Formen und um Tätigkeiten geht, die zugleich etwas verbergen und zeigen wollen. ("Betrunken–singende pubertierende Burschen", "Fieberträume, erotische Träume beim Rosenkranzbeten", "klischeehaft großer Ausdruck der Schlagerwelt") 'Absurd' heißt: ungereimt, widersinnig, widrig klingend.

Im Hinblick auf die Spaltung und das Getrennt–Halten in der Ausgangssituation dieses Therapieverlaufes heißt das aber, daß jetzt versucht wird, das Getrennt–Gehaltene zusammenzubringen, das Widersinnige dennoch zu reimen, auch wenn das dann 'widrig klingt'.

Vergegenwärtigen wir uns Hans' Schicksal, wie es sich rekonstruieren ließ, so muß es widrig klingen, wenn er sich einen Reim darauf zu machen beginnt, wie er so geworden ist und warum. Die Absurdität der Musik hat auch den Sinn, das 'Sehen' der eigenen Geschichte noch zu verhindern, weil der Schmerz und die Trauer darüber noch nicht ertragbar sind.

2.5. Austausch: Musik – Sprache – Alltag

Auch in den Gesprächen bahnt sich eine allmähliche Überwindung der Spaltung und Gegensätzlichkeit von Musik und Sprache an. Sie sind stärker auf die musikalische Arbeit bezogen und nicht mehr auf die Gut–Schlecht–Beurteilung begrenzt, sondern drehen sich um die Suche nach den angemessenen Formen, um den Kampf zwischen andrängenden Gefühlen und ihrer Zurückhaltung und um den Wunsch nach 'Eigenem' auf der einen Seite und dem nach Halt gebenden Strukturen auf der anderen.

Dabei läßt sich der zumeist sehr verschlüsselte Ausdruck von Wut, Ärger und Enttäuschung, der sich nun an die musikalische Arbeit bindet, immer wieder auch auf das Verhältnis zur Therapeutin beziehen. Es ist nicht mehr nur ein endlos richtungsloses Klagen über "die anderen", sondern die Klage findet einen Bezugspunkt an der Person der Therapeutin und der gemeinsamen Arbeit.

Daraus entstehen neue, differenzierende Erfahrungen: manchmal kann man etwas tun, um die Ursachen der Klagen zu verändern; manchmal muß man die Gefühle ertragen, die aufkommen, wenn die fehlende eigene Ausrüstung, das Nicht–Verstehen der Therapeutin oder die realen Einschränkungen durch das vorgegebene Material die Verwirklichung der Wünsche begrenzen. Aber man darf diese Gefühle dann zeigen, ohne daß die Beziehung aufhört.

Wird in alten Klagen der Vorwurf, der Ärger und die Enttäuschung über die Therapeutin deutbar, so verliert sich häufig die gequälte Stimmung und es wird ein feines Gespür und ein ahnendes Wissen um die eigene Entwicklung erkennbar: "Es gab (in der Therapie) einen ersten Teil, da haben wir Improvisationen gemacht: Deine Sachen. Dann einen zweiten Teil, da haben wir meine Sachen gemacht: Stücke und Lieder. Jetzt müßte ein dritter Teil kommen." (Hans)

Hans kämpft sich aus seiner beweglichen Anpassung als einzig möglichem Verhältnis zur Welt heraus. "Ich mach' das dann manchmal extra nicht so gut". Dann erlebt er wieder schmerzhaft seine eigenen Begrenzungen: "Wenn ich beim Tonen etwas Eigenes mache, bleibt es (beim Brennen) meist nicht heile". Dadurch ist er auch in der musikalischen Arbeit, ebenso wie in der Werkstatt dauernd hin– und hergerissen zwischen dem Wunsch nach Anleitung und dem Erlebnis, daß das, was der andere ihm geben kann, nie das ist, was er sucht: das "Eigene". So wechselt er zwischen den Vorwürfen: "Du zeigst mir nicht genug" und "Du läßt mich nicht spielen, was ich will".

Aber in diesem Hin und Her behauptet sich ein Richtungswechsel in Bezug auf das Verhältnis zur Welt. Aus der Formel "Wenn man immer alles tut, was einem gesagt wird, dann braucht man keine Angst zu haben" ist der Mut geworden, eigene Wünsche (wieder) an die Welt zu richten: "Ich will da was verwirklichen, meine Gedanken, aus mir raus."

Prüfen und Abwägen: Die Kleinarbeit beginnt 159

Vermutlich zum ersten Male trifft Hans in dieser Zeit eine für sein weiteres Leben wichtige Entscheidung selbst: der ihn betreuende Gruppenleiter will ihn in eine weiter entfernt liegende heilpädagogische Einrichtung schicken, in der er für die nächsten zwei Jahre wohnen und arbeiten könnte. In den Gesprächen, ob das für ihn richtig sei, geht es nicht mehr nur um das alte 'Gut–Schlecht', sondern Hans zeigt eine differenziertere und realistischere Einschätzung dessen, was ihm für seine Entwicklung förderlich sein könnte. Nach einem heftigen Kampf entscheidet er sich, stattdessen in die an das Jugendheim angeschlossene Wohngemeinschaft zu ziehen, was verglichen mit der bisherigen Wohnsituation ein Mehr an Selbständigkeit und Eigenverantwortung bedeutet, während die vorgeschlagene Einrichtung mehr Betreuung und Versorgung bedeutet hätte.

Etwas später löst er sich dann auch von der beschützenden Werkstatt, die keine Berufsausbildung ermöglichen kann und beginnt eine Lehre in der ans Jugendheim angeschlossenen Bäckerei. Obwohl Hans in diesen Entscheidungen von seinem Gruppenleiter nicht massiv behindert wird, so ist es dennoch nicht zu unterschätzen, welche Leistung es für ihn bedeutet, sich den schon gut geplanten und vorbereiteten Wünschen des Erziehers zu widersetzen, dessen Ärger und Enttäuschung darüber zu ertragen und das Risiko der Verantwortung für eine eigene Entscheidung zu übernehmen.

3. Die Umwandlung: Unerhörtes wird hörbar
(36. – 60. Stunde)

3.1. "Ich singe, was ich nicht sagen kann."

In der Arbeit des Suchens, *im* Kampf mit den Liedern und Texten, *im* Hin und Her zwischen der Frustration, daß es nie "das Richtige" ist, was die Therapeutin ihm gibt und dem Nicht–Aufgeben ist eine Ausrüstung entstanden, die genügend Geformtheit und Stabilität bietet, um ein Überschreiten der bisherigen Ausdrucksmöglichkeiten zu ermöglichen.

Die entstandene musikalische Gestalt des Singens eigener Gedanken aus dem Stegreif heraus – begleitet vom Klavier – hat sich allmählich herausgebildet und ist in dem Umgang mit den Texten und Liedern von der Formenbildung her vorbereitet. Dennoch tritt sie dann plötzlich und übergangslos auf.

In derselben Stunde, in der sich die Musik mit dem 'dicken fetten Pfannekuchen' in ihrer Absurdität zu einem Höhepunkt gesteigert hat, singt Hans sein erstes eigenes Lied. Er will nach verschiedenen Texten "noch Etwas anderes" singen. Weicht noch einmal zurück. "Hast Du nicht doch noch ein Lied? Du bist doch Musiker, Du mußt doch was wissen."

Als die Therapeutin nicht reagiert, summt er leise vor sich hin, sagt dann: "Oder soll ich einfach so singen?" Therapeutin: "Ja." Hans: "Boh, Du sagst einfach so: ja!" Kann es nicht mehr zurückhalten und singt los:

"Es war Sommer und wir spielten in dem Garten.
Wir holten die Förmchen raus und den Eimer,
 wir spielten am Nachmittag von drei bis sechs.
Morgens gingen wir in die Schule.
Die Zeit war sehr knapp,
 denn wir konnten eigentlich nur spazierengehen.
Das Spazieren, das war doch zuviel,
 ich wollte eigentlich was anderes machen.
Ich bin sehr oft zum Spielplatz gegangen,
 weil ich mal auch klein war.
Und es gab für mich das Eine, daß ich so gerne spielte.
Wir machten auch Verstecken, und mir gefiel es sehr.
Das Spielen überhaupt, das hatte eine Grenze.

Ich wollte einfach mehr.
Ich wollte einfach mehr, weil ich es brauchte.
Ich brauch es heut auch.
Wie oft haben wir uns gezankt und
wie oft haben wir uns vielleicht geschlagen.
Vielleicht war es eine Lösung, die sonst kaum noch gab.

Aber ich, ich war immer nur.
Ich war vielleicht ein stiller Mensch.
ICH WAR SO STILL, DASS ICH MICH SELBER NICHT MEHR ANSCHAUEN KONNTE.
Selbst die Wahrheit zu erfahren,
war manchmal nicht ganz einfach.
Aber man hatte auch die andere Seite gesehen.
Diese Seite wollte ich nicht haben.
Und es wurde mir gesagt: Sieh´ doch mal die andere Seite.
Und ich rief plötzlich: Jaa!
Und ich wollte die andere Seite hören.
Und ich wollte sie auch sehen. Nur ich wußte nicht wie.

Aber mir kam da ein Gedanke:
daß ich vielleicht mal die andere Seite seh'.
Und ich sah sie, auch wenn ich nicht wußte,
was für eine Seite ich nahm.
Diese Seite, die konnte ich nicht haben,
weil ich nicht wußte, was da dran war.
Wie sollte ich diese Seite überhaupt aufschlagen?
Wie sollte ich das alles machen.
Nie wußte ich Bescheid.
Wie kann ich es nur machen.

Ich überlegte sehr lange.
Und mir kam ein Gedanke,
zu versuchen, die Menschen zu versteh'n.
Und ich verstand hinterher die ganzen Leute.
Manche Leute verstand ich nicht.
Aber einige verstand ich gut.
Und sie waren auch sehr nett.

Und die anderen konnte ich kaum leiden.
Mir gefielen nur die einen.
Wo ich eben halt auch sprechen konnte -----

Und es war mir klar, daß das nur haben wollte -----
Oder auch brauchen konnte -----
weil ich selber nie so -----
Denn die Gespräche, die gefielen mir überhaupt nicht.
Und wenn es um mich ging, dann war ich dabei.
Sehr bewußt!
Faßte ich die Seite, weil ich einsah,
weil ich einsah, daß ich es brauche.
Daß ich jemand haben muß,
der mir hilft und zu mir steht.
Der mit mir spricht über Sachen,
die ich nicht allein regeln kann.
Und die Sachen, die konnte ich bereden,
und so fiel es mir auch nicht schwer,
über meine Probleme zu reden und es fiel mir nicht zu schwer, und
plötzlich, da ging ich unter.

Ich versuchte, mich noch zu halten.
In dem Augenblick, da wußte ich nicht weiter.
Und so ging es manchmal unte ----r,
denn die Zeit war gewiß nicht so schön.
Und ich wollte einfach die andere Seite nicht seh'n.
Und ich wußte auch nicht genau, wie soll ich das machen
und ich wußte genau ----: so wie ich bin,
so bin ich wirklich.
Und so gebe ich mich hin.
Und so glaube ich festzuhalten,
und so will ich es auch werden, denn die Leute zu sein.

Denn die Leute zu sein.
Denn die Leute, die will ich sein.
Mich zu sein. Mich zu sein. Mich zu sein.
Mich zu erleben, das war nicht ganz einfach.
Es war oft manchmal schwer.

Die Umwandlung: Unerhörtes wird hörbar 163

Aber es ging auch manchmal vorüber.
Denn ich glaubte, die Zeit ging vorbei.
Und so ging sie natürlich immer wieder.
Und ich wußte kaum, was soll ich tun.
Und mir fiel ein, mich zu kennen.
Und ich wußte eigentlich nicht genau, was soll ich tun?
Was soll ich tun? Was soll ich tun? Was soll ich tun?
Was soll ich tu ---- n? "

Der erste Teil des Liedes erzählt von Hans' Kindheit. Vergleichen wir diese Erzählung mit dem, was Hans zu Beginn der Therapie von seinem Aufwachsen sagen konnte (–› S.111), so ist deutlich, wie hier keimhaft so etwas wie 'Geschichte' angelegt wird. Was vorher zu einem stereotyp sich wiederholenden Ablauf geronnen war, entfaltet sich hier nicht nur in mehr Einzelheiten, sondern beginnt sich auch mit Wünschen, Erleben von Erfüllung und Begrenzung, mit Nachdenken und dem Suchen nach Zusammenhängen zu füllen.

War dort alles eingegrenzt, so grenzen hier unterschiedliche Tendenzen Hans und seine Umgebung voneinander ab und lassen ihn zum Subjekt eines Geschehens werden, das er erlebt und bewertet und das ihn beeinflußt und zu etwas werden läßt.

Das Ungeheuerliche, das Hans in dem Wagnis "einfach so" zu singen verspürte, liegt u.a. in der Festlegung, die es bedeutet, seine Geschichte zu erzählen. In dem Moment, in dem musikalische Improvisation und Reden zusammengebracht werden, ist es Hans möglich, auf etwas zurückzukommen, sich zu 'erinnern' und sein jetziges Erleben von daher zu interpretieren ("Ich wollte einfach mehr, weil ich es brauche. Ich brauch' es heut' auch.").

Es ist nicht mehr 'alles gleich', sondern es gibt Vorlieben, Gewichtungen und Hindernisse. ("Die Zeit ist sehr knapp. Ich wollte eigentlich was anderes machen. Das Eine, daß ich so gerne spielte. Mir gefiel es sehr. Ich wollte einfach mehr."). Auch das sind Merkmale von Geschichtlichkeit. Von einer solchen Geschichte aus geht es nicht mehr überall weiter (wie in den ersten Improvisationen), aber durch ihre Entschiedenheit, statt des endlosen Hin und Her zwischen gleichgewichtigen Alternativen, wird Veränderung, wird 'einen Weg gehen' erst möglich. Zugleich wird auch schon auf erlebte Veränderung verwiesen: was zunächst wie eine Entschuldigung klingt, "weil ich auch mal klein war", verweist doch darauf, daß Hans weiß, daß er heute anders ist als damals und daß das andere Konsequenzen zur Folge hat.

Der zweite Teil des Liedes erzählt von der Musiktherapie. Er läßt nachträglich deutlich werden, was Hans in dieser Zeit erlebt hat.

"Ich war so still, daß ich mich selber nicht mehr anschauen konnte." In diesem Satz bestätigt sich ein Grundgedanke morphologischer Psychologie, daß Seelisches nur *im Ausdruck* lebt. Wird hier die Ausbreitung so begrenzt, daß das Weiterleben des Seelischen in sinnlich wahrnehmbaren Gestaltungen, im 'Mehr' durch die Gestaltung im Ausdruck 'in der Welt', ersetzt wird durch alleinige Ausbreitung in der Phantasie, und ist die Aneignung zu einem nur mehr verbuchten Haben erstarrt, statt sich in der selbstgestalteten und umgestalteten Welt wiederzufinden, so kann das Seelische sich nicht mehr wahrnehmen. Dann wird das Seelische "so still", daß es sich nicht mehr erleben kann. "Mich kann nichts mehr betreffen" (Hans) heißt dann auch: ich nehme mich selbst nicht mehr wahr. Wer nicht 'seine Welt' gestaltet, kann sich nicht sehen, denn die Wahrnehmung dessen, was wir 'Ich' nennen, entsteht im Blick auf die von uns berührte Welt.

Im folgenden Text über "die andere Seite" wird die Verwirrung spürbar, die die Versuche zur Überwindung der Spaltung zwischen Musik und Sprache in Hans ausgelöst haben. Es wird von dem ersten Ahnen erzählt, daß jenseits des bewußt Erlebbaren noch etwas ist, was man nicht nur sieht oder hört, was aber dennoch wirksam ist und irgendwie zu einem selbst gehört. Wir erinnern an den Eindruck, daß Hans seine Musik nicht zu hören schien, sondern die gerade erst produzierte Wirkung und Wirklichkeit der Musik aufgesogen wurde von der sich unvermittelt einstellenden Forderung der Einordnung in die Gut–Schlecht–Verbuchung.

Von dem ersten "Jaa! Ich wollte die andere Seite hören!", das noch nicht so recht weiß, wozu es ja sagt, windet sich der Gedankengang in scheinbarer Tautologie, erweiternden Bedeutungsverschiebungen und spiralförmigen Wechseln zwischen Aufgeben und erneutem In–Angriff–Nehmen; hält inne ("Ich überlegte sehr lange") und entwindet sich schließlich, indem es auf den Gedanken kommt, die Blickrichtung nach draußen zu wenden ("Und mir kam der Gedanke, zu versuchen, die Menschen zu verstehen.")

Nach einem euphorischen Rundblick ("Und ich verstand hinterher die ganzen Leute.") differenziert sich die neue Erfahrung und gestaltet damit die bisherige Anordnung neu: es gibt nicht mehr nur "die anderen" als eine feindliche oder freundliche Gesamtheit, sondern es gibt Menschen, die sind "sehr nett" und andere, die er "kaum leiden" kann. Für diese Unterscheidung gibt es ein Beurteilungskriterium, das im Umgang mit diesen Menschen gründet: es

Die Umwandlung: Unerhörtes wird hörbar 165

gibt Menschen, mit denen man sprechen kann und andere, mit denen das nicht möglich ist.

Die Verrechnung "wenn ich schlecht behandelt werde, bin ich schlecht", ist einer Einschätzung gewichen, die mehr Getrenntheit zwischen 'Ich' und 'Welt' erlaubt, die unterschiedliche Qualitäten von Verbundenheit berücksichtigt und damit einen Freiraum schafft, in dem 'Ich' und 'Welt' sich aneinander differenzieren können. Dabei wirkt 'Sprechen' (als Symbol für eine besondere Art der Beziehung) wie ein Kristallisationspunkt, an dem sich die neue Erfahrung herausbilden kann, indem an dem Festen und Gleichen die Unterschiedlichkeit zu messen ist.

"Und plötzlich ging ich da unter" kennzeichnet den Verlust des Haltes und der Stabilität, die Hans durch seine Lebensmethode gewonnen hatte. Insbesondere das Erlebnis des 'Erzählstops' muß einen solchen Verlust an Halt ausgelöst haben, wenn wir bedenken, daß das 'Reden' u.a. ein In–Griff–Bekommen der Beweglichkeit und grenzenlos scheinenden Verwandlung darstellt. In dem Moment, in dem Hans diese Art des Redens unterbrochen fand, erlebte er sich haltlos den Tendenzen überantwortet, die er sonst durch ihr 'Gegen–Teil' im Griff hatte.

Wieder windet sich das Lied in der Ambivalenz zwischen Hingabe und Festhalten, dreht sich um die Suche nach etwas nicht Gegebenem, versucht dies zu entwickeln, indem es "sich" in den "Leuten" sucht, auf sich zurückblickt und nicht weiß, wo es sich finden soll. Aber während Hans nicht weiß, was er tun soll, ist er schon dabei. Der Gedankengang oder Erlebensgang, der hier vollzogen wird, dreht sich nicht mehr 'im Kreis', er windet sich, d.h. es kommt immer wieder etwas Neues hinzu. ("Die Leute zu sein ... mich zu sein ... mich zu erleben", "Und mir fiel ein, mich zu kennen.") Daraus ergibt sich ein Weg in Variationen, der verhindert, daß der Gedankengang in sich selbst zurückläuft und sich im endlosen Kreisen erschöpft.

Die Veränderungen gegenüber der Ausgangssituation, die sich in dieser Gestaltung manifestieren, seien an dieser Stelle noch einmal strukturell bezugnehmend auf die Rekonstruktion anhand der Gestaltfaktoren zusammengefaßt. Aus dem bisherigen Therapieverlauf läßt sich schließen, daß das Zusammenkommen von Musik und Sprache im freien Lied kein 'rein äußerliches' oder 'zufälliges' Ereignis ist, sondern einer Schließung des Risses durch den Entwicklungskreis der Gestaltfaktoren entspricht.

Dadurch kann nun der gegenseitige 'Förderungscharakter' der Gestaltfaktoren in den Vordergrund treten, das Ineinanderkippen, Verschlingen und Paralysieren, das sich aus dem 'fordernden' Wirksam–Werden der Spaltung ergab, verliert hingegen an Notwendigkeit. Diese Entwicklung ist vorbereitet in den mehrfach erprobten Überbrückungen der Spaltung, im Gewinn an Gleichbleibendem durch die Kontinuität der therapeutischen Arbeit und durch das Sich–Einlassen auf Üben. Dafür wurden Allmachtsansprüche unendlicher Beweglichkeit und Verwandlung aufgegeben. Dadurch wurde ein Zugewinn an Ausrüstung im Umgang mit Widerständigem und Sich–Sperrendem möglich und ein Erproben anderer Anordnungen (z.B. ästhetischer) und Verrechnungen.

Durch die musikalische 'Kleinarbeit' hat sich eine Art 'Stil' herausgebildet, der bestimmte seelische Verhältnisse gestalten kann. Gegenüber einer Musik, die als Extremisierung von Umbildung und Ausbreitung zu kennzeichnen war, ist dieser 'Stil' durch mehr Glätte (statt Sprunghaftigkeit), durch Wiederholung in der Binnenstruktur (statt Vielfalt) und durch eine stärkere Bezogenheit auf durchgängige Formprinzipien (Tonalität, Metrum, keine Instrumentenwechsel) gekennzeichnet.

Morphologisch heißt das: die Ausrüstung ist nicht mehr der Umbildung und Ausbreitung als alleiniger Ausrichtung unterstellt, sondern entfaltet ihre eigene Wirksamkeit, begrenzend und formend; greift dadurch in das Geschehen dergestalt ein, daß musikalische Formen entstehen, die sich als eine Vermittlung anbieten.

Vermittlung bedeutet dabei mehreres zugleich: zum einen stellt diese musikalische Struktur eine **'Mitte'** zwischen der Strukturierung der ersteren Musik und der Struktur des Sprachlichen dar, keine geometrische Mitte, sondern Mitte in bezug auf die Extremisierung der Gestaltfaktoren. Zum anderen **vermittelt** die Musik dem Sprachlichen mehr Lebendigkeit und Beweglichkeit, die Worte dem Musikalischen mehr Halt und Durchgängigkeit

Das Ganze wiederum vermittelt dadurch einen entschiedenen Eindruck, der sich festlegt und haften bleibt (Einwirkung und Aneignung). Dadurch wird dann eine weitere Vermittlung, nämlich zwischen der so improvisierten Musik und den umgebenden Gesprächen, möglich. Indem das Erleben während des Musikmachens auch schon sprachlich in Erscheinung tritt, rutscht die improvisierte Musik nicht mehr weg (fällt nicht mehr so 'plumps' raus). Die sprachliche Fassung, die während des Singens möglich ist, setzt sich zwar nicht bruchlos im 'normalen' Reden fort, aber es sind doch schon Worte in der Musik, an die im anschließenden Gespräch angeknüpft werden kann, die erinnerbar sind und auf die man zurückgreifen kann, um von da aus auch im 'normalen Reden' Umformungen möglich werden zu lassen. Durch diesen Gewinn an Halt und Behalten–Können läßt der Zwang zum 'Verbuchen' als

Die Umwandlung: Unerhörtes wird hörbar 167

einzig möglichem Halt allmählich nach. Bezeichnenderweise hört Hans nun auch auf, zwischen 'Musikstuhl' und 'Redestuhl' zu wechseln. Was diese Vermittlungen im Einzelnen 'bringen', sei noch einmal präzisiert:

In der bereits vermittelten Form dieser Musik findet man Halt an Wiederholung, an Gleichbleibendem und Ähnlichem, dadurch kann der Text, der mit der Musik befördert wird, auch mal einen Schritt weitergehen, weil er quasi in der Funktion des Im–Griff–Behaltens vom Gegen–Teil her entlastet ist. Dadurch entsteht bezogen auf die Struktur des Textes so etwas wie ein **variatives Entwicklungsprinzip:** Es beginnt sich zu drehen, dann kommt aber ein neues Element, ein Wort, ein Einfall hinzu, das wie eine kleine Ablenkung der begonnenen Kreisbewegung wirkt und verhindert, daß der Gedanke dann in sich selbst zurückläuft. Es ist eine Art Fortbewegung in Kreisen.

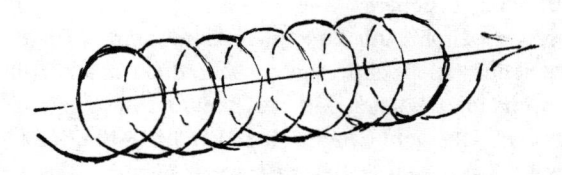

Insgesamt ist trotz der ebenso deutlichen Kreistendenz hier spürbar, daß das Ganze eine **Richtung** bekommt. Dieses variative Prinzip, welches hier der Versprachlichung, der Beförderung der Worte und der Entwicklung des Gedankenganges zugute kommt, ist als Formprinzip ein musikalisches. Ebenso zeigt der Umgang mit Steigerung, Verdichtung, die Art des Sich–Windens und schließlichen Hervorbringens deutlich musikalische Gestaltungsmerkmale. Dadurch kann das Singen als 'Transport' funktionieren: wenn wir anfangs sagten, die musikalische Art der 'Fortbewegung' und des Umgangs mit Begrenzung käme dem Phantasieleben 'im Kopf' entgegen, so erleichtert nun die doppelt musikalisierte Sprache (in sich musikalisch strukturiert und gesungen), den Bewegungen 'im Kopf' nun auch mit Worten zu folgen.

3.2. Bestandsaufnahmen oder 'Was wird aus dem Buchhalter?'

Was aus dem "Buchhalter" als Extremisierung der abgespaltenen Aneignung wird, läßt sich als ein Grundzug der weiteren Entwicklung verfolgen. Unter dem zunehmenden Einfluß der anderen Gestaltfaktoren bilden sich neue Formen, die über die Gut–Schlecht–Verbuchung hinausgehen und damit eine Art von 'Haben' schaffen, das seinerseits nun besser geeignet ist, den übrigen Gestalttendenzen fördernd statt fordernd gegenüberzutreten.

Fallstudie: Anders–Werden

Als erste verwandelte Formenbildung läßt sich in einigen Stegreif–Liedern die Tendenz zu "Bestandsaufnahmen" beobachten. Sie tauchen nebeneinander in verschiedenen Formen auf, die jeweils verschiedene Entwicklungsmöglichkeiten beinhalten, quasi nach verschiedenen Seiten hin offen sind.

So zählt Hans manchmal singend auf, was für Gegenstände er gerade sieht oder was er auf einem Bild alles findet. Statt der Frage: 'was ist es wert' beschäftigt ihn hier zunächst die Frage: 'was gibt es alles'. Bald nachdem Kinder sprechen gelernt haben, läßt sich eine Phase beobachten, in der sie auf alles um sich herum zeigen mit der Frage: was ist das? Die Welt benennen zu können, schafft orientierenden Halt und Ordnung.

Hans 'kennt' natürlich die Worte für die ihn umgebenden Gegenstände, aber singend kann er sich des orientierenden Haltes einer solchen Bestandsaufnahme der Welt versichern.

Das Singen wird zum Anlaß und bietet durch seine soziale Wertschätzung den nötigen Schutz an Rechtfertigung, sich einer solch 'frühen' seelischen Tätigkeit zuwenden zu können. Die Aufzählung führt zugleich zu andersartigen 'Wertungen'. Bei dem Singen über Bilder (Abbildungen in Büchern, Kunstpostkarten), was sich in dieser Phase als weitere Form etabliert, betont Hans z.B., was er "im Vordergrund" und was "im Hintergrund" sieht.

Eine andere Form von Bestandsaufnahme besteht in der Aneinanderreihung von Tätigkeiten. So z.B. in einem Lied über die Werkstatt (Auszüge):

"Ich kam eines Tages in die Werkstatt.
Wir machten nun endlich Unterricht.
Mit Marianne erzählte ich oft im Büro.
Und bei Beate hatte ich auch Malen.
Und dann kam ich auch mal zum Ton.
Zuerst durfte ich ein paar kleine Kugeln machen,
die Lust war erst sehr wenig'.
Hinterher machte ich ein Gefäß,
dann kam die Lust,
wo ich den Aschenbecher fertiggemacht habe.
Ich kam zu Beate, da machte ich Puppen.
Dann kam ich zu Detlef und machte zwei Bücherstützen.
Die eine war eine Lokomotive, die andere ein anderes Gestell...."

Oder in einem Rückblick über die Therapie:

> "Oft spiele ich Instrumente,
> irgendeines suche ich mir dann aus.
> Oft spielen wir nach Texten.
> Oft spielen wir einfach so,
> was mit unserer Phantasie so los ist.
> Oft wollen wir diese Phantasie vielleicht
> zu einer Erweiterung bringen.
> Denn so eine Phantasie muß der Mensch erstmal haben.
> Wenn ich mir so überlege,
> daß das manchmal ganz sinnvoll ist,
> wenn wir sowas machen: diese Sachen,
> wo man drauf spielen kann
> oder auch welchen Rhythmus diese Sachen haben.
> Oft können wir 'ne Melodie spielen,
> entweder langsamer oder schneller.
> Und so spielen wir und machen unsere Phantasie ...
> Oft sage ich, was wir spielen sollen.
> Dann spielt die Rosemarie,
> und ich überlege mir indessen, was ich singen kann ...
> Wir haben 'ne Trommel, 'ne Triangel,
> verschiedene Sachen,
> mit welchen wir Töne machen können ... "

Erinnern wir uns an die abreißenden Geschichten in der Beschreibung der ersten Improvisation (–› S. 113 f), in denen der Zusammenhang und die Kontinuität einer Person und des auseinander Hervorgehens von Ereignissen fehlten, so ist hier deutlich, daß Hans sich mit diesen Liedern darin einübt, **eine** Person zu sein, die verschiedene Stadien durchläuft; die sich dabei verändert, aber dennoch die gleiche bleibt.

Hierin werden die ersten Ansätze zu einer Historisierung, wie wir sie in Hans' erstem Lied kennenlernten, weiter ausgebaut und 'Geschichte–Haben' eingeübt.

Die Musik ist dabei weiterhin melisch–erzählend, auf einen Grundton bezogen und durch eine hohe Redundanz gekennzeichnet. Sie hat hier die Funktion, eine Verbindung zwischen einzelnen Erlebnissen zu schaffen.

In der Zerdehnung der Zeit, die durch die Musik möglich ist, können die langsam auftauchenden Einfälle und Erinnerungen so verbunden werden, daß der Zusammenhang zwischen ihnen nicht mehr zerreißt. Dadurch wird erst möglich, zu verstehen, wie das eine aus dem anderen hervorgeht: wie z.B. die "Lust kommt", wenn man erst einmal angefangen hat, obwohl die Lust "erst sehr wenig" war.

Diese Möglichkeit des Singens kann sich später erweitern, als Hans auf Vorschlag der Therapeutin hin beginnt, Instrumente zum Singen hinzuzunehmen und für eine Weile auf dem Instrument zu spielen, wenn der Gedankengang abreißt. Die Angst vor dem Abreißen des Gedankens war sonst oft ein Hindernis, sich auf das Singen einzulassen, weil für Hans mit dem Abreißen von aussprechbaren Gedanken auch ein Abreißen des Erlebens verbunden ist. Mit dem Griff zum Instrument kann er sich eine Brücke schaffen, durch die der emotionale Zusammenhang erhalten bleibt, auch wenn ihm nicht schnell genug etwas einfällt.

Mit diesen Möglichkeiten der Zerdehnung und Überbrückung hängt zusammen, daß Hans' Sprache in den Liedern klarer und verständlicher wird, als sie es in seinem normalen Sprechen ist. Wir erinnern uns an das Phänomen, daß Hans in seinem Reden keine Pausen machen konnte, seine Gedankengänge sich in Kreisen verfingen und die Unterbrechung dieses Redens als Verlust von Halt erlebt wurde. Im Nachherein scheint diese Struktur als verzweifelte Hilfsmaßnahme verständlich, dem immer drohenden Abreißen von Zusammenhängen entgegenzuwirken.

Diese Hilfsmaßnahme führte aber in der Form der Sprache dazu, daß die semantische Funktion der Sprache beeinträchtigt wurde. Dadurch war es schwer, Hans längere Zeit zuzuhören, wodurch Hans dann vermutlich häufig ein Abbrechen des Kontaktes vom Zuhörenden aus erlebte. Dadurch führte diese selbstgefundene Hilfsmaßnahme gegen die fehlende Kontinuität quasi zur ursprünglichen Not zurück, indem sich die Erfahrung des Abreißens des Kontaktes wiederholte. Erst jetzt, nachdem im Singen diese doppelte Not gemildert ist, wird die mit dieser Erfahrung verbundene Angst von Hans als Angst erlebbar und ansprechbar.

3.3. Meinungsumfragen

Einen ähnlich sammelnden Charakter haben die 'Meinungsumfragen', die Hans in dieser Zeit anstellt, wenn er irgendeine Entscheidung zu treffen hat oder sich eine Meinung über Ereignisse im Haus bilden will.

Diese Meinungsumfragen erweisen sich als eine Übergangsform zur Bildung einer 'eigenen Meinung' und einer stabileren Einschätzung der Welt und der eigenen Person. Das ist mit einer stärkeren Entschiedenheit und dem Erleben von Getrenntheit verbunden. Anstelle des Kippens zwischen der Ansicht, alle anderen seien schlecht und nur er gut oder umgekehrt und zwischen dem Gefühl, von allen verlassen oder dem Zwang, mit allen verbunden zu sein, treten Differenzierungen, die eine stabilere Erfahrung möglich machen. Eine Erfahrung, in der er sich **einigen Menschen** verbunden fühlt und sich von **anderen** getrennt erlebt. Auch kann er allmählich eigene Schwächen oder Beschränkungen ertragen, ohne sich gleich völlig zu verachten und beginnt zugleich, andere Menschen von ihren **unterschiedlichen** Seiten her zu sehen.

Dieser Entwicklungsschritt entspricht dem, was M. Klein (1962) als Überwindung der schizoiden durch die depressive Position beschreibt, in der die "gute" und die "böse" Mutter zu der Erfahrung einer Person zusammengebracht werden und dadurch Depression und Wiedergutmachungstendenzen (wegen der Aggression auf die "böse Mutter") auslösen.[1]

In Hans' Therapie wechseln so auch oft heftige Aggressionen gegen die Therapeutin mit tiefer Traurigkeit, die aber nicht mehr den gleichbleibend resignierenden Charakter trägt, der für Hans' gesamte Erscheinung so charakteristisch war. Es wird mehr eine Trauer, die beginnt, sich mit Inhalten zu füllen, indem Hans betrauert, was er alles nicht gehabt hat und was dadurch aus ihm geworden ist. Eine Trauer, die nun auch Trost findet in dem, was er z.B. durch die Therapeutin und die Möglichkeiten der Therapie hat.

Allmählich sind dann seine Meinungsumfragen nicht mehr wahlloses Sammeln, sondern folgen einer (selbst–)bestimmten Richtung, indem Hans nicht mehr beliebig herumfragt, sondern sich bestimmte Menschen aussucht, von denen er Unterstützung eigener Tendenzen und Entscheidungsansätze erwartet. Dadurch bekommen sie nun mehr die Funktion, seinen eigenen Zweifeln entgegenzuwirken.

So versucht er z.B., das sich entwickelnde Gefühl von Zuhause in der Therapie und der Beziehung zur Therapeutin dadurch zu stärken, daß er mit Leuten redet, die etwas von Therapie halten und die angreift, die so etwas als "Kinderkram" oder als etwas "nur für Bekloppte" abtun.

---

[1] Die Infragestellung dieser Positionen in der 'normalen' kindlichen Entwicklung durch die neuere Säuglingsforschung hebt nach meiner Erfahrung die klinische Bedeutung dieser Positionen nicht auf. Vgl. auch Fußnote S. 120

3.4. Beschreibung, Beobachtung, Vergleich

Es entsteht dann in der Folgezeit eine Formenbildung, die Hans ermöglicht, durch Beschreibung, Beobachtung und Vergleich zu einer eigenen Einschätzung zu gelangen.

In diesem Prozeß übernimmt die Musik die entscheidende Vermittlerrolle, durch die Hans seine Gefühle über das Hören der eigenen Musik zu erfassen und zu benennen beginnt. Die bedeutsamste Veränderung ist dabei die, daß er selbst die gespielte Musik auf sich wirken lassen kann und in dieser Wirkung eine evidente und eindeutige Erfahrung über sich selbst gewinnt, die dann der Maßstab für die Beobachtung anderer Menschen, für die Einschätzung ihrer Handlungen und Reaktionen werden kann. Dadurch wird ihm ein anderes Fragen möglich. Er ist nicht mehr darauf angewiesen, nur mit – teilweise erlebnismäßig leeren – Worten zu fragen, sondern fragt nun mit dem 'Verrechnungssystem' des eigenen Erlebens.

Bevor dies aber möglich wird, gilt es wieder einmal einen Kampf zweier 'Methoden' auszufechten. Denn Hans ist an der Möglichkeit der Spiegelung, der Rückvermittlung durch die Musik nicht interessiert, sondern setzt vielmehr auf eine andere Art der Vermittlung: die Therapeutin soll vermitteln zwischen ihm und "den anderen" (s. auch S. 180 f). Sie soll ihm "erklären", wie er selbst fühlt und warum die anderen sich so oder so verhalten. Hans kämpft um diese Vermittlung mit allen Mitteln: mit Nicht–Mehr–Spielen, Nicht–Mehr–Reden bis hin zu der 'Drohung', gar nicht mehr zu kommen.

Die therapeutische Methode bleibt dabei die annehmende und benennende Begleitung all dieser Nöte, Ängste und Kämpfe, in die er dabei gerät, verbunden mit dem wiederholten Angebot der Nutzung der Musik. Mit dieser 'Gegenmethode' bietet sich Hans der notwendige Widerstand, den er jetzt nicht mehr algenhaft ("dann eben woanders weiter") umgeht, sondern an dem er seine heftigen Gefühle anbinden und greifbar machen kann. Strukturell ist dieser Vorgang eine Variation der Improvisation in der 16. Stunde, die zu ersten entscheidenden Erlebens– und Verhaltensänderungen führte. (→ S. 136 f) Zugleich übt er sich in das Benennen und Beschreiben seelischer Bewegtheiten ein, indem zunächst die Therapeutin benennt und beschreibt und sich dann von Hans korrigieren läßt.

In diesem Kampf, der mit Unterbrechungen etwa über zwei Monate den Tenor der Therapiestunden ausmacht, entwickelt sich vor allem zweierlei: erstens wird Hans in seinen verbalen Gefühlsäußerungen deutlicher, erkennbarer, indem die aktuellen aggressiven Gefühle gegenüber der Therapeutin als ein Anstoß wirksam werden, sich zu präzisieren. (Gemeint ist hier noch nicht das Benennen des eigenen Erlebens, sondern zunächst einmal nur die 'unverdrehtere' und für das Gegenüber deutlich spürbarere Äußerung.)

Beispiel:

Hans will, daß die Therapeutin dafür sorgt, daß ein bestimmter Jugendlicher, (den er nicht mag, was er aber nicht sagen kann) nicht in sein Zimmer ziehen soll. Er selbst kann nicht dafür sorgen, weil er nicht in der Lage ist, etwa gegenüber den Mitarbeitern, seine Antipathien auszudrücken. Als die Therapeutin vorschlägt, die Gefühle gegenüber dem anderen Jugendlichen zu spielen, schweigt er nur verdrossen. Sie versucht dieses Schweigen verschiedentlich zu interpretieren, worauf er nach langer Zeit sein Schweigen unterbricht und wütend sagt: "Das bildest Du Dir alles nur ein!" und dann sehr bewegt und bewegend zu erzählen beginnt, sie könne sich ja gar nicht vorstellen, wie schlimm das sei, was er Tag für Tag erleiden müsse. Oft wünsche er sich, sie sei immer bei ihm, um zu erfahren, wie das sei.

Indem Hans seine Gefühle direkter äußern lernt, wird er sich selbst deutlicher und erkennbarer und schafft neue Formen in seinem Umgang mit anderen Menschen, indem er nicht mehr so gleichbleibend und farblos erscheint.

Als zweites Moment kristallisiert sich in diesem Kampf ein ganz wesentlicher Mangel heraus, dem Hans dann durch die Musik entgegenzuwirken beginnt. Immer wieder will er von den Mitarbeitern wissen, was sie von ihm denken, sucht durch seine Fragen den Spiegel, "sich zu sehen" (Hans). Es wird aber gerade in diesem Fall deutlich, wieviel mehr das Zustandekommen einer solchen Spiegelfunktion von der gesamten seelischen Konstruktion des Betreffenden selbst abhängt als von den aktuellen äußeren Bedingungen. Hans bekommt durchaus 'Rückmeldung', aber er kann das Zurückgegebene nicht einwirken lassen und dadurch als das gesuchte Eigene erkennen.

Sich selbst in der Rückwirkung noch einmal zu "haben" gelingt erst allmählich, nachdem – morphologisch ausgedrückt – nicht mehr die Einwirkung vorschnell durch den sich aufdrängenden Gegenpol der Anordnung 'ausgeschaltet' wird, sondern die vermittelnden anderen Gestaltfaktoren Einwirkung und Anordnung soweit auseinandergezogen haben, daß die Einwirkung sich entfalten kann und das Zurückgespiegelte als Eigenes erkennbar wird. So gesehen hängt das Zustandekommen einer Spiegelfunktion als eine besondere Form der Einwirkung ganz wesentlich von der Binnenstruktur der Anordnung und ihrem Zusammenspiel mit den vermittelnden Gestaltfaktoren ab.

Der beschriebene Kampf endet, als Hans mit einem Male die Stunde nicht mehr mit Klagen und Forderungen beginnt, sondern plötzlich das Band von der 'letzten Stunde' (4 Stunden vorher) hören möchte. Nachdem er die Musik gehört hat, beginnt er zu beschreiben: seine (eigene) Stimme klinge traurig in diesem Lied. Beim Singen in der Werkgruppe klinge sie eher fröhlich. Aber das sei Verstellung. Die traurige Stimme sei die echte. Er ist fasziniert davon, daß *er seine* Traurigkeit *hören kann*.

Daraufhin möchte er noch mehr Tonbänder hören, um herauszufinden, wie er sich jeweils anhört. Er begeistert sich mehr und mehr an diesem 'Hörspiegel', vergleicht Stücke und Stimmungen und möchte Tonbänder mitnehmen, um sich auch zwischendurch hören zu können.

Diese neue Erfahrung wirkt als Lösung im doppelten Sinn: sie bringt ihm die Lösung dafür, wie er sich und andere erleben kann und dieses Erleben ihm sicher zu eigen werden kann und sie löst die Blockierungen der letzten Stunden und ruft ein neues schöpferisches In–Angriff–Nehmen hervor.

Hans selbst sagt, er wolle nun musikalisch "etwas Neues" beginnen und verbindet in der Folge zum ersten Mal freies Singen und Instrumentalspiel, woraus vielfältige neue Impulse und Möglichkeiten der Entfaltung erwachsen.

3.5. Die Lust zu singen und die Überwindung der Spaltung

Als Gegentendenz zu aggressiver Verweigerung oder einem Versinken in resignierender Depression treibt immer wieder die Lust am Singen die Entwicklung weiter. In ihr sind Bewegungs– und Verwandlungstendenzen wirksam, die einer Erstarrung entgegenwirken, die jeweils droht, wenn Hans sich in seinen Handlungsmöglichkeiten eingeschränkt sieht, wenn er damit konfrontiert ist, daß sich seine Wünsche nicht ohne weiteres erfüllen oder wenn er einfach nicht weiter weiß.

Morphologisch gesehen wird im Singen der Gestaltfaktor der Umbildung als Erweiterung der Ausrüstung und als Ergänzung der Ausbreitung wirksam. Dadurch wird das Kippen zwischen dem uneingeschränkten Ausleben der Phantasie und der Handlungsunfähigkeit angesichts von Einschränkung und Hindernissen in der Realität verhindert, indem sich neue Zwischenformen bilden, durch die Hans seine Wünsche als realisierbar erleben und infolgedessen auch auf Paradiesvorstellungen in der Phantasie verzichten kann.

So sind es immer wieder die Lieder, mit denen Hans sich den Weg bahnt, die sich durchsetzen gegen allen Widerstand und dann zu Verfassungen führen, ohne die die Entwicklung nicht weitergehen könnte. Dabei ist direkt erlebbar, wie die Lust zu singen die Stockungen überwindet und sich (und anderes) gegen alle Widerstände durchsetzt.

Beispiel:

Hans erzählt wieder einmal über 'Küchenprobleme' der Gruppe und verstrickt sich in hoffnungslosen Klagen darüber, wie ungerecht das alles sei, ohne daß Lösungen möglich erscheinen. Doch dann unterbricht er sich selbst, um die Tonbandaufnahme von dem Lied aus der letzten Stunde noch einmal zu hören; ohne weiteren Kommentar.

Danach singt er einen vorbereiteten eigenen Text, will weitere fremde Texte singen, die er so fern vom Sinn des Textes und leierhaft gestaltet, daß darin der 'andere Sinn' : die Möglichkeit, gleichzeitig singend vor sich hin zu träumen, erkennbar wird. Das äußert sich auch in der Wirkung dieses Musizierens auf die Therapeutin, die das Gefühl hat, 'in Trance' gesungen zu werden. Hans sagt selbst, er müsse immer an etwas anderes denken, wisse aber selber nicht, an was.

Nun ist er bereit, dieses 'Andere' zu singen, auch ohne zu wissen, worauf er sich damit einläßt. Er setzt sich ans Fenster, schaut verträumt hinaus und beginnt bei dem, was er sieht und kommt über die allmählich sich entwickelnden Bilder zu den Fragen, die ihn beschäftigen:

"Schon bald kommt der Frühling in das Haus.
Es blühen die Bäume. Sie blühen und haben Knospen.
Schon bald kommt der Sommer und der Regen zieht weiter.
Und ab und zu scheint die Sonne.
Da scheint die Sonne und plötzlich dann kann es sein,
daß (es) plötzlich einen Krach gibt.
Vielleicht kommt sie auch hervor. Ich weiß es nicht genau.
Und so muß ich vielleicht denken, daß es die Sonne nicht gibt.
So oft denken wir, ja wann kommt mal wieder
oder wann blüht mal wieder 'was Schönes.
Oft sehen wir nur Grünes über weite Felder, über weite Felder. Bis jetzt
wachsen die Bäume erst mal wieder
und manche blühen schon.
Und sie blühen schon, aber noch nicht so viel,
aber noch nicht so viel.
Es kommen zwar 'n paar Vögel, aber ich höre heute noch keine, aber ich
höre noch keine.
Ein paar sind vielleicht schon da.
Man hört sie kaum, weil man sieht sie auch sehr selten.
Bis jetzt habe ich noch kein' Vogel gesehen.

Ich weiß nicht, wann sie kommen. Woher soll ich das wissen?
Ich kümmere mich nicht darum, ob die Vögel nun kommen.
Aber ich hoffe schon, daß sie bald kommen.
Vielleicht werden es diesmal viele sein.
Sie schweben über dem Himmel.
Vielleicht sind auch welche gestorben unter dem weiten Flug.
So genau weiß ich noch nicht mal, wie Vögel eigentlich leben.
Sie leben in Gewässern
und manchmal bau'n sie sich da ein Nest auf.
Bei uns hier, hier in den Wäldern,
da gibt es natürlich einige Stellen,
da bauen auch so Adler und Papageien
und ander Vögel ihre Nester.
Nur man sieht ja eigentlich so wenig davon,
man sieht sehr wenig davon."

Die Fragen, auf die Hans hinaus will, sind mit großer Angst besetzt und nur mittelbar in Worte zu fassen. Eine Hilfe ist es deshalb, immer wieder bei der wahrnehmbaren Realität 'draußen', bei den Bäumen, der Sonne, den Vögeln, anzuknüpfen und **mittels** dieser Bilder einen Ausdruck für die inneren Bilder und Fragen zu gewinnen. Musikalisch vermitteln hierbei Klischees und einfache Strukturen, die zugleich Halt im Bekannten und Raum für das Gesuchte geben.

Die Stimmung des Liedes ist – auch von der Stimmgebung des Singens her – träumerisch hoffnungsvoll. Verbildlicht wird diese Hoffnung in Frühling, Blühen, Wachsen, Sommer und Sonne, um dann plötzlich zusammenzubrechen und zunächst in tiefe Hoffnungslosigkeit zu verfallen ("Und so muß ich vielleicht denken, daß es die Sonne nicht gibt.")

Wie oft hat Hans diesen abrupten Wechsel solcher Gefühle wohl erlebt, ohne sie jemals anderen Menschen vermitteln zu können? Später kann er erzählen, wie er manchmal durch die Straßen ging und sich Frauen daraufhin anguckte, welche wohl seine Mutter sein könnte. So wird er sich auch jeder neuen Kontaktperson im Heim mit der Hoffnung auf die 'gute Mutter' zugewandt haben, um sich dann beim ersten Krach völlig enttäuscht wieder abzuwenden. Wohl noch einmal anknüpfend an das, was Hans bei seinem Blick aus dem Fenster gerade sieht, führt ihn das Singen zum schmerzhaften Kern seines Mangels.

"So genau weiß ich noch nicht mal, wie die Vögel eigentlich leben." Die Welt der "Nester", der behütenden Familie kann Hans nur vermuten. Sie ist ihm so fremd wie die Welt der Adler und Papageien, Hans kann davon eigentlich nur "sehr wenig sehen".

H.J. Berk berichtet, daß Jugendliche in Heimen glauben, 40 bis 80% ihrer Altersgenossen befänden sich in Heimen (1975, S. 110). Das Bewußtwerden seiner Unkenntnis, das sich in diesen Bildern allmählich herausschält, ist mehrschichtig: es bezieht sich sowohl auf die Fragen nach der Sexualität, die ihn zu dieser Zeit sehr beschäftigen als auch auf die allgemeinere Frage nach dem Lebensgefühl in einer Familie, nach der Identität, die man in einer Familie erwirbt.

Die Angst und der Widerstand gegen das Singen, die nur durch die noch größere Lust zu singen überwunden werden, werden von hier aus nachvollziehbar, da das Phantasieren im Singen konsequent an die tiefste Verunsicherung seiner Person durch den Mangel stabiler Introjekte und zu der heftigen Trauer und Aggression führt, die aufkommt, wenn er sich dieser Geschichte bewußt zu werden beginnt.

Hans sucht nach diesem Lied zunächst Schutz in der alten Technik der Abspaltung, indem er sich und seine Musik distanzierend zu kritisieren beginnt. Die 'beiden Seiten' sind sich jetzt aber schon so nah, daß es Hans mit Hilfen der Therapeutin möglich ist, im Gespräch dann doch an das Erleben beim Singen anzuknüpfen.

Die Bemerkung der Therapeutin, daß diese andere Seite Angst mache, wirkt wie ein Dammbruch: Hans redet sehr schnell und getrieben, wenn auch zunächst ziemlich unverständlich. Das Wort Angst kommt so oft vor, daß der Eindruck entsteht, es ginge zunächst einmal darum, diesem Gefühl Raum zu verschaffen und die Möglichkeiten der Ausbreitung dieser Angst in den Raum *zwischen Menschen* so lang wie möglich zu nutzen.

Auch hier folgt die Sprache Hans' eher musikalischen als semantischen Gesetzen. Ihr ist deshalb auch im Vollzug des Sprachlichen kaum zu folgen, wohl aber durch die Verfassung, in die sie die Therapeutin versetzt, die den Sinn dieser Rede in dem Gefühl folgen kann, hier stehe etwas Bedrohliches bevor, das nur noch mit Mühe zurückgehalten wird. Bevor das aussprechbar wird, holt Hans sich noch einmal Halt in der mehrfach wiederholten (Selbst–)Versicherung, wie gut es sei, daß er die Therapeutin, die Musiktherapie, das Reden–Können usw. habe.

Auf der Grundlage dieses Habens erlebt Hans nun tiefe Trauer und Verzweiflung. Er beginnt bei dem Gefühl, daß er oft gar nicht nach Hause kommen mag wegen der unaufgeräumten Küche in der Gruppe. Dann kommt die ganze Trauer, kein Zuhause zu haben, keine Eltern zu haben. Er habe oft solch eine Wut, die er nicht verstehe. Und er weiß, bei aller verzweifelten und vergeblichen Suche, daß dies alles niemals nachzuholen ist.Er spricht von der Verunsicherung darüber, ob er das alles aushalten könne und ob er überhaupt in der Lage sei, sich zu entwickeln. Noch einmal greift er das Erlebnis des Erzählstops in der Therapie auf und erzählt, wie verzweifelt er darüber war und daß er sich gefragt habe, ob er vielleicht krank oder verrückt sei.

Das ganze Gespräch ist für Hans ungewöhnlich verständlich und von neuer Klarheit und Einsicht. Alles wird ziemlich direkt, deutlich und verstehbar angesprochen. Verbindungen, die die Therapeutin zieht, werden von Hans aufgegriffen, einbezogen und weitergeführt.

Wie in einer Parallelbewegung zu seinem eigenen Leiden erzählt er zum zweiten Mal von einem Freund gleichen Namens, der zu sieben Jahren Gefängnis verurteilt worden sei. Er fragt sich, ob man das durchhalten könne; sieben Jahre Gefängnis. Jetzt seien es doch nur drei Jahre geworden. Er wolle ihm schreiben, wisse zwar oft nicht, was er schreiben solle, aber er beginnt zu verstehen, daß es eine Hilfe sein kann, wenn der andere Hans ihm vielleicht von seinem Leiden erzählen kann.

Es ist beeindruckend, wie Hans, für den richtig und falsch so wichtig waren, sich weder für die Berechtigung des Urteils noch für die Tat interessiert (beides wird mit keinem Wort erwähnt), sondern allein mit dem Leiden beschäftigt ist, mit der Frage, ob es auszuhalten, wie es zu mildern sei.

3.6. Auswahl und Regulation

Für diesen dritten Behandlungsabschnitt wird wichtig, daß Hans nun eine 'Auswahl' an musikalischen Formen zur Verfügung hat, durch die er seine 'beiden Seiten' besser regulieren kann. Es setzt nun ein fördernder Kreislauf ein, indem durch den erweiterten Spielraum eine Auflockerung stattfindet, in der immer wieder neue Formen entstehen können, die ihrerseits zu neuen Erweiterungen führen.

Im Einzelnen sind dies folgende Formenbildungen und Möglichkeiten:

– Er verfügt über eine Anzahl von **Liedern und Spielstücken**, die er nutzen kann, wenn er im Musikalischen eher Halt sucht und den andrängenden Bedürfnissen lieber Einhalt gebieten möchte, als sie zum Ausdruck zu bringen. Bekannte Lieder und Stücke bieten außerdem die Möglichkeit, ein gemeinsames Haben zu genießen.

– Als Gegenmittel gegen die allzu mitreißenden Kräfte dient auch das **Singen über Gegenstände**, in dem Hans zwar musikalisch weniger gebunden ist, aber durch die Bezugnahme auf ihn umgebende Gegenstände einen Halt findet, und zwischen Berührtheit und Distanziertheit Regulierungsmöglichkeiten finden kann.

– Im Singen **vorbereiteter, schriftlich notierter Texte** findet er eine Form, die gegenüber dem freien Singen noch mehr Halt bietet, die aber oft ins freie Singen überleitet und die außerdem eine wichtige Funktion in dem Transport zwischen Therapie und Alltag hat. Im Notieren dieser Texte kann Hans sich auf die Therapiestunden 'vorbereiten' oder sich nach den Therapiestunden noch weiter mit dem Erlebten beschäftigen. Auch hierin hat er so eine weitere Möglichkeit gegen das gefürchtete Wegrutschen oder Abreißen des Erlebens gefunden. Das führt über die musikalische Formenbildung hinaus zu einem neu gewonnenen Interesse an Büchern und Texten, die Hans in verschiedenen Zusammenhängen zu nutzen beginnt, und wodurch er seine seelischen Ausbreitungsmöglichkeiten erweitern und sein inneres Bedürfnis an Zufuhr stillen kann.

– Das **freie Singen** ist eine Form, die er durch viele Widerstände hindurch immer wieder gewinnt und durch die er die Spaltung mehr und mehr überwindet, seine Geschichte zu komplettieren beginnt, und durch die er seine Gefühle bewußt erleben und erzählen kann. Das freie Singen erweitert sich dann, indem er wieder Instrumente hinzuzunehmen beginnt.

– Auch das **improvisierte reine Instrumentalspiel** greift Hans in dieser Zeit wieder auf. Es ist aber nun von innen her stärker strukturiert und scheint ihm nicht mehr so beängstigend unkontrolliert herauszurutschen. Er kann sich an sein Spiel erinnern und beginnt, bestimmte Vorlieben für einige musikalische Ereignisse zu bekommen. So z.B. in einer Form, die "was Schnelles" heißt: hier gefällt es Hans, in der Beschleunigung des Tempos zu einer äußersten Grenze zu kommen und so einen Ausdruck für heftige und erregende Gefühle zu finden. Hans ist über dieses Spiel immer wieder sehr begeistert und nennt es "sich steigern". Für diese geliebte Wirkung ist er dann auch in der Lage, auf anderes zu verzichten, indem er z.B. merkt, daß er so schnell wie er möchte nicht singen kann, daraufhin ein Instrument wählt, auf dem er dann so schnell spielen kann, wie er möchte.

– In der Abschiedsphase kommen dann noch zwei wesentliche neue Formen hinzu: **Hans eigenes Klavierspiel** (→ 196 ff), also der Griff zum Instrument der Therapeutin und das **gemeinsame freie Singen von Hans und der Therapeutin** (→ 202 ff).

Morphologisch bedeutet diese Auswahl musikalischer Formenbildungen im Behandlungszusammenhang eine Erweiterung und Flexibilisierung der Ausrüstung. Konkret: Hans kann nicht mehr nur entweder die Musik so fließen lassen, daß sie ihm 'wegrutscht' oder sie in 'gut–schlecht' verbuchen und sich in seinen verengenden Redekreisen verfangen, sondern er kann z.B. sich selbst im Reden unterbrechen, wenn er diese Verengung und die damit zusammenhängende Hoffnungslosigkeit spürt, indem und weil er vorschlagen kann, die Musik der letzten Stunde noch einmal zu hören, um daran anzuknüpfen, weil er sich vage erinnert, daß er sich dabei anders spürte. Oder er kann seine Musikalität benutzen, um die immer wieder drohende Verfestigung zu beleben (wie z.B. im 'Lied vom Kriecher' → S. 182 f) und so, morphologisch ausgedrückt, die Umbildung der Anordnung, und über diese der Einwirkung zunutze machen.

Durch die größer werdende Auswahl verschiedener Formenbildungen, in denen die Gestaltfaktoren jeweils unterschiedlich wirksam sind, kann Hans freier wählen, was er jeweils braucht, sind ihm Erweiterungen und Ergänzungen zugänglich, so daß er nicht mehr einem für ihn selbst kaum steuerbaren Kippen in extreme Formenbildungen ausgeliefert ist.

3.7. Begrenzungen oder 'Was wird aus dem jungen Gott?'

So wie auf der einen Seite der "Buchhalter" als Extremisierung der Anordnung sich verwandelt, so gerät auf der anderen Seite der "junge Gott" als Extremisierung der Umbildung in den Einfluß von Einschränkung, Begrenzung und Nicht–Wandelbarem und entwickelt daran Identität, Konstanz und Bestimmtheit.

Im zweiten Behandlungsabschnitt wurden die Begegnungen Hans' mit Begrenzung und Einschränkung im Umgang mit der Musik beschrieben, die dann zu einem allmählichen Sich–Einlassen auf Übeprozesse führten. Schon dabei hatte Hans oft das Gefühl, die Therapeutin wolle ihm nicht geben, was er braucht. Diese Empfindung verschärft sich nun und Hans beginnt, sich mit anderen Begrenzungen auseinanderzusetzen:

Hans möchte, daß die Therapeutin ihn außerhalb der Therapiestunden, in den Konferenzen, gegenüber den Mitarbeitern, dem Meister etc. vertritt, sich für ihn und die Realisierung seiner Wünsche einsetzt. Sie soll den Mitarbeitern erklären, wie er sich fühlt, einer Bekannten aus dem ehemaligen Kinderheim erklären, warum Musiktherapie für ihn gut sei, oder den anderen Menschen sagen, daß sie sich ihm mehr zeigen sollen. Auf die Verweigerung der Erfüllung dieser Wünsche reagiert er wütend und versucht sie mit allen Mitteln durchzusetzen. Er kämpft, wie er musikalisch in der Improvisation kämpfte, als die Therapeutin sich zum ersten Male seiner Beweglichkeit und seinen Verwandlungskünsten mit etwas Gleichbleibendem und Festem entgegenstellte.

Er will sein wie die Therapeutin, will Musiktherapeut werden. Wenn sie ihm nicht "erklärt", wie er das werden kann, liest er trotzig ein Buch über Musiktherapie, hört eine Sendung über Psychologie und will von ihr Fremdwörter erklärt haben. *Dabei* lernt er allerlei, gewinnt an Ausrüstung, die ihm zugute kommt, auch wenn er seinen Wunsch nicht realisieren kann. Er will "Mitarbeiter" sein und muß spüren, daß weder die Mitarbeiter noch die anderen Jugendlichen das akzeptieren, sondern es lediglich ausnutzen, wenn er mehr tut als andere.

Es ist wie in seinem ersten Lied: er versucht über "die Leute zu sein", "Ich zu sein" und wird darüber tatsächlich mehr und mehr "Ich", indem er sich so auf den Widerstand "der Leute" einläßt. Erst dadurch wird er beeinflußbar, "erziehbar". Indem er sich mit seinen Wünschen nun in der Alltagsrealität auszubreiten beginnt, kommt er mit der algenhaften Beweglichkeit nicht mehr weiter, sondern stößt sich nun an den Kanten und Widerständen. Es bedurfte und bedarf immer wieder der 'Verführung' und Verknüpfung durch die Musik, um "den jungen Gott" zu diesem steinigen Weg zu verlocken, hat er doch in der Phantasie so viel mehr Freiheit. Stunden mit mühsamen und schmerzhaften Gesprächen, in denen Hans mit all diesen Widernissen ringt, wechseln mit Liedern, die diesen Weg musikalisch–poetisch beschreiben und ihn immer wieder beleben: "Wir suchen den Weg", "Lied vom Kriecher", "Wie frei will ich sein?", "Gebunden", sind die Titel dieser Lieder.

Innerhalb dieser Lieder ist hörbar, wie Hans sich immer wieder grüblerisch–kreisend zu verfangen droht, wie dann aber immer wieder musikalische Impulse und die Lust am Singen ihn weitertragen und aus dem verengenden Kreisen herausbefördern.

So z.B. im "**Lied vom Kriecher**": Das Lied beginnt ruhig–melismatisch gesungen. Das Klavier begleitet mit stützenden Akkorden und beginnt dann in den angehaltenen Tönen am Ende jeder Phrase, Teile der gesungenen Melodie echoartig zu wiederholen. Das ergibt eine nachdenklich–besinnlich klingende Musik.

Hans hat den Text dieses Liedes z.T. für diese Stunde vorbereitet. In ihm wird keimhaft eine neue Sichtweise auf sein Verhalten ins Bild zu rücken versucht, die sich aber noch nicht endgültig auf dieses Bild festlegen will. Es ist, als ginge Hans auf etwas zu, scheue aber gleichzeitig vor dem Ziel zurück und weiche in Drehungen und Windungen der Entschiedenheit eines solchen Bildes aus. So gerät auch die Musik kaum merklich von einer 'ausdrucksvollen Nachdenklichkeit' in eine Repetition dieses Ausdruckes, die ihn dann nur mehr demonstriert (Teil 1).

Als Konsequenz des Rückzugs von Bewegung und Wandlung als Charakteristika von Hans' Musik geht er dann mit dem zweiten Teil ins Sprechen über, wobei er weiter vom Klavier begleitet wird (Teil 2). Musik und Sprache sind dabei nur noch locker aufeinander bezogen. Dadurch kann sich die Klavierbegleitung wieder aus dem Sog des Eingesponnen–Werdens befreien und entwickelt mehr Eigenständigkeit und Bewegung. Als die Bewegung dann sich zu einem klaren Grundrhythmus formiert, wirkt dies als musikalischer Impuls, den Hans aufgreift, indem er seine Stimme regelrecht wieder erhebt und zu singen anfängt.

Die Musik bekommt den Ausdruck eines entschiedenen Voranschreitens, wobei der Text mehr der rhythmischen Skandierung dient als einer semantischen Funktion (Teil 3). In anderen Liedern übernimmt Hans dann z.T. selbst mit dem Instrument den Part, der hier vom Klavier beschrieben wurde.

Lied vom Kriecher

Teil 1: (gesungen)

"Wir sind alle Kriecher auf der Welt.
Oder warum sind einige so, oder warum?
Vielleicht gibt es einen Grund. Wir sind so:
Daß wir so sind, das wissen wir. Vielleicht sind wir so.
Niemand weiß genau, was wir sind.
Alle Menschen fragen auf der Welt, was wohl ein Kriecher ist.
Keiner bekommt eine Antwort darauf.
Nur der, der es weiß, vielleicht derjenige.
Ja, wir wissen nicht genau, was es auf sich damit hat oder zu tun hat.

Wenn wir alle Kriecher wären, so würden wir uns nicht versteh'n.
In unserer Zeit, in der wir leben, kann noch so viel gescheh'n:
Unter den Mitarbeitern. Diese Antwort bleibt uns fern.
Sie bleibt uns fern. Vielleicht haben wir doch etwas damit zu tun.
Denn die Antwort, die der eine uns gibt,
vielleicht weiß der andere nicht, was er damit anfangen soll:
Wir sagen alle zueinander, wir wären keine.
Ob es stimmt, weiß man nicht.
Diese Menschheit kann es kaum sagen,
was jeden Einzelnen betrifft."

Teil 2: (gesprochen)

"Ich wußte zu Anfang nicht, was es heißen soll: Kriecher.
Vielleicht habe ich das Wort zuerst nur gehört und habe überlegt, was
ich dazu eigentlich sagen soll; daß ich daraus ein Lied machen kann
und auch wollte.
Hauptsächlich ging es darum, daß ich gedacht habe,
daß wir vielleicht nicht bemerken, daß wir Kriecher sind,
daß wir irgendwo den anderen gehorchen.
Das, was er sagt, daß wir es auch so machen;
daß wir gar nicht überlegen vor solchen Sachen,
daß wir einfach das machen, was der andere sagt,
oder auch so eine Meinung haben.
Die Meinung kann halt sehr einfach sein,
wir wissen es nicht genau,
aber was ist da eigentlich dran.
Vielleicht meinen wir die wirklich alle.
Wir wären alle – Arschkriecher.
Es ist so, das ist kein schönes Wort,
aber wenn man so das Wort hört: Kriecher,
dann ist das doch so zu bedenken;
denn die Frage müssen wir uns eigentlich alle stellen.
Alle: vielleicht halt nur so Mitarbeiter unter sich,
vielleicht auch Jugendliche.
Aber wer ist eigentlich der Kriecher in dem Moment,
in den Situationen eigentlich.
Das weiß keiner, keiner."

Teil 3: (wieder gesungen)

"Und zu wissen, wie es :
: Mensch! Wann kommt die Frage? :	
: Mir fehlt die Antwort. :	
: Es kann mir keiner sagen, :	
: was für Versprechungen es gibt. :	
: Man vermutet eigentlich nur. :	
Mensch! Jeder soll an sich denken! Denn:
: Jeder sollte an sich denken! " :	

Im anschließenden Gespräch kann Hans nun mit Humor zugeben, er sei ja selbst so ein Kriecher **gewesen**, einer, der sich immer anpassen und immer allen gehorchen mußte. Indem Hans in solchen Liedern und den umgrenzenden Gesprächen sich und sein Verhalten und Erleben auf greifbare Bilder bringt, grenzt er sich ein, bekommt Kontur und beginnt sich auch nach außen hin gegen andere abzugrenzen, als einer, der es nicht mag, "wenn Leute sich nur anpassen, ihre Gefühle nicht zeigen" etc ...

So erleidet er nicht nur Begrenzung, sondern schafft auch aktiv Grenzen, die ihn sich und anderen greifbar machen. Im "Lied vom Kriecher" wie in anderen ist nachvollziehbar, wie Hans nicht nur mit dem Mittel der Projektion Eigenes eher bei anderen als bei sich selbst bemerkt, sondern vor allem immer wieder sich in ausufernden Ausbreitungen ergeht.

Der ganze erste Teil des Textes ist zu verstehen als Kampf zwischen Eingrenzung und Festlegung, wie sie nach dem Lied zustandekommt, und dem Erleben, die eigene Lebensmethode der Anpassung wäre ein die Welt unaufhaltsam überschwemmendes Menschheitsproblem. ("Alle Menschen fragen auf der Welt, was wohl ein Kriecher ist." "Diese Menschheit kann es kaum sagen...." " Wir wären alle Arschkriecher.")

3.8. Einen Weg gehen

Aus dem neuen Umgang mit Begrenzungen stabilisiert sich "einen Weg gehen" als Formenbildung, die die Extremisierungen von algenhaftem 'mal hier, mal dort weiter' und drohender Erstarrung durch verengendes Kreisen oder richtungslosem Hin und Her ablöst.

"Einen Weg gehen" wird immer wieder geübt und bewerkstelligt, wenn Hans sich am Geländer der inzwischen gewonnenen musikalischen Möglichkeiten und ihrem Austausch mit der Sprache entlangbewegt, bis er einen bestimmten Ausdruck gefunden hat, den er gerade braucht; bis er die Fragen stellen kann, die ihn gerade bewegen, für die er aber erst Worte finden muß oder das Bild gefunden hat, welches einen Problemkreis greifbar macht.

"Einen Weg gehen" wird immer wieder besungen: als Rückblick oder als Frage in die Zukunft gerichtet: "Welchen Weg soll ich gehen?". Wie auch um andere Themenkomplexe herum tauchen oft einfach bestimmte Worte immer wieder auf. ("Wir suchen den Weg." – "Wir gehen unseren Weg." – "Wohin sollen wir uns wenden?"etc.) Es ist, als wolle Hans sich dieser wichtigen Aufgabe immer wieder erinnern und sich vergewissern, daß er noch 'auf dem Weg' ist.

"Einen Weg gehen" wird über die Therapie hinaus bewerkstelligt in eigenen Ansichten, Entscheidungen und Vorentwürfen, z.T. in Rückzug und Verweigerung, in aktivem Zugehen auf Menschen, in der Suche nach neuen Kontakten, aber auch in dem Versuch der Ergründung der eigenen Herkunft durch Besuche bei der Mutter. Letzteres ist für Hans sehr enttäuschend, aber es scheint in der erneuten Konfrontation mit dieser Enttäuschung auch eine wütende Abgrenzung und ansatzweise ein erstes trauerndes Sich–Abfinden zu ermöglichen.

<u>Beispiel:</u> (*unvorbereitet gesungener Text*)
"Wir suchen den Weg:
Wohin geht der Weg, wohin, wohin?
Und noch weiß ich nicht, was ich davon halten soll.
Wenn mich die Leute fragen, gebe ich oft keine Antwort...
... sind wir den Weg schon einmal gegangen?
Und oft kommen wir nicht weiter,
weil wir eigentlich nur im Kreis gehen, nur im Kreis.
Ich gehe nur im Kreis, und oft bleiben die Gedanken -----
Ich versuche jetzt noch mal den zweiten Weg zu gehen ...
Also die Frage ist eigentlich ganz einfach,
und die Antwort ist auch...... (zögert) sehr schwer."

Diese intensive Beschäftigung mit dem Thema "einen Weg gehen" deutet auf eine zunehmende Realisierung von 'Geschichtlichkeit' hin und hängt so mit eng mit dem Gestaltfaktor der Einwirkung zusammen. Das Erlebte beginnt in Hans Spuren zu hinterlassen, Spuren, an die er sich erinnern kann und die ihn und seinen weiteren 'Weg' beeinflussen werden.

Auch bezugnehmend auf seine Herkunft und seine Vergangenheit entwickelt Hans mehr Bewußtsein für diese Spuren, wenn er sich klagend und trauernd damit beschäftigt, daß er ein "Heimkind" ist, und daß das unauslöschliche Folgen hat. (Es ist auffällig, daß die meisten ehemaligen Heimkinder, die ich erlebte, diese Tatsache fast völlig verleugnen) Die Herstellung des Zusammenhanges zwischen Vergangenheit, Gegenwart und Zukunft zeigt sich z.B. in der Abschiedsphase, indem Hans Vorbereitungen zu treffen vermag. Vorbereitungen zu treffen vermag nur der, der um die Geschichtlichkeit des Seelischen weiß.

4. Bewährung: Der Gewinn der Trauer

(60. – 75. Stunde)

4.1. Kündigung und Heim

Das Ende der Musiktherapie kommt für Hans zu früh. Es gibt zwar bisweilen im dritten Behandlungsabschnitt Phasen, die einen regelrechten Abschluß der Therapie ins Blickfeld rücken lassen, aber wieder einmal wird Hans die eigene Gestaltung seiner Geschichte aus der Hand genommen, indem nicht **er** die Therapie **beendet**, sondern das Ende gesetzt wird.

Just in dem Moment, in dem Hans sich von dem wegbewegt, was 'Heim' strukturell bedeutet, schlägt 'Heim' wieder zu. Für das Finden eines Abschlusses, für das Abschiednehmen bleibt die gesetzlich geregelte Kündigungszeit.

> Die plötzliche und unerwartete Kündigung des Arbeitsverhältnisses der Therapeutin wurde finanziell begründet: wirtschaftliche Kalkulationen in anderen Bereichen des Vereins hatten zu einem Defizit geführt. Unausgesprochen war aber auch der andere Grund deutlich: Wechsel in der Leitung des Heimes und – wieder einmal – Wechsel in den Konzepten und Wertungen, in die Therapie nicht mehr 'paßte'. Knapp zwei Jahre zuvor hatten die Mitarbeiter an einer musiktherapeutisch orientierten Gruppe teilgenommen und hatten unterstützt, daß die Musiktherapie allmählich entgegen der ersten Angst der Jugendlichen, durch Teilnahme an einer Therapie zu 'Verrückten' abgestempelt zu werden, als ein mögliches Hilfsangebot angenommen werden konnte.
> Als die beteiligten Jugendlichen jetzt die Musiktherapie behalten wollten, wurde ihnen gesagt, sie brauchten sie nicht. Therapie insgesamt wurde den Jugendlichen gegenüber abgewertet und ins Lächerliche gezogen, bis hin zu Aussagen, sie seien schließlich "keine Babies" mehr, die "so etwas nötig" hätten. Therapiestunden wurden von Mitarbeitern gestört, nachdem die Jugendlichen allmählich ein Gefühl dafür entwickelt hatten, daß die Therapiestunde des anderen ein für ihn geschützter Raum ist. Der Musiktherapieraum wurde wieder in einen Abstellraum verlegt, der auch als Bügelraum genutzt wurde und immer wieder zugestellt zu werden drohte. Die sonst wöchentlichen pädagogischen Konferenzen fielen in dieser verbleibenden Zeit so regelmäßig aus, daß evt. Überlegungen einer Verlängerung der Therapien einiger Jugendlicher über Drittmittelfinanzierung nicht diskutiert werden konnten und außerdem von der ganzen veränderten Atmosphäre her kaum möglich erschienen.

Die Therapeutin teilt Hans die Kündigung in der Therapiestunde mit. Er ist fast sprachlos schockiert, weint und schiebt den Gedanken dann erst einmal beiseite und beendet Dinge, die er sich für diese Stunde vorgenommen hat. Er singt einen vorbereiteten Text und kommt erst gegen Ende der Stunde auf die Mitteilung der Kündigung zurück.

Die verbleibenden 15 Stunden sind vom Abschiednehmen geprägt. In diesem Abschiednehmen zeigt sich trotz der Vorzeitigkeit, was bewerkstelligt wurde. Das Gewonnene geht nicht verloren, sondern erweist sich als eine neue Möglichkeit, mit dem bekannten Leid fertig zu werden und es anders zu erleiden. Indem Hans diesen ungewollten Abbruch dennoch zum Abschied gestaltet, geht er "seinen Weg" weiter.

4.2. Rückfälle

Als erste Reaktion in der Stunde nach der Mitteilung der Kündigung (und auch in späteren Stunden) zeigen sich 'Rückfälle' in alte Verhaltensweisen, die aber immer wieder überwunden werden:

Da gehen seine Gedanken und Reden wieder pausenlos im Kreis angesichts der Unmöglichkeit, das Ende der Therapie zu verhindern. Aber er kann dieses Kreisen nun selbst beenden, indem er auf Lieder zurückgreift, ein Band hören will oder einen Text für ein neues Musikstück schreibt.

Da taucht wieder die alte Resignation auf, die ihn farblos, müde und alt erscheinen läßt. Dabei wird zum ersten Male die Binnenstruktur dieser Haltung deutlich, ebenso wie die Momente, durch die es jetzt möglich ist, aus dieser Depression wieder herauszufinden.

Durch die Kündigung der Therapeutin ausgelöst befällt Hans eine noch viel umfassendere Angst. Er befürchtet, der Verein müsse vielleicht einmal ganz das Haus schließen, wenn es finanziell so weiter geht. Dadurch würde er Zuhause und Lehrstelle verlieren und damit seine ganze Existenzgrundlage.[1]

Die durch diese Angst ausgelöste diffuse Wut hat die Tendenz der Zerstörung und wirkt in paranoider Verkehrung zurück, indem er selbst sich als Zertörer seiner Existenzgrundlage erlebt.

Dem versucht er entgegenzuwirken mit einer übermäßigen Sorge und einem nicht durchzuhaltenden Bemühen um 'das Haus'. Völlig überfordert sieht er sich so vor die Aufgabe gestellt **zu erhalten, was ihn erhält**, obwohl er es zugleich als ihm feindlich und ihn bedrohend erlebt. Durch diese Kon-

---

[1] Eine Befürchtung, die sich später bewahrheitet, zum Glück allerdings zu einem Zeitpunkt, zu dem Hans im Hinblick auf seine Wohn- und Arbeitssituation bereits vom Heim unabhängig ist, so daß ihm zwar die Rückkehr in sein ehemaliges 'Zuhause' dadurch genommen wird, er aber nicht mehr existentiell davon betroffen ist.

frontation ist er nicht nur bis zur Erschöpfung überfordert, sondern es drohen sich auch aggressive (im weitesten Sinne) und erhaltende Kräfte in ihrem Wirkungsraum gegenseitig auszulöschen, bzw. sie verbrauchen sich in der Tätigkeit, sich gegenseitig in Schach zu halten und stehen dem Seelischen deshalb nicht mehr zur Verfügung.

Aber auch hier verhindern neu gewonnene Möglichkeiten ein Verharren in dieser depressiven Position. So wird besonders die größere Differenzierung in einzelne Personen wichtig, durch die er sich nicht mehr einem diffusen Konglomerat von 'Haus' als 'Bezugsperson' gegenübersieht, die zugleich feindlich und lebensnotwendig ist. Stattdessen teilt er die unterschiedlichen Personen erlebensmäßig und in ihrer freundlichen oder feindlichen Zuordnung zu ihm unterschiedlich auf. Durch diese Aufteilung wird die Angst gemildert, indem er wütend auf die einen sein kann, ohne Angst haben zu müssen, sich selbst damit alles zu zerstören, da er freundlich mit den anderen sein kann. In der Folge ist deutlich, wie die 'bindenden Kräfte' dann zur verstärkten Beziehungsaufnahme, die 'aggressiven Kräfte' zu einem forschen Herangehen an neue musikalische Gestaltungen und zu einem Erforschen eigener Züge genutzt werden können.

Als ebenfalls hilfreich erweist sich das gewachsene Erleben eines 'Habens', durch das die Kontinuität seiner Person nicht mehr so absolut durch einen äußeren Wechsel bedroht ist. So z.B. die Möglichkeit, durch "Texte schreiben" oder "über Worte nachdenken" (Hans) alleine weiterzumachen. Dies sind Überlegungen von Hans, durch die deutlich wird, daß er sich besser ausgerüstet fühlt.

Die alten Spaltungen oder ein Abspalten der schmerzhaften Gefühle tauchen bemerkenswerterweise nicht wieder auf. Auch reagiert Hans nicht mit einer verstärkten Anpassung, wie das vielleicht zu erwarten gewesen wäre, weder im Hause noch innerhalb der Therapie. Er sucht zwar verstärkt die Nähe der Therapeutin, äußert heftiger seine liebenden und bedürftigen Gefühle, zeigt aber ebenso heftig seine Wut, seine Enttäuschung, Ärger und Unzufriedenheit.

4.3. Musikalische Geschäftigkeit

Das bevorstehende Ende der Therapie löst nun eine Art *musikalische Geschäftigkeit* aus, die dem Faktor der Aneignung verbunden ist. Angesichts des drohenden Verlustes sucht Hans damit zu halten und zu behalten, sucht mittels musikalischer Merksteine zu erinnern, was war, und sich das Erlebte

190 Fallstudie: Bewerkstelligen

so zu eigen zu machen, daß es als Erinnerung nicht mehr zu verlieren ist. Zum ersten Male ist er deshalb auch von sich aus an Wiederholung interessiert und läßt sich verstärkt auf Übeprozesse (auch im musikalischen Sinne) ein. Anlaß und Rahmen für diese vielerlei musikalischen Tätigkeiten ist oft der Wunsch, die Musik auf eigene Kassetten aufzunehmen, um die Musik auch material zu 'behalten'.

Als ein Beispiel sei hier der größte Teil der 65. Stunde skizziert, der nach einem relativ kurzen Gespräch zu Beginn fast ganz einer intensiven musikalischen Arbeit gewidmet ist.

Beispiel 65. Stunde:

1.) Das Lied vom "König von Thule", das er schon in der Stunde zuvor wieder aufgegriffen hatte, will er noch einmal und noch einmal singen. Dabei sucht er Variationen in der Aufführungsweise, durch die er immer größere Nähe zwischen sich und der Therapeutin zu suchen scheint.

Erst singen er und die Therapeutin abwechselnd jeder eine Strophe. Dann wünscht er sich ein zeilenweises Abwechseln, erinnert sich: "So hatten wir es auch schon mal?!" (So nah waren wir uns auch schon einmal?)

In einer dritten Fassung möchte er einen Wechselgesang von Wort zu Wort. Aber das ist nicht mehr auszuführen und er lacht, als die Therapeutin sagt: "Noch dichter geht es nicht."

2.) Hans geht seine Erinnerung nach Liedern durch, die er schon einmal in der Musiktherapie gesungen hat, um sie noch einmal zu singen und z.T. aufzunehmen. Zugleich versichert er sich dabei der Gemeinsamkeit des Erlebten und der Erinnerung, indem er die Therapeutin immer wieder vor die Aufgabe stellt, auf seine Andeutungen und Hinweise hin das Gesuchte zu erraten und zu finden.

Suchend und singend **holt** er sich so **wieder**, was war und vergewissert sich darin dessen, was ihm zu eigen geworden ist und bereitet sich damit auf den Verlust vor. Damit beginnt er diesen drohenden, zu erleidenden Verlust zu einem aktiv vollzogenen Abschied umzugestalten. So qualifiziert sich im Umgang mit der Aneignung eine Veränderung angesichts einer 'unabänderlichen Tatsache'.

3.) Aber auch Zugewinn ist gefragt. Nachdem er einige 'alte' Lieder gesungen hat, fragt er, ob die Therapeutin nicht noch " 'was Neues" habe. Sie stellt ihm daraufhin das Lied "Vom alten König" vor *(s. folg. Seiten)*. Dieses

Bewährung: Der Gewinn der Trauer 191

Sing–und Spielstück aus der musiktherapeutischen Arbeit von Paul Nordoff, dessen Text einst von einem behinderten Kind erfunden wurde, (mündl. Mitteilung), kommt ihr deshalb in den Sinn, weil es die Not des Verlassen–Seins und die Hoffnung auf eine Lösung der Entwicklungsaufgabe (in der alten Märchenformel: "happy ever after") in einer außerordentlichen Prägnanz und Schlichtheit in einer Art 'Märchenkonzentrat' bündelt.

Hans greift denn dieses Stück auch schnell auf, 'versteht' es sofort und macht es sich zu eigen, indem er es ausgestaltet: nachdem er es einmal gehört und mitgesungen hat, bestimmt er, was wiederholt werden soll, wer welche Teile singen soll usw.

Ein Teil soll gesprochen werden. Als die Therapeutin ihn fragt, warum denn gerade dieser Teil gesprochen werden soll, sagt er, "weil das wichtig ist": »Sein Vater war tot und er hatte keine Mutter«.

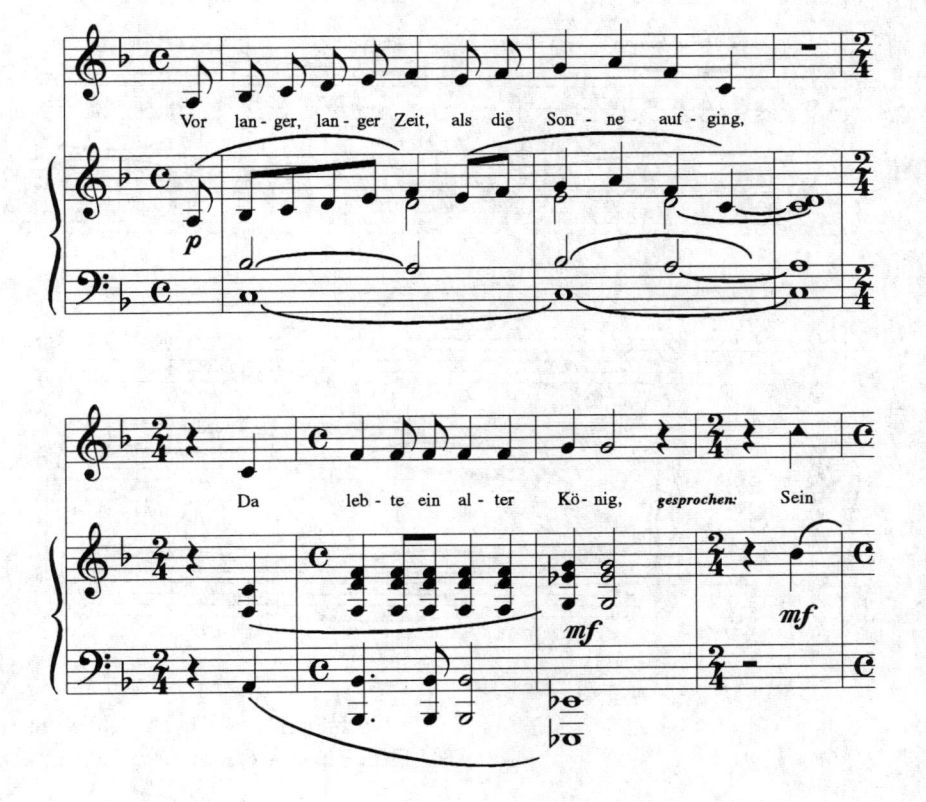

192 *Fallstudie: Bewerkstelligen*

Va - ter war tot, und er hat - te kei - ne Mut - ter. Ei - nes Ta - ges fand er ei - nen gro - ßen Stein, ei - nen gro - ßen Stein, ei - nen gro - ßen Stein. Er setzt sich auf den Stein und war glück - lich und zu - frie - den.

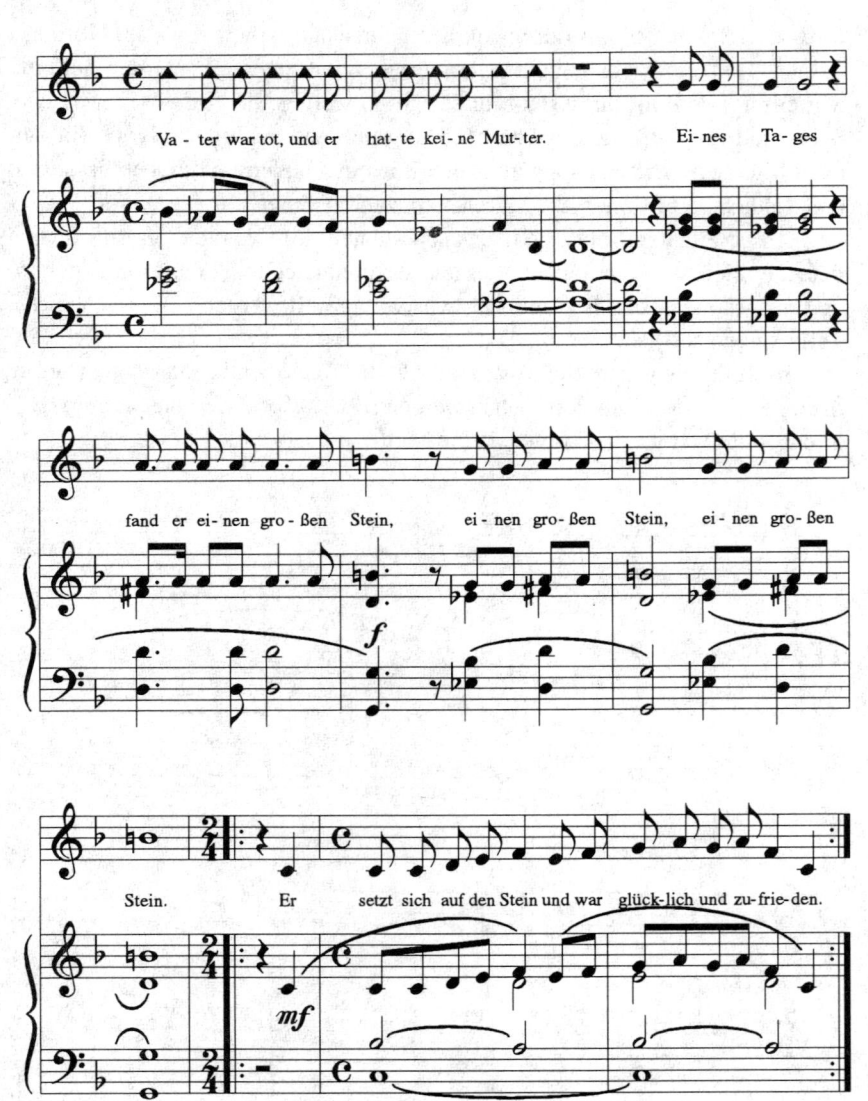

Nach Paul Nordoff: The Old King
Aus: The Fifth Book of Childrens´ Playsongs

Bewährung: Der Gewinn der Trauer 193

In der sofortigen Umgestaltung einer Vorgabe zeigt sich die 'alte' Beweglichkeit und Umbildung, die aber nun deutlich im Dienste der Aneignung steht. Auch dieses Stück wird dann wiederholt gesungen und auf 'seine' Kassette aufgenommen.

4. Nun will er einen Text gestalten, den er für diese Stunde vorbereitet hat. In diesem Stück "Alleine sein" wechseln gesprochene Texte, in denen er über Zusammenleben und Alleinsein nachdenkt, mit dem immer wieder gesungenen Refrain: "alleine sein, alleine sein, allein sein". Ganz im Kontrast zur Ausbreitung in Vielfältigkeit, zu ständiger Wandlung und schnellem Wechsel zieht sich die musikalische Gestaltung hierbei auf größtmögliche Einfachheit, Gleichheit (Redundanz), quasi wie auf den engsten musikalischen Raum zurück.

Der gesungene Refrain bezieht sich immer auf einen Zentralton, auf dem die Melodie verharrt, den sie durch die Quart darunter flankiert oder den sie geringfügig melodiös umspielt. Auch der Rhythmus ist fast gleichbleibend.

Beispiele:

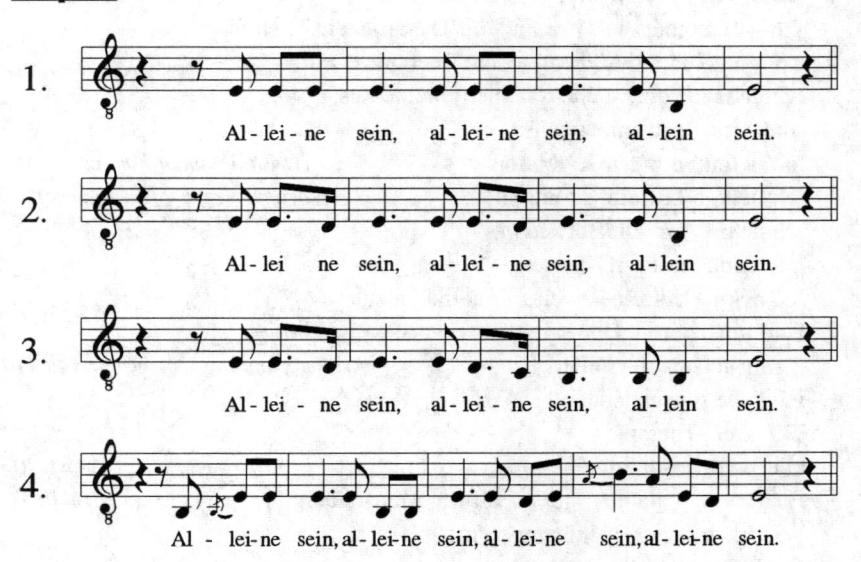

1. Al - lei - ne sein, al - lei - ne sein, al - lein sein.

2. Al - lei ne sein, al - lei - ne sein, al - lein sein.

3. Al - lei - ne sein, al - lei - ne sein, al - lein sein.

4. Al - leine sein, al - leine sein, al - leine sein, al - leine sein.

Die musikalische Gestaltung, das wird hierin deutlich, steht nicht mehr einseitig abgespalten nur der sonst ungelebten Umbildung und Ausbreitung zu Diensten, sondern kann mit Dichte, Dabeibleiben und Beharrung auch Aspekte der Aneignung betonen und einer von außen kommenden Veränderung mit etwas Stabilisierendem begegnen.

Auch dieses Stück wird trotz seines improvisatorischen Charakters geübt und dann auf seine Kassette aufgenommen. Durch die einfache musikalische Gestaltung des Refrains ist es ihm möglich, ihn so zu 'behalten', daß er wiederholbar ist.

5.) Auch "was Schnelles" soll noch einmal (und noch häufiger) gespielt werden. Hans nimmt diesmal dazu die Mundharmonika.

6.) Zum Schluß dieser Stunde improvisiert Hans dann eine Erzählung "Über die Therapie", eine fast euphorisch begeisterte Musik, die das 'Haben' betont und ganz von der Lust am Singen, an musikalischen Steigerungen und von übersprudelnder Lebendigkeit geprägt ist.

Über die Therapie
"Ich wollte über die Therapie, die Therapie, die Therapie,
ich wollte über die Therapie, die Therapie erzählen.
Ich gehe oft hin, suche mir Instrumente aus,
suche mir Instrumente aus.
Ich nehme mir ein Xylophon. *(Die folgenden Satzteile und*
Ich nehme mir ein' Trommel. *Wörter werden oft wiederholt)*
Ich nehme mir ein Becken.
Ich nehme mir ein Klavier.
Ich nehme mir eine zweite Trommel dazu.
Und musizieren. Damit ich diese Musik verstehe.
Damit ich sie verstehe. *(Musik munter voranschreitend)*
Ich habe sie verstanden!
Therapie, Therapie,
alle wollen hin zur Therapie. *(Musik begeistert)*
Es hört sich auch so gut an für die Menschheit. *(nachdenklich)*
Wir fragen die Musiktherapeutin.
Sie gibt uns einen Rat, oder vielleicht sagt sie:
"Such Dir selbst 'was aus, was Dir Spaß macht"
und dann geht es los: *(musikalische Steigerung)*

Therapie, Therapie, überall Therapie.
Dann sind die Menschen so glücklich,
daß sie einen haben, mit dem sie reden.
Und das Vertrauen auf sich selber!

4.4. Vorbereitungen

Wie mit dem Bewahren und Einüben in erinnerungsfähige Erfahrungen trifft Hans auch in direkter Hinsicht *Vorbereitungen* für die Zeit nach dem Ende der Therapie. Morphologisch gesehen kommt darin ein veränderter Umgang in bezug auf 'Geschichtlichkeit' (Einwirkung) zum Zuge. Mit diesen Vorbereitungen setzt Hans damit fort, was er mit dem ersten Lied und dem dann sich entwickelnden Arbeiten an einer eigenen 'Geschichte' begonnen hat.

So fragt er nach Möglichkeiten einer Weiterführung, bzw. Übernahme der Therapie durch einen anderen Therapeuten. Er liest und versucht sich kundig zu machen über die verschiedenen Formen von Therapie und überlegt, ob er sich vielleicht einer therapeutischen Gruppe anschließen könne. Gegen Ende des Verlaufes verstärkt sich aber seine Tendenz, erst einmal zu versuchen, wie er alleine zurechtkommt und die therapeutischen Möglichkeiten im Hintergrund zu haben, falls es nicht so gut geht. Auch die Möglichkeit brieflichen und telephonischen Kontaktes mit der Therapeutin wird sichergestellt.

Wenn auch sicher nicht nur unter dem Aspekt der Vorbereitung zu sehen, so ist in diesem Zusammenhang doch auch das verstärkte Bemühen um Kontakte zu erwähnen. Hans erzählt immer häufiger von Menschen in und außerhalb des Hauses, mit denen er "ganz gut reden" kann und von den Hoffnungen und Schwierigkeiten im Zusammenhang mit alten und neuen Brieffreundschaften.

Die Menschen bekommen dabei in seinen Erzählungen mehr und mehr Konturen. So schält sich z.B. aus "den Frauen" Frau S. heraus, mit der er ganz gut über die Erfahrungen in der Musiktherapie reden kann, die ihm notfalls bei der Suche nach Therapie helfen würde und die sich als Gestalttherapeutin entpuppt.

In dem Maße, in dem Hans deutlicher als eine "bestimmte" Person erkennbar wird, bekommen auch die Menschen um ihn herum immer deutlichere und individuellere Züge. Durch die verstärkte Kontaktaufnahme, durch das Heraustragen dessen, was in der Musiktherapie erlebt wurde zu anderen Personen wie Frau S., sichert er die Kontinuität, indem er möglich macht, "solche Gespräche" auch mit anderen führen zu können. Durch 'Verrat' des gemeinsam Erlebten an Außenstehende und ein Rivalisieren, bzw. Neidisch-Machen (vielleicht sind andere Therapeuten ja viel besser) der Therapeutin beginnt er, sich aus der Beziehung zu ihr zu lösen.

Dadurch daß er eigene Aufnahmen der gemeinsam gespielten Musik haben möchte, Photos macht und Geschenke vorbereitet, sucht er auch materialiter das Erlebte und die Gemeinsamkeit zu bewahren.

4.5. Klavier spielen

Die Not der Lösung durch die drohende Trennung fördert die Notwendigkeit, ein abgrenzbares, (selbst-)bestimmtes "Ich" zu werden. Hans greift dazu die Methodik wieder auf, deren paradoxes Vorgehen kaum besser zu benennen ist als von Hans selbst in seinem ersten Lied besungen: "...... und ich wußte genau: so wie ich bin, so bin ich wirklich ... und so will ich es auch werden ... ; denn die Leute, die will ich sein, mich zu sein, mich zu erleben."

Hans arbeitete mit dieser Methodik, wenn er versuchte, "Mitarbeiter zu sein", wie dies im vorigen Abschnitt beschrieben wurde. Er versucht dies nun wieder, indem er so sein möchte wie die Therapeutin, um damit dem drohenden Verlust ihrer Wirksamkeit zu entgehen. Ein Versuch dazu realisiert sich, indem er zu *'ihrem'* Instrument greift.

Die ganze Zeit der Musiktherapie hat sie Klavier gespielt und mit dem Klavier alle seine musikalischen Tätigkeiten begleitet. Deshalb ist der Griff zum Klavier nicht das Gleiche wie zu irgend einem anderen Instrument. An dem nur sehr verdeckten Aussprechen seines Wunsches, Klavier zu spielen und der Atmosphäre von Peinlichkeit und Ungebührlichkeit wird erkennbar, wie sehr Hans selbst diesen Griff zum Klavier als 'Übergriff' erlebt. Zum anderen ist es wohl auch die vorausgeahnte Angst vor der Enttäuschung, die ihn so zögern läßt, seinen Wunsch zu verwirklichen: vor der Enttäuschung, doch nicht sofort so zu sein, so spielen zu können wie die Therapeutin. Hans kann das Klavier durchaus gestalterisch nutzen. In dem ersten improvisatorischen Klavierspiel zu zweit (64. Stunde) schafft er es, sich mit schöpferischem Impuls über die fehlende Ausrüstung, die 'Sperrigkeit' der Technik des Klavierspiels so hinwegzusetzen, daß es zu einem rhythmischen Zusammenspiel kommt und er den so geliebten Ausdruck von Steigerung und Verdichtung herstellen kann.

Er hat deutlich Spaß an diesem Spiel und lacht halb freudig, halb verlegen. Es klingt eben doch nicht so, wie er es im Kopf hat, klingt nicht so, wie die Therapeutin sonst spielt. Aber er kann diese Erfahrung verarbeiten. Sie führt nicht mehr zu einem Kippen in Selbstverachtung. Es ist nicht mehr 'schlecht', sondern nur "ungewohnt". Es gibt Zwischenwerte, es ist verständlich und akzeptabel, daß es Dinge gibt, die man nicht sofort kann. Das zu ertragen schafft die Möglichkeit, einen Weg weiterzugehen, auch wenn er nicht zu dem ursprünglich gewünschten Ziel führt.

Auf diesem Weg – quasi en passant – erweitern sich dann Können und realisierbarer Ausdruck und lassen das von sich selbst erlebbare Bild annehmbarer erscheinen. Morphologisch gesehen wird dadurch der Versuch, Selbstbestimmtheit durch bloße Einverleibung und Angleichung zu erreichen (Aneignung), von den Wirksamkeiten der Ausrüstung und Ausbreitung modifiziert und durch sie erweitert. Dadurch wird eine Selbstbestimmung möglich, die im Verlieren und Gewinnen, im Aufgeben und Bestätigung–Finden die Geschichte eines Werdens entstehen läßt und sich durch diese Geschichte in der Person als ein so und nicht anders Gewordener bestimmen kann (Einwirkung). Dieser so Gewordene ist dann erkennbar und greifbar als **eine Person**, in der Unterschiedliches in unterschiedlicher Gewichtung dennoch aufeinander und auf ein 'Bild' beziehbar bleibt.

Hierin wird wohl hinreichend deutlich, daß – wenn diese "Methodik" oben als "paradox" bezeichnet wurde, dies nicht im Sinne von "unsinnig" mißverstanden werden darf, sondern, daß paradox hier morphologisch im Sinne von Bewerkstelligen verstanden sein will: Vom Gegen–Teil her ausgehend wird das eine "Ziel" tatsächlich erreicht und kann nur so bewerkstelligt werden. Vom Gegenteil her gegriffen heißt hier z. B. , daß zunächst nach einem verstärkten Sich–Verlieren aussieht, was dann zu einem stärkeren Sich–Finden werden kann. So tauchen bezeichnenderweise in dem oben zitierten Zusammenhang des ersten Liedes auch Erlebnisse von "Ich–Verlust" ("untergehen") und der Begriff der "Hingabe" auf.

In der 71. Stunde besingt Hans selbst noch einmal diesen Vorgang:

"Oft bilden wir uns ein,
  wir müßten denselben Weg gehen,
    den Du auch gegangen bist.
  Aber das geht nicht.
  Wir wollen das werden,
    was Du auch geworden bist.
  Wir wollen das tun, was Du auch tust.
  Aber das geht gar nicht.

Da steht ein großer Stein davor.
Und deshalb trennen sich diese Wege."

Erst indem Hans – motiviert durch liebevolle Hingabe – bereit ist, diesen Stein zu bemerken, statt sich an ihm vorbeizuschleichen, kann er "seinen Weg" gehen.

4.6. Die eigenen Lieder

In diesem letzten Teil der Therapie singt Hans viel eigene Lieder. Dabei entwickeln sich musikalisch und sprachlich unterschiedliche Formenenbildungen, denen zugleich auch verschiedene psychologische Funktionen zukommen. Die gefundene Form des Singens wird so musikalisch und in ihrem psychischen Gewinn differenziert und erweitert.

4.6.1. Refrainlieder

Eine dieser Liedformen ist dadurch charakterisiert, daß ein für ihn bedeutsames Schlüsselwort als Refrain gesungen wird, dazwischen werden Texte, die sich auf diesen Begriff beziehen, gesungen oder gesprochen. Eines dieser Lieder, "Alleine sein", wurde schon in anderem Zusammenhang besprochen (→ S.193). Weitere Lieder dieser Art beziehen sich auf die Schlüsselworte:

"Wie frei will ich sein"
"Gebunden sein"
"Ängstlich sein"
"Traurig sein"

Und in erweiterter Form:

"Jeder Mensch braucht einen Freund"

In dem ersten Lied "Wie frei will ich sein" ist der Refrain in der Melodik noch wenig festgelegt, auch Länge des Refrains (durch wiederholtes Singen), Rhythmus und Ausdruck variieren. Die Melodik ist zunächst noch suchend, sie wird mit ihrer harmonischen Einbettung noch zwischen Gesang und Klavier 'ausgehandelt'.

Festgelegt und von Hans vorher geplant ist die Gesamtstruktur des Liedes, die 'Freies' und Festgestaltetes miteinander in Beziehung bringt und daraus eine Gestalt bildet. Auch im Text, auf den Hans direkt nach dem Lied eingeht, geht es nicht nur um "frei sein", sondern auch um Verbinden. Hans erklärt, er habe die Therapeutin in den Text mit aufgenommen ("wie frei willst Du sein, Rosemarie .... wenn wir sitzen und reden und Musik hören, sind wir auch frei in dem Moment?"), frage sich dann aber, ob das dann frei sei. Aber er wolle sie mit da drin haben, in Abwechslung mit seinen "eigenen Gedanken". Das führt das Gespräch zur anderen Seite, die Hans als "gebunden sein" benennt, wozu er für die nächste Stunde ein Lied entwerfen will. Im Refrain dieses Liedes verstärkt sich dann auch die musikalische Gebundenheit. Hans hat einen Ton im Kopf (ein E), den er "mitgebracht" hat und vorgibt. Rhythmisch eng an den Sprachrhythmus gebunden,

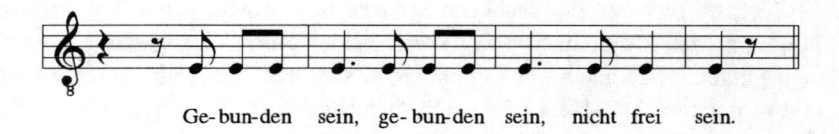

Ge-bun-den sein, ge-bun-den sein, nicht frei sein.

singt er den Refrain insgesamt zehn Mal nur auf diesem Ton, einige Male nur verändert durch einen Quartsprung abwärts (als tonaler Quintbezug die stärkste Verbindung) bei "nicht frei sein".

Nach dem letzten Male erhebt sich dann aber die Melodie aus dieser Gebundenheit und schafft einen Schluß des Liedes, der wie ein Ausblick auf ein Stück 'Freiheit' wirkt, ohne die Bindung aufzugeben:

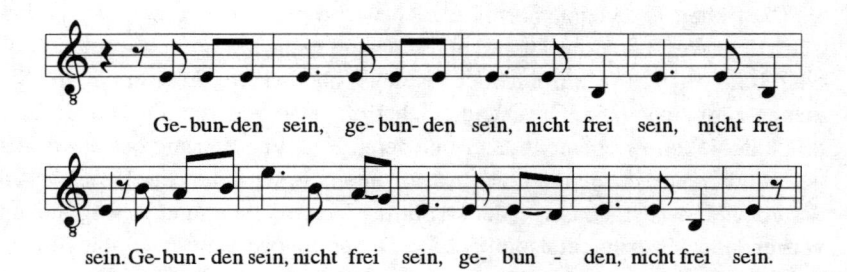

Ge-bun-den sein, ge-bun-den sein, nicht frei sein, nicht frei sein. Ge-bun-den sein, nicht frei sein, ge-bun - den, nicht frei sein.

Das folgende Gespräch führt diese Bewegung fort, indem Hans von der Wichtigkeit des Träumens (im Sinne von Tagträumen und Phantasieren) und

Wünschens spricht. Die Texte zwischen den Refrains handeln von sozialen Bindungen, vom Miteinander–Reden, Zusammensitzen, aber auch von der Notwendigkeit zu Auseinandersetzungen und von dem Eingebunden–Sein durch Tagesrhythmus und Arbeit.

In der gegenseitigen Bezogenheit von musikalischer Gestaltung und der seelischen Thematik, mit der Hans sich darin auseinandersetzt, werden hier die Überwindung der Spaltung und die daraus entstehenden Möglichkeiten besonders deutlich. Zum Kontrast sei an die 'Absurdität' der musikalischen Gestaltung der Märchenlieder (→ S.155 ff) erinnert. Dort konnte die Form, konnten die Gestaltungsmöglichkeiten die innere Bewegtheit nicht fassen. Jetzt kann sich das, was bewegt, sprachlich und in der musikalischen Form ausbreiten. Die Möglichkeit, Seelisches in sinnlich wahrnehmbare und vermittelbare Gestalten zu bringen, schafft Förderungen und Ergänzungen, die das Seelische 'weiterbringen'.

So kann hier das Zugleich von Sprache und Musik, von semantischem Inhalt und den Möglichkeiten der Form, Widersprüchliches paradox zusammenbringen. Hans kann zugleich singend sich mit "frei sein" beschäftigen und in der musikalischen Form sich mehr auf Gebundenheit einlassen. Er kann sich die Freiheit nehmen, die Therapeutin in sein Lied zu binden. So fördert das Lied "Frei sein" den Wunsch nach Gebundenheit ans Licht, der in der Verwirklichung der musikalischen Form und der textlichen Bezogenheit wieder zu einem Ausblick auf eine Lösung aus allzu starker Gebundenheit führt.

4.6.2. Erzählende Lieder

Die frühere erzählende Form der Lieder wird parallel zu dieser neuen Form in Liedern wie "Über die Therapie", "Ich weiß nicht, warum ich so sauer bin" oder "Gib mir Kraft, um Dich zu versteh'n" beibehalten und erweitert. Sie dienen zum einen dem 'Geschichte–Schaffen', zum anderen direkt dem Ausdruck aktuellen Erlebens im Hier und Jetzt. Eine Erweiterung besteht in der gelegentlichen Hinzunahme von Instrumenten. So wird die eher haftende Art des erzählenden Singens von dem mehr der Verwandlung und Beweglichkeit verbundenen Instrumentalspiel belebt. Dadurch wird dann auch das Singen wieder lebendiger, sucht unterschiedliche Ausdrucksmittel, die im Instrumentalspiel erprobt sind und kann so insbesondere dem Singen über aktuelles Erleben gerechter werden und Bewegtheiten direkt musikalisch zum Ausdruck bringen.

Dabei wird z. B. in dem Lied "Ich weiß nicht, warum ich so sauer bin" deutlich, wie sich die Gefühle durch das Singen und Aussprechen verwandeln. Nach einer regelrechten Ouvertüre (Xylophon – Klavier) singt er zunächst sehr traurig über seinen Ärger, seine Ängstlichkeit. Singt, er sei dann "betrübt", sage oft keinen Ton und habe schlechte Laune. Dies selbst auszusprechen scheint ihm aber so gut zu tun, daß das Singen immer munterer und voranschreitender wird. Daraus entsteht dann eine Steigerung – wie am Schluß der Ouvertüre – die das Empfinden "Ich halt' das nicht mehr aus", "Ich will alles wegschmeißen" aus sich 'herauswirft'.

In den Gesprächen über Lieder und Texte sucht Hans *sein* Erleben zu benennen, näher zu bestimmen und abzugrenzen. Er sucht nach Zusammenhängen mittels der "Wörter" und entwirft so etwas wie eine 'Topographie' seines Erlebens. Da gibt es die Hauptstraße mit den Schlüsselbegriffen des Refrains. Dazwischen werden Verbindungswege gesucht, wenn er spürt, wie Angst, Trauer und Wut zusammenhängen. Da werden in den Schilderungen der Tageserlebnisse Plätze gesucht, an denen sich dieses Erleben wiederholt und besonders zeigt.

Dabei wird eine das Ich eingrenzende Bewegung vollzogen: von einer weltumfassenden Erlebens– und Sichtweise ("die Menschheit alle Menschen") zu einer Begrenzung und Betonung des eigenen Erlebens ("Ich kann das nur von mir aus erklären. Wenn ich das mal nur von meiner Person aus sehe.") Hans muß nicht mehr die ganze Welt ordnen, dafür ordnet sich sein Erleben. Das Ordnungssystem ist dabei nun eher der Herstellung der Landkarte vergleichbar als der Tätigkeit eines Buchhalters.

In der musikalischen Struktur dieser Lieder fällt die modale Zentrierung um einen Ton herum auf, die in den Refrains ihren Ursprung genommen hat. Der musikalische Terminus 'modal' kann dabei psychologisch als ein Ausgehen, In–Bezug–bleiben und Zurückkehren zu einem Ausgangspunkt, zu *einem* Kern verstanden werden, im Gegensatz zu dem Spannungsgefüge in der auf Tonika und Dominantspannung aufbauenden Tonalität. In der Beschreibung eines dieser Lieder durch die FMM fällt dieser Bezug als strukturierendes Merkmal auf, das zu bestimmten Eindrücken der Musik führt.

In einer Beschreibung dieser Musik durch die FMM heißt es:"Durch Wiederholung um einen Ton bildet sich "Ich" als ein Etwas, was man in der Dunkelheit des seelischen Geschehens beibehält und in sich trägt. Dieses Ich–Etwas wird gehalten und genährt von einer es umgebenden Belebung". Dieser sich bildende Kern und seine Umgebung tauchten auch in Bildern auf, wie: "Ein Kind entfaltet auf dem Arm der Mutter schon eine eigene

Gestik. Es ist aber noch auf den Halt durch die Mutter angewiesen" oder "Wie ein afrikanischer Musiker, der mit seiner Ukulele durch das Land zieht und die Tagesereignisse erzählt."

Hier sind deutlich die 'verschiedenen Personen' vom Beginn zu 'einem Ich' zusammengewachsen, ist ein Kern gefunden, von dem aus Wege möglich sind. Auch der Vergleich dieses Singens mit dem abendlichen Singen von Kindern, die vor dem Einschlafen das am Tag Erlebte vor sich hin singen, verweist auf eine musikalische Tätigkeit, bei der es um ein Zusammenbringen und Halten geht. Das Zusammenwachsen zu 'Einem' wurde in der Beschreibung auch im Hinblick auf das Zusammenspiel von Gesang und Klavier betont, das sich oft anhöre "als könne es nur einer sein, der da singt und spielt".

Von diesem Ausgangspunkt aus wird eine dritte Gesangsart bedeutsam, die sich in diesem letzten Behandlungsabschnitt entwickelt. Sie kann als "dialogisches Singen" bezeichnet werden.

4.6.3. Dialogisches Singen

Dieses dialogische Singen taucht in zwei Formen auf: als ein Singen zu zweit, auf Hans' Wunsch hin, und als ein von ihm allein gesungener 'innerer' Dialog. Dabei ist das Singen zu zweit deutlich nur ein Einstieg in die Ausbreitung und Förderung des inneren Dialoges.

Die Aufforderung, die Therapeutin möge mitsingen und ihm antworten, entspringt dem unerfüllbaren Wunsch, von ihr eine 'Antwort' auf die Fragen zu bekommen, die nicht zu beantworten sind: so z.B. auf die Frage, warum er keine Mutter habe, die sich aber gar nicht auf die äußere Realität bezieht, sondern eher eine Frage ist, warum da in ihm ein solcher Mangel ist. Dementsprechend wartet er im Singen auch gar nicht auf eine Antwort in Worten, sondern ist zufrieden, daß sie auch singt (ohne Text) oder summt und ihn damit unterstützt und ihm nahe ist. Stattdessen teilt er sich selbst im Singen in einen Fragenden, Sehnenden und Haftenden und einen, der ihn auffordert, voranzugehen, sich loszureißen und selbständig zu werden.

Dieses dialogische Singen führt in die Binnenstruktur von Vorgängen der Introjektion und des Aufbaus einer Identität durch den Versuch der Errichtung und Stabilisierung 'innerer Objekte' (Introjekte) und schafft damit Ansätze zur Möglichkeit der Trennung von 'realen äußeren Objekten'. Diese Vorgänge werden hier nicht *besungen*, nicht berichtet, sondern sie scheinen sich *im Singen zu vollziehen*. Dadurch zeigt sich in diesen Gesängen ihre ganze

Komplexität und Dramatik. Durch die zum Teil unverständlichen und verwirrenden Texte dieser Gesänge hindurch wird ein Ziehen und Abstoßen, Aufbäumen und Hinnehmen, wird verzweifelter Widerstand gegen Unvermeidliches und mutiges Annehmen und Angehen spürbar. In den Texten vollziehen sich dauernd Positionswechsel, Vertauschungen und Verschiebungen von Personen, gegenüber denen sich die Begriffe von Introjektion, Objektrepräsentanzen, Übertragung oder auch 'Dialog' wie Verharmlosungen ausnehmen. (Daß diese Begriffe hier zum Teil dennoch benutzt werden, sei damit 'entschuldigt', daß diese Vorgänge sonst sprachlich kaum faßbar sind.)

Als Beispiel dieser Arbeit sei der Gesang über die Mutter zusammengefaßt dargestellt. Hans summt, nachdem das Thema festgelegt ist, eine kleine Terz abwärts (E – Cis) – als fast 'archetypisches' musikalisches Motiv – das wohl auf das Wort "Mutter" zu beziehen ist. Aber dann beginnt er, als wäre dieses direkte Herangehen doch allzu bedrohlich:

Lied über die Mutter
"Ach, was mein Nachbar mir sagt.
Ach, komm her und setz Dich nun mal:
was willst Du mir erzählen?"

zögert noch weiter mit Hilfe des "Nachbarn" und trägt ihm dann auf:

"Wie wäre es,
wenn Du zu meiner Mutter gehen würdest.
Gehe zu meiner Mutter hin und sage ihr,
ich hätte Dich geschickt."

Dieser Nachbar, der nicht weiter bestimmt ist als durch die Nähe ausdrückende Nachbarschaft, ist froh, daß er jetzt weiß, worum es geht. Inzwischen hat die am Klavier begleitende Therapeutin begonnen mitzusingen, indem sie zunächst ohne Text stimmlich einen Hintergrund schafft, der wiegend die musikalische Bewegung seines Singens mitvollzieht und wie eine musikalische Hülle wirkt. Die klare Aufteilung in zwei Personen rutscht nun weg, es verwirrt sich, weil da, wo der Nachbar hingeschickt wird, so wenig ist.

Es sei hier darauf hingewiesen, daß dieses Singen mit Hans' leiblicher Mutter, die er als reale Person ja durchaus kennt, so gut wie nichts zu tun hat. Hans betont dies später auch selbst. Es richtet sich vielmehr an etwas, was man anderswo als Mutterrepräsentanz oder –imago bezeichnen würde, was hier aber kein Bild ergibt, sondern sich mühsam wie aus vereinzelt herumliegenden Rudimenten von Erfahrenem, Ersehntem und lediglich als Mangel Erlebtem zusammenzusetzen versucht.

Die imaginäre Person des Nachbarn zeigt sich im Folgenden als Hilfsfunktion, den Schmerz durch die direkte Konfrontation mit der "Mutter" abzumildern.

"Mutter" ist dabei Hoffnung:

"Endlich mal eine zu haben.
Ich danke Dir dafür,
daß ich da hingehen durfte.
Das ist einfach sehr schön.".

Dabei ist der Nachbar eine Möglichkeit, den Dank mitzuteilen, ist einer, dem man etwas erzählen kann. "Mutter" ist aber auch etwas Bedrohliches und Bedrohtes. Dann kann der Nachbar dazwischen gestellt werden, kann die Bedrohung nach beiden Seiten abdämpfen:

"Geh zu meiner Mutter und sag' ihr und
– sei nicht zu feige –
sag' mir es bitte,
sag' mir es."

Was da gesagt werden soll, das enttäuschende Nein, Wut, Vorwurf und Haß, ist zunächst noch nicht sagbar. So kann Hans den Anprall heftigster Gefühle regulieren, indem er Entfernungen herstellt mithilfe einer zweiten Person:

"Grüß' sie von mir und sag ihr:
ach, wärst Du meine Mutter."

So kann er sich auch vor der Wucht der Enttäuschung schützen,

"Ach, wenn sie es will,
dann soll sie doch kommen.
Wenn sie nicht will,
ach, dann ist es mir egal."

indem er sich der erwarteten enttäuschenden Antwort nicht direkt aussetzt. In unvermittelter Vertauschung der Subjekte wird deutlich, daß der Nachbar zugleich er selber ist in der Möglichkeit, sich selbst mit dem Du anzureden (und damit Steuerungsmechanismen zu entwickeln). Das "Dir" ist an dieser Stelle sowohl der "Nachbar" als auch Hans selbst:

> "Geh zu ihr hin und bitte sie,
> sie soll es Dir geben,
> was Dir keiner gegeben hat.
> Was Dir keiner gegeben hat."

"**Mutter**" ist **Mangel**, dem Hans sich – gestützt vom Nachbarn, mit dem er immer wieder bei Bedarf die Rolle tauscht – mit Mut gegenüberstellt:

> "Ach, komm doch mit und hilf mir dabei.
> Ach, hätte ich eine Mutter
> Geh zu ihr hin und sag ihr alles.
> Geh zu ihr hin, ich helfe Dir dabei."

"**Mutter**" ist die zu **Beschenkende**, halb in liebevoller Zartheit, halb in hilflosem Erpressungsversuch, sie so doch noch zu erlangen.

> "Daran glaubt sie,
> daß ich ihr (etwas) schenken will.
> Man schenkt ja jemandem was
> und man stellt sich vor:
> das könnte meine Mutter sein."

Darin drückt sich auch die Befürchtung aus, es könne an ihm selbst liegen, daß er keine Mutter hat.

> "Begreif doch endlich,
> was Du da falsch gemacht hast."

Das ist doppelt zu verstehen, richtet sich zugleich an ihn selbst und an die Mutter, ist Vorwurf und daraus entstehende Angst, sein Haß könne Ursache seines Mangels sein. Denn "**Mutter**" ist auch **Haß**:

> "Das kommt nie so wie ich das will.
> Wie ich das hasse! Wie ich das hasse!"

"**Mutter**" ist auch **verachtendes Desinteresse** in dem Versuch, damit die Kränkung abzuwehren.

> "Och, meine Mutter,
> vielleicht hab' ich ja eine.
> Aber davon will ich nichts wissen."

"Mutter" ist lebenslange Suche; als liefe das, was er vermißt, einfach so herum und er müßte nur zupacken, um es zu ergreifen.

> "Man denkt immer daran.
> Eine, die man sieht, in dem Moment,
> wo man nach vorn schaut:
> ach, die will ich! Die will ich! Die will ich!
> Ach, es sind so viele, es sind so viele, die ich brauche."

Die schnelle, erregte und aufgeregt erhaschende Musik klingt an dieser Stelle als drängelten sich Kinder vor einem Stand, an dem Mütter versteigert werden. Sie wechselt dann über in einen unglaublich zärtlichen und liebevollen Ton, für einen Moment ganz im Ausdruck des Glückes:

> "Ja, ich brauche nur das Gefühl,
> nur das Gefühl, daß mich davon eine will.
> Oder unter den Müttern, die ich mir vorstelle,
> daß die mich gerne haben;
> daß die bloß ankommen und mir sagen:
> Mensch, was ist los?"

Aber blitzschnell kippt dieses Glück in Enttäuschung um und fragt wiederum:

> "Was hast Du denn in diesem Moment.
> Was hast Du falsch gemacht?"

Als hätte er lediglich durch einen Fehler in diesem Moment die Chance einer Mutter 'versäumt'. "Mutter" ist auch der Wechsel zwischen phantasierter Wunscherfüllung und Enttäuschung. Wiederholt konfrontiert sich Hans mit diesem Wechsel, indem er z.B. versucht, die Mutter einer Freundin in Gedanken quasi zu stehlen, um dann im Dialog mit dieser Freundin sich selbst von der Aussichtslosigkeit dieser Lösung zu überzeugen.

> "Meine Freundin sagt: ich
> geh' nach Hause zu meiner Mutter."

Er scheint dann unbemerkt anstelle der Freundin gegangen zu sein und wird von ihr zur Rede gestellt:

> "Was wolltest Du von meiner Mutter?
> Ach ja, ich wollte nur mal so gucken.
> Ich hab' gedacht, es könnte ja meine sein. –
> Es ist aber gar nicht Deine,
> bilde Dir das erst gar nicht ein.
> Glaube daran, daß Du vielleicht keine haben wirst."

Später wiederholt er diese Idee und findet einen tröstlicheren Kompromiß:

> "Ich kann Dir doch nicht einfach Deine Mutter wegnehmen.
> Nein, das kann ich nicht. –
> Vielleicht mag sie Dich,
> dann kann sie Dir das ja sagen,
> ob sie ein Teil davon ist. –
> Ja, das wär' vielleicht schön,
> wenn ich nur einen Teil davon bekäme.
> Weil ich es ja, weil ich es vermißt habe."

Im Verlaufe des Singens versucht Hans dann mehr und mehr sich mit Heftigkeit von der quälend–unerfüllbaren Sehnsucht loszureißen, indem er immer wieder zu sich selbst singt:

> "Mensch, begreif' doch endlich!   *(mehrfach)*
> Das kommt doch nie so,
> wie ich das haben will.
> Wie ich das hasse.
> Wie ich das hasse, nun endlich allein zu sein.
> Ich hasse es!   *(Viele Male mit zusammen-*
> Ich hasse es!   *geballter Energie wiederholt)*
> Ich will nichts mehr von Dir wissen.
> Endlich allein."

Fallstudie: Bewerkstelligen

"Allein zu sein" ist gleichzeitig Gehaßtes, ist das, was er nicht leiden will, ist aber auch als 'endlich' die Aussicht auf Befreiung von dem Leiden an der unerfüllbaren Sehnsucht, an der Mutter als Mangel. Dieser musikalisch sehr dramatische Teil steigert sich noch weiter wie in einem 'letzten Versuch', bevor er den Verzicht annimmt:

> "Ich habe Dich gefragt, Mensch,
>   ob Du meine Mutter sein willst..
>   Und jetzt frage ich dich zum letzten Mal:
>   Mensch, willst Du es denn nicht? Willst Du es denn nicht?"

Diese ultimative Frage ist zugleich an die Therapeutin gerichtet; ebenso wie die ganze Wut und Verzweiflung, die in dieser Musik spürbar sind. Indem sie dies alles singend und spielend mitgestaltet ist sie Mitklagende und Angeklagte zugleich und ist zugleich wie der "Nachbar", indem sie eine haltende Funktion innehat. Nach dramatisch-turbulentem Höhepunkt klingt am Schluß der Satz

> "die mich festhalten kann ..."

in lang ausgehaltenen Tönen als vorläufiger Halt nach der unglaublichen Anstrengung dieses 20-minütigen Gesanges.

In der Stunde nach dieser Arbeit tritt in den Gesprächen eine deutliche Entspannung ein. Das drängend Fordernde, die quälende Wut nach Erklärungen, die durch die Deutung, er wolle von der Therapeutin, daß sie seine Mutter sei, zu dem Gesang über die Mutter führte, ist einer gelösteren Atmosphäre gewichen, in der er von dem berichtet, was er kann und was ihm Sorgen bereitet. Das Gespräch ist wieder einfacher und verständlicher. Es tauchen nun Fragen auf, auf die Antworten möglich sind.

In einem psychologischen Buch, das er liest, sucht er nicht mehr "die Therapeutin zu sein", sondern findet, daß es außer ihm wohl noch mehr Menschen geben müsse, die Angst haben und fühlt sich verstanden und erleichtert. Auf das Schenken bezugnehmend analysiert er selbst, er habe wohl häufig geschenkt, um sich an Leute zu klammern, die ihn dann doch nur enttäuschten. Er habe damit wohl getan, "als ob" da noch eine Beziehung sei, wo längst keine mehr war. Jetzt will er sich von einigen Leuten mehr trennen und für das kommende Weihnachten sich die Leute aussuchen, denen er wirklich etwas schenken will.

Mit mehr Distanz spricht er von seiner Unzufriedenheit und daß er immer so sein wollte wie die Therapeutin und dann das Gefühl bekäme, nicht genug zu können. Das führt jetzt nicht mehr zu der Forderung 'mach mich so', sondern zu einem Versuch, hinzuschauen auf das, was er selbst kann.

In anderen Liedern dieser dritten Gesangsart taucht das, was sich in dem "Nachbarn" auszubilden beginnt in der Gestalt eines imaginierten Freundes in weiteren Ausprägungen auf. Im Gespräch mit dem "Freund" übernimmt Hans eine Mut machende, tröstende und voranschreitende Rolle, die dem Zögern und Verzagen des Freundes gegenübergestellt wird. In 'seiner' Rolle tauchen Züge aus den Gesprächen mit der Therapeutin auf, die aber deutlich einen inneren Bearbeitungsweg gegangen sind. Es sind nicht ihre Worte, sondern es ist spürbar, wie vieles auch Ungesagtes bei ihm angekommen ist. Die Rolle des Freundes übernimmt den eigenen Zweifel, die Scham und die Angst, gegen die er auf diese Weise ankämpft:

Hans und sein Freund
"Ich will Dir was erzählen ... *(Hans)*
Ich will da einfach mal drüber reden.
Es ist mir manchmal sehr peinlich.
Was hältst Du davon, wenn ich Dir was,
ach ja, wir können über Freundschaft reden.

        Och ja, ich find's gut, erzähl' mal *(Freund)*
        Vielleicht erzähl' ich auch 'was.

Gut, ich fang' an ... *(Hans)*
Man muß die Beziehungen finden,
das ist gar nicht so einfach.
Man versucht immer alles.
Hast Du das auch schon mal versucht?

        Nö, ich hab' das noch nicht versucht. *(Freund)*

Komm, ich helf' Dir dabei, *(Hans)*
denn ich habe jetzt den Anfang gefunden.
Vielleicht kann ich Dir einen Rat geben.
Vielleicht verstehst Du es dann.

210 *Fallstudie: Bewerkstelligen*

                    Ach, ich bin einfach zu dumm,   *(Freund)*
                    um es zu versteh'n.
                    Ach Mensch, laß mich in Ruhe damit.
                    Freundschaft?!
                    Ich kann damit nichts anfangen.

Komm, Mensch, sei nicht so schüchtern   *(Hans)*
und hör' zu, was ich Dir zu sagen habe....''

Im Verlauf des Singens kämpft er gegen das Aufgeben, die Hoffnungslosigkeit und die Angst des 'Freundes' und grenzt sich dabei immer mehr von diesen Anteilen ab. Die musikalische Struktur verläßt die modale Bezogenheit, wird dramatischer und bezieht die Spannungsverhältnisse zweier Polaritäten ein.

4.7. Die letzte Stunde

In der letzten Stunde nimmt Hans in Gespräch und Musik Abschied. Als er Tränen in den Augen hat, schlägt er vor, lieber zu singen, das ginge vielleicht besser. So singt Hans seine Trauer, singt von dem, was ihm wichtig war, was er vermissen wird und von dem, was bleiben wird.

Im Gespräch wird das alles noch einmal aufgegriffen und weitergeführt. Dann will er noch einmal singen.

In diesem zweiten Lied wendet er das Geschehen und bringt sich in eine aktivere Position, indem er zur Therapeutin singt: "Geh'doch, geh' doch!" und sich zu demjenigen macht, der geht. Dann will er zum Schluß noch einmal Klavier spielen. Zugleich singend und spielend findet er noch einmal den geliebten Ausdruck der Steigerung und stößt sich damit in einer gekonnten Schlußbildung ab.

Kapitel V

Zur Konzeption
musiktherapeutischer Behandlung

1. Musik in der psychologischen Behandlung

Aus den vorliegenden Erfahrungen und Untersuchungen sollen in diesem Kapitel allgemeine Aussagen über Bedeutung, Wirkung und Chancen von Musik in psychologischer Behandlung gewonnen werden. Im zweiten Abschnitt wird eine Typisierung versucht, die einen ersten Überblick darüber ermöglichen soll, wie PatientInnen das therapeutische Setting der Musiktherapie aufgreifen und welche diagnostischen und therapeutischen Konzeptionen sich daraus ableiten lassen. Abschließend werden Grundsätze einer musiktherapeutischen Behandlungsmethode dargestellt, die sich als psychästhetische Behandlung versteht.

Als 'Material' für die verallgemeinernden Aussagen in diesem Kapitel diente neben der ausführlichen Untersuchung eines Falles vor allem meine von der Forschungsgruppe wissenschaftlich begleitete musiktherapeutische Arbeit in der Hardtwaldklinik II in Zwesten von 1983 bis 1987. In der überarbeiteten Fassung der 2. Auflage wurden ergänzend weitere morphologische Veröffentlichungen, die im Rahmen von Diplomarbeiten durchgeführten Forschungen und andere neuere Arbeiten mit hinzugezogen.

Das Nachdenken über die Bedeutung der Musik in der Behandlung wurde vertieft durch die erste Herbsttagung der FMM, die sich mit etwa 30 Teilnehmern (fast ausschließlich MusiktherapeutInnen) von verschiedenen Phänomenbereichen her mit der Frage "Was ist Musik?" beschäftigte. (Siehe Bericht der Tagung Weber, Schirmer, Schaeffer 1985). Es ist zu betonen, daß sowohl die Tagung als auch die folgenden Ausführungen nicht der Versuch sind, Musik zu definieren. Vielmehr ging es uns darum darzustellen, welche Hinsicht oder welches Hinhören sich durch die Erfahrungen in der Musiktherapie eröffnet. Die Betrachtung beschränkte sich dabei nicht auf therapeutische Situationen, sondern behandelte auch Prozesse des Übens und Konzertierens sowie gesellschaftliche und familienbezogene Bedeutungszusammenhänge. Die Ergebnisse der Tagung fließen zum Teil mit in die folgenden Ausführungen ein.

Sowohl die damals begonnene Auseinandersetzung mit der psychologischen Bedeutung von Musik *in* der Behandlung als auch die psychologische Untersuchung anderer musikalischer Tätigkeiten und Phänomene außerhalb therapeutischer Zusammenhänge wurde inzwischen von verschiedenen AutorInnen aus dem inzwischen erweiterten morphologischen Umfeld fortgesetzt.

Einige Aufsätze beschäftigen sich mit den Fragen der Improvisation (Weymann 1987, 1991a) und Komposition (Weber 1986, 1987) sowie allgemeineren Aspekten der Bedeutung von Musik in der musiktherapeutischen Behandlung (Weymann 1991b, Tüpker 1996a) Die mit den 'Herbsttagungen' begonnene Auseinandersetzung wurde auf einer Tagung 1991 in Hamburg fortgesetzt, die sich insbesondere mit Unterschieden und Gemeinsamkeiten der Medien Musik und Sprache und der Bedeutung der neueren Säuglingsforschung für diesen Forschungsbereich beschäftigte (Deuter 1992, Teichmann–Mackenroth 1992, Tüpker 1992a, Weymann 1992, zur Musik und neueren Säuglingsforschung s. auch Nagel 1995, Nöcker–Ribaupierre 1995).

Im Rahmen der von mir betreuten Diplomarbeiten des Studiengangs Musiktherapie der Universität Münster entstanden neben morphologischen Fallstudien (→ S. 100 ff) auch Arbeiten, die sich – zumeist mit Hilfe der Untersuchungsmethode qualitativer Interviews und der methodischen Aufarbeitung nach morphologischen Gesichtspunkten – mit musikspezifischen Grundlagenfragen außerhalb therapeutischer Zusammenhänge beschäftigen. Zwei weitere Untersuchungen entstanden im Rahmen von Diplomarbeiten des psychologischen Instituts II der Universität Köln.

B. Meyer untersuchte psychologische Aspekte der Beziehung von Jazz– und RockmusikerInnen zu ihrem Instrument (1992); mit einer verwandten Fragestellung beschäftigt sich auch die morphologische Untersuchung über Einübungsprozesse beim Fagottspielen von U. West (1992). In der Arbeit von Meyer wird die Bedeutung der langjährigen Beschäftigung mit einem Instrument für die Strukturierung der Lebensgestaltung und ihr Mitwirken in der Lebensmethode deutlich. Zu ähnlichen Ergebnissen kommt auch eine weitere Arbeit von B. Dettmer (1991). Die Arbeit von West verdeutlicht u.a. den Zusammenhang der materialen und psychologischen Qualität eines Instrumentes. Es wird deutlich, wie die vom Instrument ausgehenden Formen der Auseinandersetzung im Übe– und Spielprozeß psychologisch auf Unterschiedliches 'antworten' können und zugleich seelische Formenbildungen ermöglichen und schaffen. Die Arbeit macht deutlich, daß derartige Untersuchungen auch für die musikpädagogischen Frage nach der 'Eignung für ein Instrument' von Interesse sein könnte, da sie Aspekte in den Blick rückt, die über die technisch–physiologischen Voraussetzungen hinausgehen.

Mit Fragen der Improvisation beschäftigen sich die Untersuchungen von Ch. Domnich (1995), M. Münsterteicher (1996) und S. Leikert (1990), sowie eine eher praxisorientierte Arbeit von M. Lenz (1995). Leikert, der die Musik hier als die 'Schnellste aller Welten' charakterisiert, gelingt es dabei u.a., die auch für therapeutische Zusammenhänge bedeutsame Intensivierung der Formenbildung in den Improvisationsprozessen aufzuzeigen. Hier wären allerdings Modifikationen für die in Musiktherapien stattfindenden Improvisationen notwendig, da die von Leikert herausgestellten Aspekte nicht durchgängig auf musiktherapeutische Improvisationen zutreffen.

Psychologische Aspekte des Singens, die im Rahmen der vorliegenden Arbeit nur in ihren individuellen Bedeutungszusammenhängen dieses Einzelfalles behandelt wurden, wurden in zwei Arbeiten in nicht klinischen Zusammenhängen untersucht (Wachwitz–Homering 1993, Witte 1995). Dabei wird in der Arbeit von Wachwitz–Homering deutlich, daß die Qualität der 'Bindung', durch die für Hans das Singen zur Überwindung der Spaltung beitragen konnte, in verschiedenen Versionen auch in der alltäglichen Selbstbehandlung der Befragten eine wesentliche Rolle spielt.

Insgesamt zeigen die vorliegenden Arbeiten, daß die psychologische Auseinandersetzung mit allgemeinen musikalischen Fragen für die Musiktherapie dann ein Gewinn sein kann, wenn sie tatsächlich vom *Erleben* ausgeht. Dann muß sich die psychologische Beschäftigung mit der Musik nicht auf Meßbares beschränken, wie dies in naturwissenschaftlich orientierten Ansätzen üblich ist, und kann dennoch spekulativ bleibende Ergebnisse vermeiden, die entstehen, wenn psychologische Konzepte lediglich auf Notentexte oder die nur unzureichend recherchierbare Biographie des Komponisten angewandt werden, wie dies in den frühen psychoanalytischen Arbeiten zur Musik häufig zu finden war und erstaunlicherweise auch neuerdings wieder auftaucht (Leikert 1996).

Darüber hinaus ist es für die Musiktherapie von besonderem Interesse, daß sich die aufgeführten Arbeiten vorwiegend mit dem Erleben der *aktiven* Musikausübung beschäftigen. Gerade durch die Erlebensbeschreibungen langjährig ausgeübter Musikpraxis wird erkennbar, daß und wie es möglich ist, daß Menschen 'Lebensprobleme' durch die alltägliche Selbstbehandlung mit Musik lösen können und wie musikalisches Handeln anderes (mit)behandelt. Das läßt sich psychologisch nicht mehr von der Einheit 'Wirkung von Musik' her konzeptualisieren. Vielmehr zeigt sich, daß 'Musikausübung' ein komplexer psychologischer Zusammenhang ist, in dem zwar auch die Strukturierung des Seelischen *durch* musikalische Strukturen eine Rolle spielt, ebenso aber auch Wirkungsmechanismen dieser besonderen *Tätigkeit* wie z.B. die Prozesse der Wiederholung und Einübung. Diese Aspekte wiederum sind weder von der unabdingbaren Auseinandersetzung mit den materialen Gegebenheiten des Instruments zu trennen noch von der Gestaltung sozialer Beziehungen in und mit der Musikausübung. Idealisierende Unterscheidungen zwischen denen, die die Musik 'um ihrer selbst willen' ausüben und jenen, die mit ihr 'nur' anderes – soziale Kontakte, narzißtische Bestätigung oder Kompensation für Erlittenes – suchen, erweisen sich als romantisierende Chimäre. Eher zeichnet sich ab, daß Musikausübung nur dann langjährig weitergeführt wird, wenn sie mehreres zugleich kann und ihr psychologisches Bewerkstelligen flexibel genug ist, auf unterschiedliche Lebenssituationen und –konflikte zu antworten.

Für die Musiktherapie zeigt sich dabei einerseits, daß wir im Sinne der Grundlagenforschung aus der alltäglichen Selbstbehandlung von Musikausübenden wichtige Erkenntnisse für die methodische Anwendung des Mediums Musik in der klinischen Behandlung gewinnen können. Zugleich wird aber deutlich, daß es immer auch der *methodischen Übersetzung* bedarf, um daraus behandlungstechnische Hinweise abzuleiten, da Musiktherapie in den meisten Fällen weder von einer Musikpraxis der PatientInnen ausgehen kann noch in eine lebensbegleitende Musikausübung im Alltag übergehen wird. Auch hier darf daher das, was Musikausübenden im Alltag psychologisch mit Musik nachweislich gelingt, nicht ohne weiteres als 'Wirkung von Musik' (oder der Musiktherapie) auf therapeutische Zusammenhänge übertragen werden, sondern es bedarf stets der methodischen Umsetzung und des Nachweises im Zusammenhang von Fallstudien, um die psychotherapeutischen Möglichkeiten der so gefundenen Wirkungszusammenhänge, die ja auf die Fokussierung im therapeutischen Setting angewiesen sind, aufzuzeigen.

1.1. Die Welt der Musik

Wir gehen davon aus, daß es eine 'Welt der Musik' gibt, so wie es eine 'Welt des Kindes' oder eine 'Welt des Geldes' gibt. Damit wird auf eine eigenständige Verfassung hingewiesen, die maßgebend daran beteiligt ist, wie sich das Seelische in dieser 'Welt' organisiert. Konkreter: das Zusammenwirken der Gestaltfaktoren kann sich in dieser 'Welt der Musik' anders gestalten als etwa in der Verfassung einer sprachlich organisierten Welt. Anders ausgedrückt könnte man sagen, daß in dieser Welt andere Gesetze herrschen, auf die sich die Formenbildung des Seelischen ausrichtet.

Nun beschreiben wir in anderen Zusammenhängen ein je besonderes Zusammenwirken der Gestaltfaktoren als Lebensmethode oder Konstruktion eines Falles und gingen davon aus, daß diese Methode auch die musikalische Improvisation in der Behandlung organisiert. Mit dem Gedanken einer 'Welt der Musik' als eigenständige Verfassung wird dieser individuellen Lebensmethode nicht widersprochen. Vielmehr soll damit auf die Brechung hingewiesen werden, in die die Lebensmethode durch diese besondere Verfassung gerät. Das heißt: die Aufforderung, Musik zu spielen, stellt in sich schon eine erste generelle Gestaltbrechung dar, die eine Veränderung der Formenbildung implizieren kann. Das geschieht natürlich nicht mit einem Schlag, sondern beinhaltet Prozesse der Anverwandlung und Einübung. Die besondere Gesetzmäßigkeit dieser Verfassung bietet aber quasi einen Anreiz zur Umorganisation, weil sich die Formenbildung anderen Regulierungen ausgesetzt sieht. Das Seelische ist schon anders, indem es (sich) musikalisch gestaltet. (vgl. Tüpker 1992a)

Was dieses 'Anders' jeweils heißt, gilt es im Einzelfall zu untersuchen. Im Falle 'Hans' z.B. war es die besondere Nähe der Musik zur Verwandlung, von der aus eine Formenbildung möglich war, die das Gegenbild zur Formenbildung der Sprache zum Ausdruck bringen konnte. Später wurden – wie beschrieben – andere Aspekte wie die besonderen Möglichkeiten des Übens, des Zusammenbringens zu Geschichte-schaffenden Formenbildungen und der Wertung anhand ästhetischer Kategorien bedeutsam. Unterschiedliche Möglichkeiten der Art, wie sich die individuelle Lebensmethode in der Verfassung der musikalischen Improvisation bricht, werden in dem nachfolgenden Versuch einer Typisierung ausgearbeitet.

Allgemein läßt sich sagen: Musik definiert eine andere Wirklichkeit, (be-)fördert andere Aspekte der seelischen Entwicklung als es die Geschichten tun, die der Patient zu erzählen weiß. Indem diese andere Wirklichkeit, bzw. diese anderen Aspekte seelischer Wirklichkeit *erklingen*, sind sie dem Patienten sinnlich erfahrbar. Sie sind damit nicht notwendig bewußt, aber sie sind *zu hören*. (vgl. Weymann 1991b)

Der Umgang mit Instrumenten, die Erfahrungen beim Improvisieren können die bisherige Ansicht der Welt, das Verhältnis von Ich und Welt, die Erkrankung ver-rücken.

> Die Sprache erschwert hier eine präzise Ausdrucksweise und zeigt zugleich, daß die Welt der Musik sprachlich nicht gefaßt ist: Statt 'Ansicht' müßten wir von 'Anhörung' sprechen. 'Im Hinblick', 'Aspekte' der Wirklichkeit, 'Sichtweise', 'es zeigt sich', 'wird sichtbar', alle diese Begriffe, die wir in diesem Zusammenhang benutzen, sind von der Weltauffassung des Sehens geprägt. Eine jeweilige Neuformulierung für die Betonung der Welt des Hörens ist sprachlich nur schwer möglich und wirkt übertrieben. Deshalb sei hier einmal generell auf dieses sprachliche Phänomen aufmerksam gemacht. Es ist dabei bezeichnend, daß bei der ohnehin gestelzt wirkenden Umformulierung die an das Hören anknüpfenden Begriffe immer die Bewegung in der Zeit, die Prozeßhaftigkeit be-

tonen (Anhörung, hinhören), während die an das Sehen anknüpfenden Begriffe das Ganze eher gleich einem Bild unzeitlich, in einem Moment im Blick haben (Ansicht, Weitblick). Dem Unterschied kann man im Grunde nur meditierend nachspüren, indem man z.B. einmal der Vorstellung folgt, daß etwas 'sich zeigt', einmal der, daß etwas 'laut wird' oder indem man der Vorstellung bei einer plötzlichen Aufforderung folgt: "Sieh mal!" oder "Hör mal!".

1.2. Musik ist notwendig

Was ist ein Mensch ohne Musik? Warum greift ein Mensch zum Instrument? Warum werden MusikerInnen, die nicht mehr spielen, oft krank? Warum gibt es in jeder menschlichen Kultur Musik, ebenso wie jede Kultur Malerei, Bildhauerei, Tanz, Theater und Dichtung kennt?

Die Beschäftigung mit solcherlei Fragen verweist auf die Bedeutung von Musik in kulturellen Zusammenhängen, die über die Behandlung im engeren Sinne hinausgeht, die aber dennoch mit den Möglichkeiten seelischer 'Gesundheit' und der Bedeutung der kulturellen Situationen für die Lebensbewältigung jedes Einzelnen zu tun hat.

Musik ist notwendig. Auf Musik kann offensichtlich nicht verzichtet werden. Das läßt sich zwar nicht beweisen, aber folgern aus der Tatsache, daß es keine Kultur ohne Musik gibt. A. Lorenzer (1973) verweist darauf, daß die Kunst das aus dem Sprachkonsens bisher Ausgeschlossene wieder aufgreift und der Kultur in dieser anderen Gestaltung zurückgibt.

Musik ist 'immer schon da'. Das Seelische lebt, indem es sich ausdrückt, und es drückt sich immer schon auch in Musik aus. Die Frage, wie Musik 'entstanden' sei, hieße zugleich fragen, wie denn das Seelische überhaupt entstanden sei. Die verschiedenen Versuche, die Entstehung der Musik (entsprechend den jeweiligen theoretischen Konzepten) aus der Zoologie oder aus der menschlichen Arbeit allein zu erklären, werden der Komplexität der Phänomene wohl kaum gerecht. Psychologischer sind da die Märchen und Mythen, die in Bildern über die besonderen Gestaltungsmöglichkeiten von Musik Auskunft geben. So z.B. die Entstehung der Syrinx (Schwab 1975 Bd. 1) oder etwa das Zigeunermärchen von der Entstehung der Geige (P. Zaunert 1968). Die Behauptung, Musik sei not–wendig, soll aber auch noch etwas anderes bedeuten: Musik kann eine Wende in seelischer Not sein. Das wird in den oben erwähnten Untersuchungen deutlich anhand der Situationen, in denen zum Instrument gegriffen oder das Singen persönlich 'entdeckt' wird, an der persönlichen Geschichte des Musizierens, des Aufgebens oder Wechselns eines Instrumentes oder einer Musikrichtung, an Krisen des Musizierens ebenso wie an Situationen, in denen etwas wieder aufgegriffen wird, was zwischendurch an Bedeutung verloren hatte.

Ausgehend von den vorliegenden Untersuchungen ließe sich der Frage nachgehen, ob es bestimmte typisierbare 'Nöte' gibt, in der das Seelische zum Instrument greift und ob es verallgemeinerbar Unterschiede bezüglich der Entscheidung gibt, ob jemand zum Instrument, zum Pinsel, zum Meißel oder zum Wort greift.

Die persönliche Grunderfahrung der Not–wendigkeit der Musik ist m.E. eine wichtige Voraussetzung für den Musiktherapeuten. In *diesem Sinne* müssen MusiktherapeutInnen MusikerInnen sein. Diese Grunderfahrung durch die eigene Lehrtherapie verstehen zu lernen und in der musiktherapeutischen Selbsterfahrung zu beleben und im Umgang mit konkreten eigenen Nöten neu zu erfahren, scheint mir wesentliches Kernstück einer Ausbildung zu sein, die zur musiktherapeutischen Behandlung berechtigt.

Ein weiterer Aspekt der Notwendigkeit von Musik verweist auf die gesellschaftliche Bedeutung von Musiktherapie, bzw. auf den Zusammenhang bestimmter kultureller Veränderungen im Umgang mit Musik und dem zunehmenden Interesse an dem Fach Musiktherapie. Es ließe sich fragen, ob dem Seelischen durch die derzeitige Musikkultur genügend Wege der Verarbeitung durch Musik zur Verfügung stehen oder ob das teilweise wie eine Mode wirkende Interesse an der Musiktherapie auch ein Hinweis darauf ist, daß auch die Gesellschaft sich Musik via Therapie neu aneignen, den Veränderungen entsprechend umbilden, sie neu und anders aufgreifen und begreifen muß.

Die Improvisation als eine besondere Form der Beschäftigung mit Musik tauchte verstärkt in unterschiedlichen Bereichen parallel auf: In der Neuen Musik als Gegentendenz zu einer sich zuspitzenden Technisierung und Entfremdung, die vor allem die InterpretInnen in der Neuer Musik erlebten und die u.a. zu einer Kritik dieser für die europäische Musik typische 'Arbeitsteilung' führte; traditionell im Jazz und in allen von ihm ausgehenden neueren Musikarten (vgl. Münsterteicher, 1996); in der neueren Musikpädagogik (s. Meyer–Denkmann, Friedemann u. a. in "Rote Reihe" 1 – 60, Universal Edition, Wien) und in der Musiktherapie.

Die Erfahrungen in der Klinik verweisen am deutlichsten auf die Folgen eines Umganges mit Musik, der für die jetzige Zeit vielleicht nicht mehr typisch ist, nämlich auf eine ausschließlich leistungsorientierte und rigide Instrumentaleinübung und die damit verbundene radikale Ausgliederung aller 'Unmusikalischen' aus der Beteiligung am musikalischen Leben. Es ist tatsächlich erschütternd zu hören, wie wenige der Menschen, die wir in den

Gruppen danach befragen, positive Erinnerungen an musikalische Betätigung in und außerhalb der Schule haben. Die Etikettierung "unmusikalisch", die in vielen Erzählungen von PatientInnen spürbar ist, scheint fast immer eine Kränkung zu sein, durch die ein im Grunde selbstverständlicher Ausdrucksbereich des Seelischen wie amputiert wirkt. Das zeigt sich quasi rückwirkend in dem deutlich mit vitaler Lust verbundenen Stolz einzelner PatientInnen oder der Gruppe, wenn sie plötzlich das Gefühl haben, *spielen zu können*. Wann und warum eine Gruppe die eigene Musik plötzlich nicht mehr als Geklimper abtut, sondern euphorisch und zugleich spielerisch "eine Klinikband gründen" oder "den Rundfunk einladen" will, ist an einem deutlichen Unterschied des Gespielten kaum ablesbar. Deutlich ist vielmehr, daß die Gruppe (oder der Einzelne) sich anders hört, vielleicht sich ohne das Urteil der 'Lehrer' hört. Zufällig in der Gruppe sich befindende Musiker oder Menschen, die sich hörend viel mit Musik beschäftigt haben, sind nie diejenigen, die die ungeübte Musik der anderen kritisieren, sondern zumeist sind sie als erste in der Lage, Zusammenhänge, Sinn, Erkennbares, Beschreibbares in der Musik zu hören. Da sie oft überrascht sind, was in der spontanen Improvisation völlig Ungeübter alles deutlich und erkennbar ist, sind sie mit ihrer begeisterten Beschreibung meist eine große Hilfe für die Gruppe. Dem Vorurteil, für MusikerInnen oder sonstige im Umgang mit Musik Geübte sei Musiktherapie 'kontraindiziert', sei hiermit energisch widersprochen.

Es ist auffällig, wie häufig ein Schlüsselerlebnis der Stempelung zum "Unmusikalischen" erzählt wird, als handele es sich hierbei tatsächlich um ein deutlich als Kastration Erlebtes, auch wenn die Ursachen, die zu diesem Erlebnis und überhaupt zu dieser Etikettierung führten, sicherlich wesentlich vielschichtiger sind. Die Einschätzung "unmusikalisch" geschieht **immer** von außen. Sie hat psychologisch sicher etwas mit der 'Harmonisierung' zwischen innen und außen, Ich und Welt, Eigenem und Fremdem zu tun. So ließe sich z.B. fragen, über welches Verhältnis zwischen Ich und Welt das Phänomen des 'Brummens' oder 'Falschsingens' eigentlich psychologisch gesehen Auskunft gibt.

Viele derer, die sich als "musikalisch" bezeichnen, wirken demgegenüber oft wie noch einmal Davongekommene, die dafür einen hohen Preis gezahlt haben und in der tatsächlichen Verfügungsmöglichkeit über Musik zum Teil nicht weniger verkrüppelt wirken. Diejenigen, denen die Musik in irgendeiner Form selbstverständliches Ausdrucksmittel ist, berichten spontan eigentlich wenig davon, sie seien "musikalisch", vielmehr hört man von ihnen eher konkrete Beschreibungen über musikalische Aktivitäten oder auch Erzählungen über hervorragende Hörerlebnisse.

Es ist die Frage, in welchem Zusammenhang der in diesen Erzählungen deutlich werdende Mangel von Musik – im Sinne seelischer Verfügbarkeit – zu der fast immer gleichzeitig berichteten Anwesenheit von Musik steht; der Anwesenheit von Musik in Form einer kaum noch wahrgenommenen, aber dennoch dringend benötigten Musikberieselung: "Ich hör' zwar nicht zu, aber ohne Musik kann ich nicht arbeiten, allein sein, etc.". Es geschieht häufiger, daß die PatientInnen durch die Musiktherapie plötzlich Lust bekommen, ein Instrument zu lernen oder ein früher gespieltes wieder aufzugreifen. Es ist sicherlich so, daß viele Musik nun anders hören können. Häufig geäußert wird dies in bezug auf Neue Musik. Auch wenn diese Phänomene nicht im engeren Sinne Teil des Behandlungsauftrages sind, so scheint dies doch auch ein wichtiger Teil musiktherapeutischer Arbeitsergebnisse zu sein, weil hier kränkende und damit zerstörerische Erlebnisse überwunden oder zumindest in Frage gestellt sind und weil dem Seelischen ganz allgemein weitere Verarbeitungsmöglichkeiten zur Verfügung stehen. Musiktherapie ist so gesehen nicht nur ein neues Therapieverfahren, sondern im Kanon der Musikausübung auch ein neues kulturelles Phänomen; sie ist auch ein Teil des Musiklebens.

1.3. Musiktherapie ist keine Zaubermacht

Wir wollen nicht bestreiten, daß wir mit der Musik ein machtvolles Instrument seelischer Beeinflussung besitzen. Das wird nicht zuletzt deutlich an der Angst vieler PatientInnen vor der Musik. Diese Angst bezieht sich einmal darauf, die Musik könne heftige Gefühle auslösen, die nicht zu kontrollieren oder nicht zu verarbeiten seien. Zum anderen zeigen viele PatientInnen eine Art Offenbarungsangst: Eine Angst, ihr Seelisches entlarve sich, ihnen selbst unbemerkt; das Geheime, Verdrängte und Tabuisierte offenbare sich unmittelbar in ihrem Spiel. Zum dritten bezieht sich die Angst vor der Musik darauf, der Therapeut könne durch sein Mitspielen den Patienten manipulieren, insbesondere seine Gefühle. So viele Formen des Verkehrt–Haltens in diesen Ängsten auch auffindbar sein mögen, so verweisen sie doch auf ein geheimes Wissen um Wirkungsmöglichkeiten von Musik, um ihre 'Macht' im Seelischen.

Wir wollen auch nicht bestreiten, daß Musik 'verzaubern' kann, wenn wir darunter verstehen, daß Musik uns seelische Verfassungen ermöglicht, die so anders und unterschieden von alltäglicheren Verfassungen sind, daß wir uns als 'verzaubert' erleben. Verzaubert heißt ja in einer anderen Gestalt sein und dennoch derselbe: Der verzauberte Prinz ist ein Frosch und dennoch ein Prinz.

Wenn wir dennoch sagen, Musiktherapie ist keine Zaubermacht, so wollen wir damit betonen, daß trotz alledem Musiktherapie ebenso mit all den Widerständen rechnen und umgehen muß, mit denen jede Psychotherapie zu kämpfen hat. Sie zeigen sich zwar bisweilen anders und wir gehen mit ihnen zum Teil anders um, sie sind aber nicht 'weniger'. Sie zeigen sich auch *in* der Musik und wir erachten dies sogar als ein begrüßenswertes Phänomen. Wir wollen betonen, daß Musiktherapie kein 'Trick' ist, um die Widerständigkeit des Seelischen gegen Veränderungen zu umgehen. Der Mühe der Widerstandsarbeit entgehen wir auch in der Musiktherapie nicht, wie in der Falldarstellung hinreichend deutlich geworden ist. Dies zu betonen soll zum einen vor übertriebenen Heilserwartungen von PatientInnen, werdenden MusiktherapeutInnen oder Arbeitgebern schützen.

Zum anderen sei damit aber auch vor einem Mißbrauch der 'Macht der Musik' gewarnt. Auch hier zeigen die oben beschriebenen Ängste ja einen realen Kern. Es ist durchaus möglich, durch einen bestimmten Gebrauch von Musik und bestimmten Formen der Therapie mit Musik Widerstände quasi zu durchbrechen und sehr plötzliche Erlebnisveränderungen hervorzurufen. Aber auch hier gelten die Gesetze des Seelischen, wie sie längst aus anderen Therapieformen bekannt sind: daß nämlich solche Gewaltkuren entweder gefährlich sind, nämlich wenn dadurch bei sogenannten Ich–schwachen PatientInnen eine Desintegration der ohnehin labilen seelischen Konstruktion ausgelöst wird, oder aber wirkungslos, wenn nämlich das Erlebte nicht integriert wird, sondern bestenfalls als besonders schönes oder besonders schreckliches Erlebnis in Erinnerung bleibt. Letzteres kann bekanntlich zur 'Süchtigkeit' nach solchen Erlebnissen führen, die immer wieder aufgesucht werden müssen, weil in ihnen ein Keim von Veränderung verspürt wird, der aber ohne Widerstandsarbeit unintegriert bleibt und sich nicht entfalten kann. (vgl. Bittner 1980)

Verzauberung ist gut und Macht ist notwendig. Verzauberung kann einen Keim der Hoffnung auf Veränderbarkeit schaffen. Wie im Märchen kann sie einen heilsamen Schrecken darüber auslösen, welchen unbekannten Mächten wir unterstehen oder den Blick dafür öffnen, welche Welten es außer der uns bekannten noch alle gibt. Aber wie im Märchen währt der Zauber immer nur eine gewisse Zeit, der schöne wie der böse. Er löst etwas aus, was dann durch Arbeit eingelöst werden muß. Das ist in der Musiktherapie nicht anders als im Märchen.

Die Verzauberung, die durch die Musik manchmal möglich ist, ist auch deshalb gut, weil sie im Sinne dieses Keimes eine Motivation für die Behandlung schaffen kann. Dies zeigte sich insbesondere in der Gruppenarbeit in der Kurklinik, in der viele PatientInnen nicht im üblichen Sinne behandlungsmotiviert sind.

Macht ist notwendig, um der Macht des Verkehrt–Haltens entgegentreten zu können. Auch dies wurde in der Falldarstellung immer wieder deutlich. Musiktherapie ist dennoch keine Zaubermacht, weil auch sie kein einfaches Mittel ist, gewachsene seelische Strukturen 'mit einem Ruck' zu verändern. Sie ist auf die mühevolle Kleinarbeit von TherapeutIn und PatientIn angewiesen.

1.4. Über vereinfachende Zuordnungen

Einfache Zuordnungen wie: Musik gleich Gefühl, Sprache gleich Verstand; Musik ist unbewußt, Sprache bewußt; Musik ist primär–, Sprache sekundärprozeßhaft; oder auch: Musik ist analoge, Sprache digitale Kommunikation, gehen psychologisch nicht auf. Sie sind für die Untersuchung der Bedeutung der Musik im Hinblick auf die seelischen Verhältnisse eher hinderlich, weil sie die tatsächlichen Gestaltungsmöglichkeiten innerhalb der Welt der Musik verdecken.

Das läßt sich auch an der Breite der Gestaltungsmöglichkeiten in der Musik als Kunst verdeutlichen. Da ließen sich z.B. die gefühlsbetonten Werke der Romantik den hochintellektuellen Kompositionen der seriellen Musik und ihrer Fortsetzung in manchen Werken der Computermusik gegenüberstellen. Es ließe sich untersuchen, wie es möglich ist, daß auch die intellektuellen Konstruktionen Bach'scher Kompositionen den Hörer nicht notwendig daran hindern müssen, diese Musik 'emotional' zu hören und dem Ganzen auch 'gefühlsmäßig' einen Sinn zu geben. Es ließe sich aufzeigen, wie bestimmte konstruktive Anordnungen in der Minimal–Music meditative Hörweisen ermöglichen, was auf ganz andere seelische Verhältnisse verweist als sie bei der Konstruktion dieser Musik nötig waren. Auch in den oben erwähnten Untersuchungen lassen die Aussagen der Musikausübenden immer wieder deutlich werden, daß solche Zuordnungen nicht der Realität des Handelns und Erlebens beim Üben, Improvisieren oder Konzertieren entsprechen.

Ebenso sind die Verhältnisse in den musikalischen Produktionen und Situationen in der Musiktherapie wesentlich komplexer als solche einfachen Zuordnungen präjudizieren. Sie lassen sich nur angemessen beschreiben, wenn wir Begriffe wie Gefühl, Verstand, Wille usw. weiter zerlegen und davon abrücken, sie für psychologische Erklärungen zu halten. Die Erfahrungen in der Behandlung zeigen, daß die Musik durchaus ordnende, zergliedernde, Überblick schaffende oder klärende Funktion haben kann. Sie kann Sinn herstellen, Verstehen ermöglichen und Unbewußtes bewußt machen. Sie kann aber ebenso bestimmte Abwehrfunktionen ermöglichen und in der Therapie dem Widerstand dienen.

Die musikalischen Improvisationen sind auch keine Verlautbarungen des Es. Sie sind Produktionen, an denen – wenn wir uns auf das Strukturmodell der Psychoanalyse beziehen – Es, Ich und Über–Ich ebenso beteiligt sind wie an allen seelischen Produktionen, auch wenn die Verhältnisse und das Zusammenwirken dieser Funktionen in der Musik anders sein können als etwa in sprachlichen Produktionen. Wie diese Verhältnisse sich im Einzelfall und als Typisierungen herstellen, gilt es vom Einzelfall her zu untersuchen. Auch das topographische Modell der Psychoanalyse wird häufig dazu benutzt, die Musik vereinfachend als Ort der verschlüsselten Geheimnisse des Unbewußten anzusehen, die – erst und schon – durch die Übersetzung in die Sprache integrierbar seien. Das führt dann zu der Einschätzung, die Musik bringe zwar etwas in Gang, was aber erst durch die Worte zu einer dem Patienten verfügbaren Realität würde. Mit einer solchen Vorannahme würden wir z.B. die musiktherapeutischen Möglichkeiten in der Arbeit mit geistig Behinderten oder (sprach)verwirrten Menschen unnötig einschränken.

Wir wollen statt dessen die musikalischen Produktionen als gestaltete Werke ansehen, deren **Konstruktion** es zu analysieren gilt. Aus dieser Analyse der Konstruktion heraus erfahren wir etwas über die Konstruktionsprobleme des Falles.(vgl. Grootaers 1994, 1996)

Zugleich wird mit dieser Sichtweise deutlich, daß auch die Aussagen des Patienten über die Musik, seine Einfälle, Beschreibungen oder Erlebniserzählungen noch keine Erklärungen im psychologischen Sinne sind. Das musikalische Geschehen darf auch nicht dem Traumgeschehen gleichgesetzt werden, auch wenn sich Mechanismen der Traumbildung durchaus im musikalischen Produzieren auffinden lassen. Ebenso sind vergleichbare seelische Mechanismen des Tagträumens nur als Sonderfall innerhalb der musikalischen Produktion auffindbar.

Ungeeignete Erklärungsmodelle und vereinfachende Zuordnungen, wie die hier beschriebenen, haben für die Musiktherapie Folgen, die bis in die Bestimmung des Berufsbildes und die Arbeitsverhältnisse von MusiktherapeutInnen hineinwirken. Dann wird der Musiktherapeut zum 'Dosenöffner', der dafür Sorge zu tragen hat, daß das Unbewußte 'herauskommt', um den Patienten dann zur 'Bearbeitung' zu einem 'verbalen Therapeuten' zu schicken. Die daraus entstehenden Arbeitsverhältnisse sind nicht nur für die MusiktherapeutInnen ärgerlich, sondern werden dem Behandlungsauftrag, der von der seelischen Konstruktion und ihren Bewegungsmöglichkeiten ausgeht, nicht gerecht und behindern die Forschung, da sie therapeutische Wirkungseinheiten so zerreißen, daß ein Rückbezug der Wirksamkeiten von Musiktherapie nicht möglich ist.

1.5. Die musiktherapeutische Behandlung bedarf der gemeinsamen Improvisation von PatientIn und TherapeutIn

Improvisation bedeutet einen Umgang mit Halbfertigem. Was mit Halbfertigem gemeint ist, läßt sich von zwei Polen her charakterisieren: von der Plastizierbarkeit und von dem Vorzufindenden. Mit Plastizierbarkeit ist angesprochen, daß die Improvisation sich vieles gefallen läßt, daß man ihr den eigenen Stempel einprägen kann, daß sie sich benutzen und immer wieder neu verwandeln läßt. Das Vorzufindende hat demgegenüber Aspekte des Widerständigen und Hindernden, aber auch des Vorfindens von Keimformen und Gestaltungsanregungen, die den Spieler von dem Zwang entbinden, alles 'aus sich selbst heraus' schöpfen zu müssen. Der Charakter des Halbfertigen eröffnet unterschiedliche Regulierungsmöglichkeiten zwischen diesen Polen, wenn wir von der gemeinsamen Improvisation zwischen PatientIn und TherapeutIn ausgehen.

Das, was der Patient in dem Instrumentarium vorfindet, wie z.B. unterschiedliche Klänge, die Anordnung der Töne, vom Instrument angeregte Spielweisen usw. kann zu widerständig oder zu unfertig sein, um sich ohne weiteres vom Seelischen her gebrauchen zu lassen. Durch das Mitspielen des Therapeuten intensiviert sich die Formenbildung, indem der Therapeut dem Patienten quasi seine musikalische Ausbildung und Übung zur Gestaltung leiht. Er gestaltet die Musik mit – nach Maßgabe des Patienten. Er gestaltet die Verhältnisse des Patienten mit.

Das ist möglich durch eine Haltung, die der "schwebenden Aufmerksamkeit" vergleichbar ist. Der mitspielende Therapeut kann eine seelische Verfassung finden, in der sein Spielen sich von dem her gestaltet, was im Seelischen des Patienten auf Ausdruck drängt. Diese Haltung einnehmen zu können bedarf bestimmter Voraussetzungen: so einer gründlichen musikalischen Ausbildung und Flexibilität, die dem musikalischen Ausdrucksverlangen des

Patienten nicht zu viele Widerstände entgegensetzt; einer Geübtheit im Improvisieren in dem Sinne, daß seelische Bewegtheiten sich unmittelbar – ohne den Umweg des Bewußt-Werdens – in das Spiel der Hände umsetzen und somit auch das, was vom Spiel des Patienten her angeregt wird, sich unmittelbar in musikalische Handlung umsetzt. Der Therapeut muß in seinem Mitspielen leicht beeinflußbar sein. Sein Spiel muß für den Patienten plastizierbar sein.

Es bedarf einer guten Kenntnis der eigenen Vorlieben und Widerstände auch in der Musik, um deren nicht gänzlich vermeidbares 'Mitspielen' in diesem Prozeß bei der Analyse des gemeinsamen Werkes zu berücksichtigen. Hinderlich für diese Haltung sind alle Vorgaben, die ein festgelegtes Verhältnis PatientIn–TherapeutIn präjudizieren. So findet man häufig die Vorstellung, der Therapeut müsse immer "stützen", dürfe auf keinen Fall dominieren, müsse im Grunde immer "etwas leiser" spielen als der Patient. Dahinter steht die Meinung, wir dürften z. B. dem Patienten, der immer dominiert wurde oder nie unterstützt wurde, nicht zumuten, daß sich in der Therapie noch einmal die gleichen Verhältnisse herstellen. Das Seelische des Patienten *verlangt* aber nach einer Wiederherstellung eben dieser Verhältnisse und bringt damit Grundverhältnisse seines Leidens zum Ausdruck. Um bei dem vereinfachenden Beispiel der 'Dominanz durch Lautstärke' zu bleiben: Das kann z.B. darin gipfeln, daß PatientIn *und* TherapeutIn immer leiser werden und es zu einem Kampf zwischen dem Ausdrucksverlangen des Patienten (welches sagen will: "Ich war immer leiser als die anderen") und dem Selbstbild des Therapeuten (welches sagen will: "Therapeuten sind immer leiser als Patienten") kommt. Auf diese Art erschweren wir dem Patienten, seine Leidensgeschichte zum Ausdruck zu bringen und zwingen das Seelische zu Umwegen (denn es wird uns letztlich doch in seine Verhältnisse zu bringen wissen), statt die Improvisation und das Mitspielen zur Intensivierung bei der Herstellung der Verhältnisse zu nutzen, die dem Leiden des Patienten zugrunde liegen.

Die gemeinsame Improvisation bietet so zu Beginn der Behandlung die Möglichkeit, daß die Lebensmethode sich in der Musik wiederfinden und zum Ausdruck bringen kann. Das bietet die Gewähr, daß die Behandlung tatsächlich dort ansetzt. Im weiteren Verlauf der Behandlung dient sie auch dem Finden, Erarbeiten und Durcharbeiten von Lösungsgestalten. Die Haltung des Therapeuten kann dann anderen Notwendigkeiten unterliegen. Es sind in seinem Mitspielen Kunstgriffe möglich, die der Methodik des Patienten eine andere Methodik als Gestaltbrechung entgegensetzen. Ein solcher Einsatz des Mitspielens wurde beispielhaft in dem Fall Hans in verschiedenen Versionen dargestellt. Er ist vergleichbar dem Deuten in der Psychoanalyse und ist methodisch aus der Rekonstruktion des Falles abgeleitet (vgl. Tüpker 1992a, S. 27)

Im allgemeinen gilt für die Musiktherapie, daß die musikalische Improvisation Dreh- und Angelpunkt der Behandlung ist . Wenn wir davon sprechen, daß das Seelische sich in ihr ausdrückt, so stimmt dies allerdings nur, wenn Ausdruck nicht nach dem 'Zahnpastatubenmodell' verstanden wird, sondern bewußt ist, daß Ausdruck ein komplexer seelischer Gestaltungsprozeß ist, der immer schon auch Umbildung und Anders-Werden beinhaltet. In der **gemeinsamen** Improvisation von PatientIn und TherapeutIn ist Umbildung intensiviert, weil sie als ein Ineinandergreifen zweier Methoden funktioniert.

Folgen wir im Verlauf einer Behandlung den Ansprüchen der seelischen Gestaltbildung und Verwandlung, so darf das gemeinsame Improvisieren einerseits nicht zum Dogma werden. Die Entwicklung des seelischen Geschehens kann den Einsatz komponierter Musik ebenso verlangen wie es notwendig sein kann, daß der Patient oder der Therapeut alleine spielt oder singt oder daß für eine gewisse Zeit keine Musik gespielt wird. (vgl. u.a. Bossmann 1994, Gustorff 1992)

Andererseits ist nur durch die Analyse des Einzelfalles bzw. anhand allgemeiner Erfahrungen in einem bestimmten Arbeitsfeld zu klären, ob wir mit dem Verzicht auf das Improvisieren bestimmten Notwendigkeiten in der Entwicklung des Behandlungswerkes folgen, einem Verkehrungswerk aufsitzen, eigenen Vorlieben folgen oder gesellschaftlichen Vorurteilen über die therapeutischen Möglichkeiten einer Personengruppe unterliegen. Daß diese Fragen nicht pauschal für ganze Patientengruppen zu beantworten sind, zeigt sich z. B. in der Debatte um das Improvisieren in der Arbeit mit alten Menschen: Während etwa D. Muthesius (1991) vermutet, daß die KollegInnen, die mit alten Menschen improvisieren, damit (nur) ihrem eigenen Improvisationsbedürfnis folgen, zeigen andere Autorinnen (Müller-Schwartz 1994, Holtermann 1996), daß eine *generelle* Ablehnung der Improvisation in der Arbeit mit alten Menschen andererseits auch bedeuten kann, therapeutische Chancen vorschnell auszuklammern und damit möglicherweise einem unreflektierten gesellschaftlichen Bild von "den Alten" gefolgt wird, für die *nur* der Rückbezug zu Früherem (also zu bekannten Liedern) therapeutisch wirksam sein könne.

Inzwischen sind spezifische Charakteristika des Improvisierens in bestimmten Arbeitsbereiche bzw. in der Arbeit mit einer bestimmten Klientel dargestellt worden. So insbesondere in der Kindertherapie und in der Arbeit mit psychotischen und geistig behinderten PatientInnen. In bezug auf die gemeinsame Improvisation wurde von M. Deuter (1996) die besondere Spielverfassung des **'gemeinsamen Anwesendseins'** im Gegensatz zum dialogischen Charakter anderer Improvisationsformen hervorgehoben. Dadurch ist eine Verfassung möglich, in der Inseln von Kontakt entstehen können, ohne daß der psychotische Patient sich der Gefahr einer zu großen Nähe ausgesetzt empfindet. Diese von Deuter beschriebene Haltung im Zusammenspiel könnte m.E. auch für einige andere Arbeitsbereiche von Bedeutung sein, in denen ein intendierter und direkter Kontakt den Patienten bedrängt oder überfordert, so z.B. in der Arbeit mit autistischen oder verwirrten Menschen.

In der Analyse der musikalischen Situationen, die mit geistig Behinderten entstehen, wird deutlich, daß es eines sehr umfassenden Musikbegriffes bedarf, um die Behandlung nicht in eine normanpassende Verengung zu führen, die der seelischen Verfassung des Patienten nicht gerecht wird. Die Erweiterung, die sich z.B. dadurch auszeichnet, auch Bewegungs- und Handlungsabläufe und alle klanglichen Äußerungen versuchsweise *als Musik zu hören* oder aufzufassen, zeigt ein hohes Potential an Sinn-schaffenden Möglichkeiten der Beziehungsaufnahme und hilft, auch in scheinbar Zufälligem das Auftauchen von Strukturen wahrzunehmen oder Strukturen in den gemeinsamen Szenen entstehen zu lassen. Auch hierbei ist erkennbar, daß eine pauschalisierende Kategorisierung, wie sie z.B. darin zu sehen ist, daß die musiktherapeutische Arbeit mit geistig Behinderten generell einen heilpädagogischen Charakter trage, da psychotherapeutisches Arbeiten mit dieser Personengruppe generell nicht möglich oder nicht sinnvoll sei, wichtige therapeutische Chancen für die Betroffenen verhindert (s. Becker 1989, Spliethoff 1995, Atanasiu 1996, Albrecht 1996).

Auf der Grundlage der psychoanalytisch-musiktherapeutischen Arbeiten von D. Niedecken (1988, 1989), mit Hilfe morphologischer Analysen und unter Einbeziehung bestimmter Aspekte der Objektbeziehungstheorien und Selbstpsychologie konnten statt dessen wichtige Schritte der psychotherapeutisch orientierten Arbeit in der Musiktherapie mit dieser Klientel dargelegt und anhand konkreter Falldokumentationen nachgewiesen werden. Die zentrale Bedeutung der musikalischen Improvisation zeigt sich dabei ebenso deutlich wie die Notwendigkeit, sich auch auf andere Situationen mit den PatientInnen einzulassen und sie nicht durch eine eingeschränkte Vorstellung dessen zu behindern, was wir unter Musik verstehen.

1.6. Die musiktherapeutische Behandlung bedarf des Austausches von Musik und Sprache

Im Fall 'Hans' gestalteten sich Musik und Sprache als zwei polare Gegensätze, die auf einen Riß im Gefüge der Gestaltfaktoren verwiesen. Das Ganze dieser Konstruktion wäre *nur* in der Musik nicht erkennbar gewesen. Erst durch den wiederholten Austausch von Musik und Sprache war es möglich, die zugrundeliegende Spaltung als Mittel der Lebensbewältigung zu erkennen und zu überwinden.

Spaltung und Gestaltung polarer Gegensätze sind aber nur eine Ausprägung dessen, wie das Angebot 'Spielen–Reden' vom Seelischen aufgegriffen werden kann. Der Umgang mit der Methode der Beschreibung und Rekonstruktion zeigte, daß die Durchführung des dritten Schrittes, in der die sprachlichen Äußerungen des Patienten hinzugenommen werden, immer wesentliche Gesichtspunkte zu dem bisher Erarbeiteten hinzufügt, sei es nun als Ergänzung, Bestätigung, neue Wendung, Verdeutlichung oder Konkretisierung. Dies sei aber nur am Rande erwähnt, da die Methode der Beschreibung und Rekonstruktion ja z.T. aus dem Setting des Austausches von Musik und Sprache entwickelt wurde und wir hier nicht einem Zirkelschluß auflaufen wollen.

Die Begründung für die Notwendigkeit des Austausches von Musik und Sprache liegt auch vielmehr in der Intensivierung der seelischen Formenbildung als in ihrer diagnostischen Bedeutung.

Eine Intensivierung seelischer Formenbildung liegt darin, daß

- der Wechsel Musik–Sprache, Sprache–Musik dasselbe in verschiedenen Variationen zum Ausdruck bringen kann.

- Musik und Sprache sich *gegenseitig* als Gestaltbrechungsmöglichkeit erweisen.

- die Schnittstellen zwischen Spielen und Reden allgemeine Probleme im Umgang mit Übergängen zwischen unterschiedlichen Welten ins Bild rücken und verdeutlichen, was sich fortsetzt, was zurückgelassen werden muß, was sich anders wieder zeigt usw.

- erst durch den Austausch von Musik und Sprache dem Patienten erfahrbar wird, was Kunst und Alltag, das Improvisieren und seine erzählbaren Probleme, Seelisches und Körperliches, Erleben und Handeln miteinander zu tun haben.

Es hat wenig Sinn, wenn nur der Therapeut durch die Analyse der Musik Strukturen wiederfindet, die einen Zusammenhang zu Krankheitsbildern oder Lebensgestaltungen aufweisen. Ebenso wie die Analyse solcher Strukturen nur durch den Gebrauch von Sprache möglich ist, braucht der Patient auch Worte, um solche Zusammenhänge zu verstehen.

So wie wir als PsychologInnen im Austausch von Kunst und Psychischem erfahren, daß die üblichen (kausal–logischen) Klassifikationen nicht ausreichen, seelische Wirklichkeit zu beschreiben, erfahren die PatientInnen im Austausch zwischen Spiel und Beschreibung, Erzählung und musikalischer Verlautbarung, daß sich die bisherigen Klassifikationen der Selbst– und Weltdefinition nicht halten lassen. Wer immer von seinem Wunsch nach 'Harmonie' und der permanenten Störung dieser Harmonie durch 'die anderen' erzählt und sich darüber beklagt, diese selbstgespielte Musik sei zu unharmonisch, wird zwar zu Beginn seine 'Spielunfähigkeit' zu Hilfe nehmen, um diese Sichtweise zu halten, er wird aber irgendwann zu spüren beginnen, daß diese Klassifikationen von Ich und Welt, von innen und außen nicht die ganze Wirklichkeit beschreiben.

Musiktherapie ist daher **kein** 'non–verbales Verfahren'. Da gerade der Austausch von Musik und Sprache, das ständige Hin und Her, die Schnittstellen und Übergänge, die wechselseitige Belebung und Bedeutungsentfaltung den therapeutischen Prozeß intensivieren, läßt sich das 'Verbale' auch nicht delegieren. Das Ganze funktioniert nur durch das **Zusammensein von Musik und Sprache in einer Stundenwelt und in der gleichen Beziehungskonstellation**, sei es nun als Zweierbeziehung oder als Gruppe. Musiktherapie ist so als Behandlungsform in sich geschlossen. Das heißt nicht, daß es nicht sinnvoll sein kann, sie mit anderen Therapieformen zu kombinieren. Der Austausch verschiedener Therapieformen bedarf aber als Behandlungskonzept besonderer Implikationen und sinngebender Überlegungen, will man nicht Beliebiges aneinanderreihen in der Hoffnung: viel hilft viel. (Über therapeutische Gefahren der Delegation in der Beziehung vgl. Tüpker 1990b)

Als Behandelnde lernen wir durch den Austausch von Erzählungen und musikalischem Spiel, auch die Erzählungen als seelische Produktionen zu begreifen. Erzählt ein Patient etwa den Ablauf seiner Musik nach Art einer 'Programmusik' als Geschichte, so ist uns dies noch keine Übersetzung in ein psychologisches Verständnis der Sachlage, auch nicht, wenn in dieser Geschichte 'Vater, Mutter, Kind', 'mein Kopf sagt immer das, mein Bauch das' und ähnliche – scheinbar psychologische – Erklärungsmodelle dargeboten werden.

Vielmehr lehrt uns die Musik, auch hier auf strukturelle Gegebenheiten zu hören, darauf zu achten, *wie* die Musik in der Sprache aufgegriffen wird, ob etwas von der Stimmung weitergetragen wird oder ob etwas abbricht, ob die Musik in einer Pause und im Gespräch nachklingt, ob es dem Patienten möglich ist, Sinnzusammenhänge zwischen Gespieltem und Gesprochenem herzustellen, auf was er in der Musik achtet, was er erinnert, betont, übergeht, ob er den mitspielenden Therapeuten oder die Gruppe wahrnimmt.

Parallel zu dem, was die Sprache semantisch mitteilt, auf die musikalischen, das heißt auf die strukturellen, klanglichen und rhythmischen Phänomene der *Sprache* zu achten, ist eine Form der Aufmerksamkeit, die MusiktherapeutInnen durch die Erfahrung mit der psychologischen Analyse der Musik gewinnen können und die sich durch den ständigen Wechsel von Musik und Sprache in den Therapiesitzungen zu einer Aufmerksamkeitsverfassung einübt, die zu einem weiteren 'Instrument' der Behandlung werden kann. Auch das kann zu einer Intensivierung der Behandlung beitragen.

Aufgrund der Rezeption der ersten Auflage möchte ich ergänzend hinzufügen, daß die hier gemachten Aussagen über die Bedeutung des Austausches von Musik und Sprache für die musiktherapeutische Behandlung sich auf meine Erfahrungen mit sprachfähigen Erwachsenen und Jugendlichen beziehen. Mit 'sprachfähig' ist dabei mehr gemeint als nur die generelle Beherrschung von Sprache: Es ist gemeint, daß ich mich hier auf Menschen beziehe, die in der Lage sind zu *erzählen*, die bis zu einem gewissen Maß *über* sich und andere, ihre Erfahrungen, ihr Erleben und ihr Handeln sprechen können. Es sollen also hiermit nicht diejenigen Arbeitsweisen abgewertet werden, die notwendigerweise auf diesen Austausch verzichten *müssen*, weil diese Voraussetzungen nicht gegeben sind.

2. Typisierung

"Typen dienen dazu, um ein noch nicht völlig nach kausal begründeten Verwandtschaften geordnetes Gebiet zu gliedern, um gewisse Regelmäßigkeiten in Begriffe zu fassen, die noch nicht die Form eines Naturgesetzes tragen können". (Philosophisches Wörterbuch, Schmidt 1934, S. 677) In diesem Sinne soll hier eine vorläufige Typisierung versucht werden, um auf Wiederkehrendes, Gleiches, Ähnliches und Durchgängiges in den unterschiedlichen Musiktherapien aufmerksam zu machen und Ordnungskriterien in der Vielfalt der Phänomene zu finden.

In der morphologischen Methodik gehen wir immer von der Beobachtung, Beschreibung und Analyse der Einzelphänomene aus und kommen erst von da aus – unter Einbeziehung der allgemeinen Sicht– und Denkweise in bezug auf das Seelische – zum Vergleich und zur Entwicklung von Typen. Dazu sei noch einmal H. Schmidt (ebendort) zitiert: "Das Denken, das zum Ziel Typenbildung hat (typisierende Begriffsbildung) ist vielleicht das ursprünglichste aller Begriffsbildung, weil es vom konkreten Einzelerlebnis ausgeht, und **in** und **mit ihm zugleich** die allgemeinen Momente der Bedeutungen erfährt, die ja allein die Grundlage der Begriffe im abstrakten Sinne bilden können." (Hervorhebungen von R.T.)

Als Material für die folgende Typisierung diente die musiktherapeutische Arbeit mit etwa 300 PatientInnen in Einzel und/oder Gruppentherapie, die ich in den Jahren von 1983 bis 1987 im Rahmen meiner Tätigkeit in der Hardtwaldklinik II durchführte.[1] Es handelt sich um eine psychosomatische Kurklinik, in der PatientInnen für sechs bis maximal zwölf Wochen aufgenommen werden. Die Aufenthalte werden zum größeren Teil von der Bundesversicherungsanstalt für Angestellte, zum kleineren von den Krankenkassen finanziert. Die PatientInnen kamen aus dem gesamten Bundesgebiet.

---

[1] Eine Überarbeitung dieser Typisierung vor dem Hintergrund der drei weiteren Jahre meiner praktischen Tätigkeit im Rahmen derselben Institution, also auch mit derselben Klientel, erwies sich sachlich als nicht notwendig. Die inzwischen gemachten Erfahrungen in der ambulanten Praxis der supervisorischen Betreuung von KollegInnen hingegen lassen erkennen, daß sowohl die Arbeit mit Kindern als auch mit geistig Behinderten einer eigenen Typisierung bedürften. Ebenso erscheinen mir Ergänzungen hinsichtlich der Entwicklung in Langzeitbehandlungen sinnvoll. Die inwischen vorliegenden Fallstudien zeigen darüber hinaus, daß auch die Einbeziehung der Erfahrungen mit psychotischen PatientInnen vermutlich zu einer Erweiterung der vorgelegten Typisierung führen würde.

Nach dem ersten halben Jahr meiner Beschäftigung arbeitete ich als sogenannte Stationstherapeutin, was für die Rahmenbedingungen, in der die Musiktherapie stattfand, bedeutsam ist. Jeder Stationstherapeut war für eine bestimmte Anzahl von PatientInnen zuständig. Es fand keine Vorauswahl statt, d.h. praktisch, daß die PatientInnen psychotherapeutisch in der Regel mit *der* Therapieform behandelt wurden, die der jeweilige Therapeut anbot. Im Hause vertretene Therapieformen dieser Art waren analytisch orientierte Gesprächstherapieformen, Psychodrama und Musiktherapie. Bewegungs- und Gestaltungstherapie fanden als zusätzlich angegliederte Therapien statt.

Die therapeutischen Vor- und Nachteile des Konzeptes, die PatientInnen nicht weiter auszuwählen, also keine methodenspezifische Indikation zu erstellen, sollen hier nicht diskutiert werden, da dieser Rahmen von der Klinikleitung vorgegeben war und somit nicht meinem Entscheidungsspielraum unterlag. Der Vorteil für die Erforschung der Musiktherapie war auf jeden Fall der, daß ich eine große Bandbreite an Krankheitsbildern und den Umgang der betroffenen PatientInnen mit dem musiktherapeutischen Setting erleben konnte. Außerdem war durch die Zuständigkeit für Aufnahme, Anamnese, die Notwendigkeit der Erstellung von Abschlußberichten und die Entscheidungskompetenz für die Länge des Aufenthaltes (im gegebenen Rahmen) und die Organisation der Gesamtbehandlung eine Selbständigkeit der Arbeit möglich, die einen guten Einblick in das jeweilige Gesamtbild des Falles brachte sowie die Organisation der Behandlung vor Fremdeingriffen weitgehend schützte. Der Nachteil lag vielleicht in der Vermischung therapeutischer und organisatorischer Zuständigkeit, der aber durch einen relativ klar abgesteckten Rahmen für den 'Therapieraum' gut handhabbar war.

Um einen groben Überblick über die behandelten Krankheitsbilder zu geben, sei hier ein Ausschnitt aus der Diagnosestatistik der Klinik gegeben. Durch die nicht stattfindende Auswahl entspricht die Verteilung auch den mit Musiktherapie behandelten PatientInnen. Die Nomenklatur dieser Statistik entspricht dabei natürlich nicht der psychologischen Auffassung dieser Arbeit, reicht aber vielleicht aus, um ein ungefähres Bild von der Schwere, Art und Verteilung der behandelten Krankheitsbilder zu gewinnen.

1. Psychovegetative Störungen mit überwiegend psychischer Symptomatik (merkwürdigerweise einschließlich Angstneurose und schizoider Kontaktstörung) .... ca. 30 %
2. Psychovegetative Störungen mit überwiegend körperlicher Symptomatik (z.B. Kopfschmerzen, Herz-Kreislauf, Rückenbeschwerden und ähnliches) .... ca. 18 %

3. Neurosen .... ca. 30 %
4. Persönlichkeitsstörungen (Charakterneurosen) .... 7 – 8 %
5. Psychosomatosen (im engeren Sinne) .... ca. 8 %

Diese Statistik ist durch eine zweite zu ergänzen, die nach anderen Kriterien aufgebaut und nur hausintern verschlüsselt ist, während die erstere auf den offiziellen Diagnoseverschlüsselung der Abschlußberichte beruht, jeweils nur die Hauptdiagnosen erfaßt, was häufig eine recht willkürlich getroffene Entscheidung ist; und außerdem dadurch zu relativieren ist, daß häufig 'Deckdiagnose' abgegeben wurden, um den PatientInnen unnötige Schwierigkeiten zu ersparen:

1. Abhängigkeit (Alkohol, Medikamente, Drogen) .... ca. 27 %
2. Frühe Störungen (Borderline, psychosenahe Syndrome sowie Psychosen) .... ca. 20 %

Als Ergänzung zur sozialen Situation sind folgende Zahlen von Bedeutung:

3. Arbeitslosigkeit .... 16 – 18 %
   – davon über 1 Jahr .... 5 %
4. Renten– und Umschulungsanträge .... 4 – 8 %

Die Verteilung nach Geschlechtern ist ungefähr: 2/3 Frauen, 1/3 Männer.

Zur Altersverteilung: die PatientInnen sind zwischen 18 und 65 Jahren alt bei einem arithmetisch berechneten Durchschnittsalter von 40 Jahren.

Zur folgenden Typisierung wurde das vorhandene Material anhand einiger charakteristischer Brechungspunkte verglichen, so an dem Zugang zu den Instrumenten, an Grundzügen der Art des Improvisierens, am Austausch zwischen Musik und Sprache und an den Auffälligkeiten für den Verlauf einer Behandlung, die über den individuellen Prozeß hinausgehen.

Die Festlegung dieser Brechungspunkte entstand aus einem zunächst ungeordneten Überblick über das Material, bei dem darauf geachtet wurde, in bezug auf welche umgrenzbaren Merkmale, Szenen, Situationen sich – bei aller individuellen Ausgestaltung – Gemeinsamkeiten zeigten. Es scheint mir wichtig zu betonen, daß die Tatsache, daß bei der weiteren Untersuchung entlang dieser Merkpunkte sich gerade drei Typen herausschälten, nicht durch eine Vorentscheidung oder Bezugnahme auf andere Kategorisierungen zustande kam, sondern sich allein aus dem Prozeß des Typisierens selbst ergab.

Die Typen stellen methodisch ein notwendiges Zwischenglied zwischen der Einzelfalldarstellung und den Grundzügen musiktherapeutischer Behandlung dar. Abgesehen von ihrer ordnenden Funktion stellte ich während der Untersuchung fest, daß durch diese Tätigkeit Anderes ins Blickfeld kommt als bei der Untersuchung einzelner Therapieverläufe. So wird z.B. das 'grundsätzliche Funktionieren der Formenbildung' beim ersten Typus erst durch den allgemeineren Rahmen der Typisierung deutlich und die Störungen, Hemmungen, Schwierigkeiten in den einzelnen Behandlungen dieser Art geraten in ein verändertes Licht, wenn sie sich vor diesem Hintergrund abheben.

Die gefundenen Typen verstehen sich nicht als Festschreibung, sondern als Zwischenstufe und Anregung für weitere Forschungen. **Ihre 'Benennung'** (in den jeweiligen Überschriften) **formuliert die Aufgaben,** die sich dem Therapeuten in der Arbeit mit diesen PatientInnen stellen.

Auf eine Zuordnung der gefundenen Typen zu den üblichen Diagnosekriterien wurde absichtlich verzichtet, um zu verhindern, daß der therapeutische Blick vorschnell durch eine Koppelung eingeengt wird, die zwar in vieler Hinsicht möglich wäre, aber zugleich Phänomenen, die quer zu den Krankheitsbildern verlaufen, zu wenig Gewicht beimißt. Da die Musiktherapie eine Situation schafft, die uns häufig einen *anderen* Blick auf den Patienten ermöglicht, erschien es mit sinnvoller, mit der vorgelegten Kategorisierung *diesen Blick* zu schärfen, zumal ich davon ausgehe, daß eine 'Übersetzung' in übliche Krankheitskategorien, wie sie zur Kommunikation im multiprofessionellen Team immer notwendig ist, denjenigen, die die beschriebenen Phänomene in der eigenen Praxis wiederfinden, nicht schwerfallen wird.

2.1. Ineinandergreifen bewußtmachen und Möglichkeiten erweitern

Der größte Teil unserer PatientInnen begegnet der Aufforderung, die Instrumente auszuprobieren und sich etwas für ein erstes Spiel auszusuchen, mit Hemmungen und einer gewissen Skepsis. Sie sind aber in der Lage, sich dennoch versuchsweise auf dieses Wagnis des Spielens einzulassen. Sie wissen die auftretenden Hemmungen, Ängste und Zweifel zu hantieren, indem sie Fragen zu den Instrumenten stellen, Kritik üben, in der Gruppe untereinander 'motzen', sich lustig machen oder sich gegenseitig ermutigen. Darin verschafft sich das Seelische Spielraum, den von dem musikalischen Angebot ausgehenden 'Verlockungen' zu folgen, ohne sich ihnen preiszugeben. Mit den

Worten: ausprobieren, aussuchen, spielen verbinden sich für sie Erfahrungen, die einen Prozeß der Aneignung in Gang setzen. Während des Ausprobierens der Instrumente entstehen erste Verbindungen zwischen 'innen und außen', zwischen Vertrautem und Fremdem: indem die Blockflöte an den schrecklichen Musikunterricht in der Schule erinnert, die Gitarre an die schöne Jugendzeit, der Gong Assoziationen zu Kung–Fu–Filmen weckt; indem ein Klang besonders gefällt oder heftig nicht gemocht wird oder ein Material, eine Anordnung von Tönen, die Bauweise oder das Aussehen eines Instrumentes Interesse weckt.

Diese Art des Einstiegs, des Verbindung–Aufnehmens ließe weitere Untergruppierungen zu. Hier soll die Aufmerksamkeit aber darauf gerichtet werden, *daß* eine Verknüpfung geschaffen wird, *daß* das Seelische beginnt, sich das Material zu eigen zu machen und Eigenes im Material wiederzuerkennen.

Zwei Prozesse sollen hier hervorgehoben werden: zum einen der Wechselprozeß zwischen dem Seelischen und dem vorgefundenen Material. Hier beginnt etwas ineinanderzugreifen, das nach Art eines Räderwerkes in der Lage ist, etwas in Gang zu setzen. Es entsteht ein **'Dazwischen'**, das sich dem Seelischen als neugeschaffener Spielraum zur Verfügung stellt. (Der Musiktherapieraum mit seinen Instrumenten ist so verstanden noch kein Spielraum.)

Zum anderen soll auf den Prozeß der **Auseinandersetzung und Vermittlung** aufmerksam gemacht werden, der zwischen den Tendenzen stattfindet, die spielen wollen, beweglich, fließend sind, neugierig und nach Ausdruck drängend und den Tendenzen der Hemmungen, Ängste, Zweifel und sonstiger Widerstände.

Es gehört zur Charakteristik dieses Typus´, daß ein Konflikt entsteht, der zu einer Auseinandersetzung zwischen diesen unterschiedlichen Tendenzen führt, daß aber ebenso Vermittlungen und Lösungen möglich sind, die einerseits für eine Weile stabil sein können – und damit Spiel ermöglichen –, die aber ebenso Verschiebungen, Verunsicherungen, probeweise Neukonstellationen erlauben. In Gruppen verteilt sich dieser Konflikt oft auf unterschiedliche Personen: Auseinandersetzung, Vermittlung und der daraus entstehende Spielraum lassen sich als Gruppenprozeß beobachten.

Beide beschriebenen Wechselprozesse vollziehen sich bei diesem Typus 'ohne weiteres'. Sie sind kennzeichnend für einen regulierenden Umgang mit der Welt, auch wenn bestimmte Gegebenheiten nicht bewältigt werden. Sie realisieren jeweils eine Zwei als Gegenüber oder Gegeneinander und schaffen so einen Zwischenraum, der sich als Spielraum ausfüllen läßt. Spielraum heißt dabei aber nicht nur, daß hier musikalisches Spiel stattfinden kann, sondern auch, daß das Seelische 'seine Spielchen' zu spielen beginnt mit allen Verkehrungen, Verschiebungen, Projektionen, Vermeidungen usw.

Wenn hier ein doppelt funktionierendes Wechselspiel beschrieben wird, so ist also auch all das mitgemeint: daß die PatientInnen das Improvisieren als 'Kinderkram' abtun, daß alles zu laut und zu durcheinander sei, daß es die Therapeutin sei, die die Trauer in die Musik bringe, daß es doch gar nicht möglich sei zu spielen, wenn man es nicht gelernt habe; das wiederholte Fragen nach dem Sinn des ganzen Unternehmens, das Beharren auf der Führung durch die Therapeutin, auf der eigenen 'Unmusikalität', auf 'Harmonie', darauf, daß alles Zwang sei oder mit der Krankheit und den Sorgen nichts zu tun habe. Auch mit diesem hat **'das Spiel'** schon begonnen und das Seelische beginnt auf diese Weise, sich und seinen methodischen Umgang mit der Welt im gegebenen Rahmen auszubreiten.

Die erste gemeinsame Improvisation nimmt in diesem Rahmen eine besondere Rolle ein, die sich ebenfalls typisierend zusammenfassen läßt. Das Gemeinsame des hier umrissenen Typus läßt sich zunächst von daher charakterisieren, daß der Therapeut (oder auch die anderen Gruppenmitglieder) von der Art und Weise des Spielens nicht allzusehr überrascht sind. Es findet sich im Spiel etwas wieder, was dem bisherigen spontanen Eindruck entspricht, oder was als Variation oder Ergänzung, oder auch als verstehbares Gegenteil ohne größere Mühe aufgefaßt werden kann. Die Gruppe z. B. ist nicht überrascht, daß diejenige, die zuvor wenig sagte und auf Fragen nur kurz und leise antwortete, auch mit ihrer Musik im ersten Gruppenspiel kaum zu hören ist, daß derjenige, der erzählte, er leide unter Depressionen, die tiefen Baßstäbe liebt, aber auch, daß der spürbar Gebremste zwischendurch einmal kurz und hart auf die Trommel schlägt, auch daß jemand in der Musik viel gelöster, sicherer und bestimmter wirkt als im Gespräch; aber eben gelös*ter* als, d.h. in einem Zusammenhang, der durchaus noch als **Verhältnis** nachvollziehbar ist. Gemeint ist hier also nicht die direkte Verbindung von sonstigem Eindruck und Spiel, aber ein doch recht **naheliegender Zusammenhang,** der unmittelbar von einer Gruppe, oder von einem einzelnen daraus, verstanden werden kann.

Ferner gehört zu diesem Typus eine **gewisse Spielbreite,** die zumindest dann hervorzulocken ist, wenn der Patient ein Zweierspiel mit dem Therapeuten spielt oder der Therapeut ein stark eingeschränktes Spiel direkt musikalisch zu beeinflussen versucht, oder wenn ein gegebenes außermusikalisches Thema eine veränderte Spielweise fordert.

Gemeinsam ist diesem Typus auch, daß sich allmählich mit dem Spielen benennbare Erlebnisse verbinden. Daß ein Gefühl bemerkt wird, ein Bild, eine Erinnerung, ein anknüpfender Gedanke auftaucht. Daß also Einwirkungen da sind. Deshalb kann es auch als Charakteristikum dieses Typus gelten, daß er grundsätzlich dazu in der Lage ist, etwas zu seiner Musik zu sagen, auch wenn dieser Prozeß zunächst bestimmter Fragen oder Anregungen bedarf. Es ist dabei sehr unterschiedlich, *wie* die Musik und das Erleben beim Spielen in Worten wiedergegeben oder fortgesetzt werden Manche sehen Bilder oder Farben, manche erleben Abläufe, die sich eher nach Art von Geschichten wiedergeben lassen, manche erleben eher rein klanglich, andere achten mehr auf das konkrete Wechselspiel untereinander, wieder andere erleben körperliche Sensationen bis hin zu Symptomen, die durchaus noch als 'Einfall' zur Musik verstanden werden können. Hier gilt es für den Therapeuten, durch die richtigen Fragen eine Erlebnisbeschreibung in Gang zu bringen. Häufig meinen PatienInnen, sie erlebten "nichts" oder hätten "keine Gefühle". Das liegt oft daran, daß sie die Anknüpfung an die spezifische Art *ihres* Erlebens nicht eigenständig finden können.

> Zur Verdeutlichung dafür, um welche Feinheiten es dabei manchmal geht, ein kurzes Beispiel: ein Patient war immer wieder verblüfft, daß die anderen in der Gruppe, die sehr in Bildern arbeitete, immer etwas bei der Musik "sahen", nur er sah nichts. Nach einem Spiel über eine 'Höhle' sagte er wie nebenbei, eine Höhle bauen, das könne er schon. Gefragt, wie er sie denn bauen würde, folgte eine phantasiereiche und lebendige Beschreibung. Durch die Übersetzung des (mehr passiven) 'Sehens' in das (mehr aktive) 'Bauen' fand er Zugang zu *seiner Art des Erlebens*.

Bei aller Unterschiedlichkeit ist diesem Typus gemeinsam, **daß zwischen Spielen und Reden etwas in Gang kommt**. Auch hier findet sich wieder ein Verhältnis, in dem etwas ineinandergreift, das Differenzierungen ermöglicht, Auseinandersetzungen, Weiterführungen, Übergänge und Vermittlungen. Verbindungen können ebenso verspürt werden wie Widerständiges und Nicht–Vermittelbares. Dadurch kann es zu Kontrastierungen, Auseinanderfaltungen und Variationen kommen. Charakteristisch ist, daß das Seelische hier den **Austausch** von Musik und Sprache benutzen kann und daß auch hier ein **Zweierlei** und ein **Dazwischen** entsteht.

Während wir uns bei der Rekonstruktion des Einzelfalles mehr auf das konzentrieren, was nicht funktioniert, wo es nicht weitergeht und welche Verkehrungen der Entwicklung im Wege stehen, wird bei der Zusammenfassung dieser PatientInnen als Typus deutlich, was alles – ohne weiteres als das gegebene Setting – funktioniert. Im Grunde ist es das zumindest grundsätzlich funktionierende Zusammenwirken der Gestaltfaktoren, das hier die Gegebenheiten der therapeutischen Situation aufgreift und eine Förderung und Entwicklung in Gang setzt. Es zeigt sich darin, daß ein Großteil der Arbeit bei diesem Typus für den Therapeuten im Setzen und Einhalten von Rahmenbedingungen, in der angemessenen Beteiligung im Spiel und der deutenden Vermittlung im Gespräch besteht, weil das seelische Geschehen selbst dann die notwendigen Entwicklungen vollzieht.

Verdeutlicht man sich dieses grundsätzliche Funktionieren des seelischen Gefüges, so hebt sich davon ab, was verkehrt gehalten wird, wo das Seelische immer wieder ins Stocken gerät, wo es etwas zu vermeiden sucht und wo es etwas nicht zu integrieren weiß. Es zeigt sich, was das Seelische alles leidet, weil es etwas Bestimmtes nicht leiden kann, was es nicht aufgeben will und was es dadurch alles 'verpaßt'. Die Aufgabe des Therapeuten ist es bei diesem Typus, das deutlich werden zu lassen, dort einzugreifen, wo das grundsätzliche Funktionieren eingeschränkt oder blockiert ist und Wege der probeweisen Umorganisation bereitzustellen.

Die Musik hat bei diesem Typus zunächst mehr verdeutlichende, exploratorische Funktionen und im weiteren Verlauf mehren sich Spiele, die im weitesten Sinne dem Erproben neuer Formenbildungen dienen. (Eine kurze Einzelfalldarstellung der Musiktherapie mit einem Patienten, der diesem Typus entspricht, findet sich in Tüpker 1996d, S. 29 ff)

2.2. Auflösendes begrenzen und Getrenntes vermitteln

Als zweites sei hier ein Typus charakterisiert, bei dem der Zugang zu den Instrumenten auffällig ungebrochen und fließend ist. Die Widerständigkeit des – noch nie gespielten – Instrumentes wird ebensowenig verspürt wie eine Hemmung, sich der ungewohnten Tätigkeit des Musik–Machens zu überlassen.

Zum Teil wirken diese Menschen vom ersten Ton an, als hätten sie 'immer schon Musik gemacht' oder als wären sie mit dieser Tätigkeit endlich 'zu Hause angekommen'. Ihr Spiel ist beweglich, steht sofort in anregendem Austausch zum Spiel des Therapeuten oder der anderen und wirkt im herkömmlichen Sinne außerordentlich 'begabt'.

Zu diesem Typus gehört auch der in dieser Arbeit beschriebene Fall Hans. Bei anderen ist der Kontakt zu den MitspielerInnen nicht gegeben, sie scheinen eher in ihr Instrument und ihr Spiel zu versinken und 'die Welt zu vergessen'. Sie bekommen den Schluß des Spiels nicht mit und wirken dann wie 'aufwachend', wenn sie irgendwann merken, daß außer ihnen niemand mehr spielt. Auch sie kommen außerordentlich leicht ins Spiel 'hinein', aber nur schwer wieder 'heraus'.

Wieder andere spielen zwar selbst scheinbar nicht besonders auffällig, regen aber auf zunächst undurchschaubare Weise den mitspielenden Therapeuten zu musikalischen 'Höhenflügen' an. Charakteristisch für diesen Typus ist es auch, daß für den Therapeuten oder die Gruppe die Art des Spielens von dem bisherigen Eindruck her meist überraschend und unerwartet ist. Auch ist das, was hier oft als 'musikalische Intelligenz' erlebt und beschrieben wird, unabhängig von der 'Intelligenz' im üblichen Sinne. Dieser Typus scheint sich bei auch sonst hochbegabten Menschen ebenso finden zu lassen wie bei durchschnittlich begabten und 'geistig–behinderten'.

Häufig ist dem Patienten selbst sein spontanes musikalisches 'Können' nicht als solches erlebbar. Er selbst ist von seinem Spiel auch nicht überrascht. Er neigt häufig dazu, es abzuwerten oder zu verleugnen. Meist finden wir dann bei diesen PatientInnen zwischen Musik und Sprache eine Spaltung und schlechte Vermittelbarkeit, oft auch eine Kontrastbildung wie im Fall Hans. Die beiden Eindrücke, die man von demselben Menschen im Spiel und im sonstigen Umgang bekommt, sind nur schwer zusammenzubringen. Dem entspricht, daß auch der Patient selbst Mühe hat, seine Musik im Gespräch angemessen aufzugreifen.

Die Spaltung zwischen Musik und Sprache verweist dabei zumeist auf eine Zurückgezogenheit der Phantasie, auf ein 'Leben in zwei Welten', von denen nur eine in Kommunikation mit der 'Außenwelt' steht. Dabei handelt es sich weniger um konkrete Phantasien als um illusionäre Arrangements eines anderen Mit–der–Welt–Seins, die gekennzeichnet sind durch wenig Widerständigkeit, geringe Festgelegtheit und Bestimmtheit und ein hohes Maß an Verwandlungsmöglichkeit, Beweglichkeit und Vieldeutigkeit. Die Struktur der phantasierten Welt ist der Struktur der 'Welt der Musik' verwandt. Dadurch entsteht im Spiel diese unerwartete Anverwandlung.

Im Verlauf dieser Behandlungen wird oft deutlich, daß die Musik hier einen wie in einem Komplex zusammengefaßten Tabubereich repräsentiert. Tabu sei hierbei im ursprünglichen Sinne als Berührungsangst verstanden. In der Gestalt der Musik erscheint hier etwas zugleich Verpöntes und Heiliges (tabu = lat. sacer) und als solches Unberührbares: etwas, das komplett einverleibt wurde, aber nicht mehr im Austausch steht, sondern verkapselt weiterlebt. Durch die Berührung mit dem Instrument scheint es 'auf einmal' lebendig zu werden – wie Dornröschen durch den Kuß.

Diese Unvermitteltheit, mit der das Ganze im Ausdruck zu leben beginnt, quasi ohne Halt, ohne Widerstände, ohne Kontrollmöglichkeiten, macht zugleich das Berührungstabu verständlich. Von daher ist auch verstehbar, daß die Schranke nun 'an anderer Stelle' – zwischen Musik und Sprache – aufgebaut werden muß.

Die musiktherapeutische Arbeit bezieht sich bei diesem Typus vor allem auf die allmähliche Vermittlung des 'Zermittelten': darauf, daß Berührung, Austausch und Integration wieder in Gang kommen. Die Ansätze dieser Arbeit sind indirekte, über die jeweils polaren Gestaltfaktoren gehende. Regulierungsmöglichkeiten, Ordnungs- und Durchformungsprinzipien, Halt und Absicherungen zu schaffen ist hier wichtiger als das Deuten von 'Inhalten' und Mechanismen. Das muß betont werden, weil ein Teil dieser PatientInnen gerade ein zu frühes und/oder übermäßiges Deuten so nahelegt, daß dies häufig für den Therapeuten wie eine Verführung wirkt. Erst durch stabilisierende Absicherungen und die hinzugewonnene Kompetenz an Regulation kann das Seelische es aber wagen, die Berührungsangst zu überwinden und das Tabuisierte zu integrieren beginnen.

Bei diesem Typus kommt es häufig zu plötzlichen Therapieabbrüchen. Die Ursache kann in einem zu 'forschen' Vorgehen des Therapeuten liegen, wenn er die enorme Angst und Gefahr, der das Seelische hier ausgesetzt ist, nicht genügend wahrnimmt. Aber auch durch behutsames Vorgehen sind solche Abbrüche nicht unbedingt zu vermeiden, weil oft die Angst, die gegen die Fortführung des Begonnenen spricht, größer wird als der im Moment verspürte Leidensdruck. Bemerkt der Therapeut dies früh genug, so ermöglicht das ein Übereinkommen, die Therapie zu beenden mit dem Angebot des Wiederkommen-Könnens. Das ist gegenüber dem sonst bald folgenden einseitigen Abbruch – ohne weitere Gesprächsmöglichkeit – von großem Wert.

Haltschaffende Regulierungen bieten z.B. schon einfache Vereinbarungen über die Struktur der Therapiesitzungen, die beibehalten wird und dadurch dem Seelischen einen sicheren Rahmen gewährt, auf den es sich einstellen kann. Der Patient muß sich auf die Einhaltung dieses Rahmens vom Therapeuten her verlassen können. Auch das muß ausdrücklich betont werden, weil von diesen PatientInnen oft eine Verführung ausgeht, Grenzen und Regeln unmerklich aufzulösen und sich dem endlos Fließenden zu überlassen. Das Seelische will sich aber darauf verlassen können, daß, wenn z. B. die Vereinbarung besteht, zum Schluß der Stunde zu spielen, ohne daß darüber noch geredet wird, tatsächlich nur noch "Auf Wiedersehen" gesagt wird, auch wenn das letzte Spiel noch so sehr zu Bemerkungen anregt. Im Schutze dieser Vereinbarung darf sich nämlich dort etwas zeigen, was dieses Schutzes noch bedarf. Es gibt in diesen Fällen keine Bemerkung, keine sich aufdrängende Deutung, die wichtiger sein könnte als die Zuverlässigkeit, daß dieser Schutz gewährt bleibt. Das gilt auch dann, wenn es sich vielleicht um die letzte Stunde handelt und der Therapeut den Eindruck hat, er müsse dem Patienten unbedingt noch die kluge Einsicht 'mitgeben', die er in diesem letzten Spiel gewonnen hat: Das Seelische hat nicht zufällig dieses letzte Spiel ans Ende der Behandlung gesetzt.

Es geht bei diesen Regulierungen nicht um eine Reglementierung des Patienten, nicht um Ordnungsappelle an seinen Umgang mit der Welt, sondern vielmehr um die Verläßlichkeit der therapeutischen Situation als die ihn umgebende Welt, auf die sich das Seelische in seiner Beweglichkeit beziehen können muß.

Weitere Regulierungsmöglichkeiten finden sich innerhalb der musikalischen Arbeit, indem bestimmte strukturelle Vereinbarungen getroffen, Abläufe vorgeplant oder andere musikalische Vorgaben gemacht werden. Eine solche Arbeit **an der Musik**, wie man sie aus der nichttherapeutischen Improvisationsarbeit kennt, bietet dem Patienten zusätzlich Regulierungsmöglichkeiten hinsichtlich des zu starken Berührt–Werdens, sei es durch die Nähe zum Therapeuten, die in der Musik entsteht, sei es durch die Musik selbst. Sie bietet ihm vielfältige Möglichkeiten, über die Musik zu sprechen: über die Form, die Erfüllung der Vereinbarungen, über den Gebrauch der Instrumente etc. .Wenn es also in der Musik 'zu dicht' wurde, so kann er sich auf diese Art distanzieren und seine Fassung wiedergewinnen, ohne daß der Kontakt zum Gespielten gänzlich abgebrochen werden muß.

Distanzierung ist in dieser Arbeit nicht als Widerstand gegen die Therapie einzuschätzen, sondern ist ein Mechanismus, der auch vom Therapeuten manchmal methodisch eingesetzt werden muß, um Tendenzen des Eins–Werdens und die Angst vor Auflösung und Verlust der Fassung des Seelischen als Individuum zu regulieren. Das Eins–Werden in der Musik *kann* zwar eine wichtige Phase der therapeutischen Arbeit sein, weil es dem Therapeuten die Möglichkeit gibt, die Welt des Patienten auf dessen Art zu erleben. Es bedarf aber der strukturerhaltenden Absicherung und quasi des 'Ausgangs': des **Verweises auf ein Außerhalb der Eins** und damit zugleich auf die Begrenztheit der Eins, darauf, daß sie nicht alles ist, um die Angst des Patienten nicht berechtigt sein zu lassen.

Bei diesen Prozessen braucht der Therapeut etwas **Drittes,** etwas außerhalb der Zwei, die Eins geworden ist, nach dem er greifen kann. Dieses 'Dritte' kann die konkrete Arbeit an der Musik sein, in der man die Versponnenheit ineinander, die Versenkung ins Spiel, die Auflösung im Klangerlebnis mit einem Sprechen über das Materialhafte der Musik, ihre Komposition, ihre Ausführung, kontrapunktiert. Als dieses Dritte, nach dem man aus der Eins heraus greifen kann, auf das sich die Eins–gewordene Zwei beziehen kann, kann auch ein Märchen dienen, das musikalisch – über mehrere Sitzungen hinweg – bearbeitet wird.

Eine solche Arbeit ist zum einen direkte Erarbeitung von Ordnungs– und Durchformungsprinzipien, zeigt, wie Gestalten sich durch Veränderungen hindurch erhalten, wahrt bei der Arbeit am Detail den Bezug zu einem Ganzen, verweist auf Zusammenhänge von Entscheidung, Auswahl, Tun und Lassen, Bewirken und Folgen, schafft ein Gefühl für 'Geschichte', bietet eine Haltschaffende Form für 'Eigenes' . Ist das Märchen gut gewählt, d. h. hat es auch psychodynamisch den nötigen Bezug zum Fall, so verbindet sich zum anderen die eigene Geschichte so mit der Märchengeschichte, daß diese Arbeit auch Bearbeitungen der eigenen Geschichte in Gang setzen kann. Sie ermöglicht ein symbolisches Sprechen über Dinge, über die anders nicht gesprochen werden kann oder darf.

> An einem Beispiel kann vereinfachend vielleicht deutlicher werden, wie das praktisch aussieht: mit einer Patientin wurde bei einer solchen musikalischen Arbeit am Aschenputtel–Märchen die Frage bedeutsam, was wohl aus dem Vater würde, wenn und falls (denn die Patientin zweifelte daran) das Aschenputtel tatsächlich Königstochter würde. Nach einigen Stunden musikalischer Arbeit an diesem Märchenstoff fand sie schließlich innerlich eine Lösung dieses Problems und damit die Hoffnung auf Erlösung und Verwandlung des Aschenputtels. Die Übertragung dieser symbolischen Bearbeitung auf ihre eigene Beziehung zu ihrem Vater war dann auch noch möglich, aber im Grunde weniger bedeutsam als die zuvor geleistete Bearbeitung, da die symbolische Bedeutung dessen, was auf diese Weise bearbeitet wurde, sicherlich mehr umfaßt als die konkrete Beziehung zum Vater.

Es ist eine offene Frage, inwieweit symbolische oder strukturelle Bearbeitungen seelischer Konstellationen immer der Überführung in bewußte sprachliche Benennungen bedürfen, um entscheidende Veränderungsprozesse in Gang zu setzen. Es muß aber darauf geachtet werden, daß eine solche Überführung nicht zu früh geschieht, d. h. wenn das Seelische des Schutzes, den die symbolische Form bedeuten kann, noch bedarf.

Eine weitere ausführliche Einzelfalldarstellung der Musiktherapie mit einem Patienten, der diesem Typus entspricht, findet sich in Kunkel 1996, S. 64 ff.

2.3. Die Eins teilen und Innewohnendes befreien

Bei einem weiteren Typus ist der Spielzugang häufig erschwert oder ein Aufgreifen der Aufforderung zum Gebrauch der Instrumente oder ein Improvisieren ist zunächst gar nicht möglich. Das wirkt, als wisse das Seelische mit diesen Geräten, mit diesen Klängen, mit dem Spielraum und mit der Aufforderung zu spielen, nichts anzufangen. Manche dieser PatientInnen greifen zwar 'folgsam' zu dem gerade vor ihnen liegenden Instrument und 'bedienen' es, aber eben wie ein 'Gerät': es entsteht nichts, es kommt nichts in Gang, es klingt nicht nach Musik. Oft ist das Spiel ausdrucksschwach, ungestaltet, nichtssagend. Es macht weder dem Patienten noch dem Therapeuten Spaß oder Sinn. Oft ist es dann auch schnell wieder zu Ende oder verharrt in irgendeinem gleichbleibenden Etwas, ohne im engeren Sinne zwanghaft–wiederholend zu sein.

Um es an einer Unterscheidung zu verdeutlichen: dieser mangelnde Spielzugang ist gut zu unterscheiden von einem Widerstand gegen das Spielen. Er wirkt eher schwerfällig als blockierend. Das Seelische wirkt eher, als stünde es diesem Angebot 'dumm' gegenüber als daß es sich dagegen wehrt. Der Therapeut gerät weniger in die Lage, sich über den Patienten zu ärgern als in die, sich hilflos zu fühlen oder daran zu zweifeln, ob wirklich *jeder* Musik machen kann.

Es scheint hier, als 'wisse' das Seelische nicht, wie es sich die Musik, die Instrumente, den Mitspieler zu eigen machen könne, als gäbe es kein Ineinandergreifen von 'Innen' und 'Außen'. Es läßt sich auch von der Musik (des mitspielenden Therapeuten) nicht ergreifen, läßt sich nicht in etwas hineinziehen. Weil hier nichts ineinandergreift, kommt auch nichts in Gang. Es entsteht kein Dazwischen, kein Spielraum. Von daher ist es 'logisch', daß in diesen Spielen auch keine Umbildungen, keine Entwicklungen 'von – zu' entstehen, allenfalls Variationen, und zwar im Kleinen – nach Art der Minimal–Music – tauchen auf (zumeist aber auch erst im weiteren Verlauf der Therapie). Meist sind es aber auch keine Variationen im echten Sinne, die man dort zu hören bekommt, weil sich erst gar nichts so deutlich als Motiv herausbildet, daß es im eigentlichen Sinne variiert werden könnte.

Wenn im späteren Spielen – seltener von Anfang an – eine Aneignung zustandekommt, so entsteht sie nicht wie im ersten Typus als ein allmähliches Ineinandergreifen, sondern es scheint, als sei es 'mit einem Male' Eins. Es hat sich gegenseitig geschluckt. Eine solche Musik kann dann z.B. etwas außerordentlich Hartes, Brutales haben, unerbittlich, maschinenhaft, wie 'anorganisch' wirkend. Oder sie kann fließend, verschwimmend sein, aber dann ist da auch *nichts*, an was man sich halten könnte: alles schwimmt.

Hier scheint sich dann eine Eins ganz und unbehelligt von anderem auszubreiten, während vorher das Spiel so wenig ausbreitet, als stimme es nicht, daß das Seelische 'immer auf Ausdruck' drängt und sich in allem, was sich ihm material bietet, zu verwirklichen sucht. Diese PatientInnen können zu ihrer Musik nur wenig sagen. Wenn sie überhaupt unaufgefordert zu ihrem Spiel etwas sagen, dann oft nur einen kurzen Satz, nach der Art: "Das war sehr laut" oder "Das klang alles wie unter Wasser" oder auch "Jetzt geht es mir besser". Deutlich scheint in diesen Sätzen, daß die PatientInnen wie die HörerInnen einer solchen Musik keine Entwicklung, keinen Ablauf der Musik erleben und daß das Gespielte auch ihnen selbst nicht gut greifbar, nicht bewegend, eher nichtssagend, bedeutungslos ist. Eine gegenseitige Förderung von Reden und Spielen kommt ebensowenig in Fluß wie das Spielen selbst.

Der Eindruck der einzelnen Improvisationen wiederholt sich im Hinblick auf das Spielen im Verlauf der Therapie: es entwickelt sich nicht, und es entwickelt nichts. In dieser Absolutheit muß eine solche Aussage zweifelhaft bleiben: Vielleicht haben wir nur nie lange genug gewartet.[1] Aber soweit wir beobachten konnten, entwickelt sich diese Eins–Musik nicht 'von selbst', wie dies im Ineinandergreifen von Zweierlei beim ersten Typus beschrieben wurde. Auch aus dem Austausch von Musik und Sprache heraus scheint kein selbstbewegter Entwicklungsprozeß in Gang zu kommen. Vielmehr scheint sich hier ein **Mangel** zu offenbaren, der einer besonderen methodischen Behandlung bedarf.

Wenn hier all das, woraus sich das Funktionieren der Musiktherapie sonst ableitet, *nicht f*unktioniert, so stellt sich natürlich die Frage, warum wir mit diesen PatientInnen dennoch musiktherapeutisch weiterarbeiten. Warum kommen wir nicht zu dem Schluß, daß diese Menschen vielleicht einfach keinen Zugang zur Musik und zur Musiktherapie haben und überweisen sie zu

---

[1] Tatsächlich ist diese Aussage angesichts der Kurzzeitbehandlungen, auf denen diese Material beruht, infragezustellen.

einer anderen Art der Behandlung? Die seelische Tendenz, die zu dieser Frage führt, spiegelt sich wider in einer Neigung, die bei der Behandlung dieses Typus´ auch innerhalb der Behandlung auftaucht: man vernachlässigt die Musik, spielt zwar, aber beachtet sie dann nicht weiter oder spielt auch immer weniger. Man meint, die Behandlung im Verbalen besser voranbringen zu können, bis dort deutlich wird, daß es immer wieder 'an irgendeiner Stelle', die aber nicht näher in Worte zu fassen ist, 'nicht weitergeht', daß irgend etwas zunächst nicht Faßbares sich nicht entwickelt, daß es dem Seelischen an irgend etwas mangelt.

An dieser Stelle drängt sich dann oft die Frage auf: Was ist eigentlich mit der Musik? Das führt zugleich zu den Überlegungen, die dafür sprechen, warum wir mit diesen PatientInnen doch Musiktherapie machen, bzw. behaupten, daß *gerade* für diese PatientInnen eine besondere Chance in der Musiktherapie liegt: Der Mangel an Differenzierung, an Ausbreitungsmöglichkeiten, an Fähigkeiten zu kontrastieren, zu variieren, eines aus dem anderen zu entwickeln, zeigt sich nämlich dann als genereller Mangel seelischer Lebensmöglichkeiten. In diesem Mangel ist das Seelische zu extremen Notlösungen, z. B. zum Ausdruck im Körperlichen, gezwungen. Das, was hier im Umgang mit der Musik nicht funktioniert, funktioniert auch sonst im Übergang und Ineinandergreifen von Ich und Welt, Innen und Außen, Psychischem und Materialem nicht.

Untersucht man die improvisierte Musik genauer und vergleicht sie strukturell mit allmählich auftauchenden Charakteristika des Gesprächsverlaufes und mit organischen Krankheitsprozessen, so läßt sich der Mangel konkretisieren: als ein Nicht–weiter–wissen–und–dann–ein–Surrogat–Fordern, als ein Zerstören–bevor–es–Gestalt–wird, als ein das–Eigene–als–Fremdes–Behandeln und ähnliches. Obwohl sich der Mangel oft auf einen Satz bringen läßt, geschieht gerade hier die therapeutische Arbeit in breit angelegten Entwicklungshilfen. Es gilt, dem Seelischen zum Ausdruck zu verhelfen, ihm eine Ausbreitung im **seelischen** Ausdruck zu ermöglichen.

Die konkrete musikalische Arbeit erweist sich hierbei als die Möglichkeit, direkt an diesem Mangel seelischer Ausdrucksmöglichkeiten zu arbeiten: Das Seelische gewinnt an Spielraum und kann beginnen sich auszubreiten, wenn wir es ausrüsten mit den Möglichkeiten von laut und leise, langsam und schnell, strukturierend und auflösend und anderen grundlegenden Polaritäten, die darauf verweisen, daß es eine Zwei gibt und daß zwischen diesen zwei Polen ein Dazwischen, ein 'Raum' entsteht, der erfüllt werden kann als Steigerung, Kontrast, Entwicklung. Auch hier kann die musikalische Arbeit mit

Märchen, Geschichten oder anderen Texten eine Hilfe sein. Das Seelische kann sich z. B. in der Anordnung eines Märchenspieles auszubreiten beginnen, indem verschiedene Instrumente – vielleicht auch im Raume verteilt – das Nach–und–Nach eines Ablaufes, einer Entwicklung entfalten. Das läßt Zeit als ein Etwas erleben, *in dem* und *indem* Veränderung geschieht.

Es kann eine Geschichte in ihrem vorgegebenen Rahmen so gestaltet werden, daß eine individuelle Gewichtung gefunden wird, Differenzierungen möglich sind im Lieber–Mögen und Weniger–Mögen, Ausbreiten, Verdichten, Vernachlässigen und Auslassen *bestimmter* Stellen. Dadurch kann sich das Seelische die Geschichte – als das zunächst Fremde – zu eigen machen, ohne von ihm völlig vereinnahmt zu werden. Das Wiederholen der improvisierten Märchengestaltung über mehrere Stunden hin schafft dem Seelischen Halt und Gestalt, auf die Bewegung und Verwandlung bezogen werden können und die Bewegt–Sein erlauben und ertragen helfen.

Weitere Möglichkeiten, den Patienten auf die Zwei aufmerksam zu machen, bietet die wiederholte Frage nach der Musik der Mitspieler. Auch die Möglichkeit, die gespielte Musik noch einmal vom Band zu hören, schafft Möglichkeiten, die Zwei in sich zu erleben und kann bewirken, daß sich das Seelische durch Reihenbildungen von Spielen – Beschreiben – Hören – Beschreiben – Weiterspielen in Versionen zu entfalten beginnt.

Auf diese Art kann eine Erlebensgeschichte entstehen, die sich auf das Verhältnis von Gleichbleibendem und Veränderung in Versionen bezieht. Unter dieser Arbeit kann das Seelische beginnen, sich als wirksam, als handelnd, als bestimmend zu erleben. Minimale Veränderungen in der Musik, die betroffen machen, anrühren, aufmerken lassen – ein selbstgefundenes Motiv, das als deutliche Gestalt erkennbar wird, ein für kurze Momente mögliches Frage–Antwort–Spiel, eine deutlich identifizierbare musikalische Stimmung – können die hier bedeutsamen Entwicklungen ebenso ankündigen, wie etwa eine spontane – für den Patienten neuartige – Beschreibung wie z.B.: "Heute klang es (die wiederholt gespielte Märchenmusik) trauriger als beim letzten Mal. Das liegt wohl daran, daß ich heute trauriger bin." In diesem Fall wurde der Zusammenhang zwischen einer Veränderung der eigenen Stimmung und einem Anders–Klingen der Musik erstmals hergestellt.

Manche PatientInnen bemerken diese Veränderungen zunächst nicht bewußt. Bei anderen sind sie mit einer neu erlebten Freiheit in der Handhabung von Leben–Lassen oder Töten, Wachsen–Lassen oder Vernichten, Begrenzen–Können oder Ins–Bedeutungslose–ausufern–Lassen, einmal da weiterspielen, wo sie sonst immer nicht weiter wissen u.ä., verbunden. Das Seelische kann unter dieser Arbeit solche Veränderungen beginnen. Auch dieses 'Kann' ist hier charakteristisch. Oft geht diesen Veränderungen ein Erleben des Therapeuten voraus oder mit ihnen einher, daß er an dieser Stelle nichts tun kann, daß hier Momente der Entscheidung des Patienten sind, bei denen er zurücktreten muß und nichts weiter tun kann und darf, als ohne Einflußnahme und ohne auch nur Einfluß nehmen zu wollen, **da zu sein.**

Das deutet darauf hin, daß es hier um (Selbst–)Bestimmung und (Selbst–)Berechtigung geht, die nur der Patient allein vollziehen kann. Während sich diese Veränderungen in der musikalischen Arbeit an 'Kleinigkeiten' zeigen und vollziehen, geht es in den Gesprächen parallel dazu oft um fundamentale Erlebnisse von Lebensberechtigung. Die innere Zerstörung kann als erlebte Zerstörung von außen erzählbar werden oder es entstehen erstmals Einsichten, in denen die eigene seelische Verfassung als maßgeblich bestimmend für die Erkrankung gesehen werden kann.

In der Musik kann für den Therapeuten der Eindruck entstehen, er erlebe hier Musik im Entstehen. Das mag daran liegen, daß hier das Leben der Gestaltfaktoren miteinander, ihr Ineinandergreifen und ihre gegenseitige Förderung, überhaupt erst in Gang kommt. (Ein Ausschnitt aus der Musiktherapie mit einer Patientin, die einer eher 'leichten' Form dieses Typus entspricht, findet sich in Tüpker 1996d, S.15 ff, eine weitere Fallvignette in Tüpker 1993a)

3. Musiktherapie als psychästhetische Behandlung

Wenn wir von Musiktherapie als psychästhetischer Behandlung sprechen, so wollen wir damit betonen, daß es der Grundgedanke eines Austausches von Kunst und Psychologie, von Ästhetischem und Psychischem ist, der diese Behandlungsform maßgeblich bestimmt und sie von anderen unterscheidet.

Dieser Austausch ist als eine wechselseitige Förderung zu verstehen und vollzieht sich auf mehreren Ebenen, die ihrerseits ineinandergreifen und füreinander wirksam sind.

Psychästhetik meint mit W. Salber, daß Seelisches und Kunst sich gegenseitig verdeutlichen, eine gemeinsame Struktur haben, daß Kunst Hinweise auf die "eigentümliche Logik praktikabler Lebensformen" gibt und daß das Seelische eher ästhetischen Gesetzen folgt, als formal–logischen. (Salber 1977, S. 39 ff)

Musiktherapie als psychästhetische Behandlung will die wechselseitige Erhellung, die durch den Austausch von Kunst und Psychologie möglich ist und die Förderungsmöglichkeiten künstlerischen Produzierens für die Behandlung der alltäglichen Produktionsmechanismen nutzbar machen.

Der Austausch zwischen Kunst und Psychischem vollzieht sich auf mehreren Ebenen: Da ist einmal der unmittelbare Wechselprozeß zwischen 'Spielen und Reden' in der Behandlungssituation. In ihm kann der Patient entdecken, wie sich Gelittenes und das, was er nicht leiden kann, in der Musik wiederfinden, er kann erleben, welches 'Spiel er immer schon spielt' und welche geheimen Spielregeln er verfolgt. Im Hin und Her zwischen Spielen und Reden kann sich für ihn ein anderes Hören der eigenen Geschichte(n) herausbilden und er kann anfangen, durch den Wechsel zwischen Musik und Sprache neue seelische Konstellationen zu erproben und damit einen Umbildungsprozeß in Gang zu setzen.

In diese aktuelle Situation hinein spielt das durch den Austausch von Kunst und Psychologie geprägte Hören und Handeln des Therapeuten. Es ist zum einen geprägt durch die langjährige künstlerische Betätigung, die eine bestimmte Art des Hörens und des musikalischen Umganges mit der Welt herausgebildet hat, zum anderen durch die wissenschaftliche Beschäftigung mit Musik und Psychologie, durch die Gesetzmäßigkeiten psychischen Geschehens deutlich werden, die ästhetischen Ordnungen folgen.

Mit dem Austausch von Kunst und Psychologie ist eine weitere Ebene angesprochen, die über den Einsatz künstlerischer Betätigung als Variante psychotherapeutischer Verfahren weiter hinausgeht: Wir behaupten, daß die **Musik** ein **Forschungsmittel** darstellt, um neue Einsichten über das Funktionieren bestimmter Krankheiten zu gewinnen (vgl. Tüpker 1992a). Die mit dem Patienten gespielte Musik erweist sich als Forschungsinstrument seelischer Strukturierungen (Tüpker 1993a), wenn es uns gelingt, die Musik psychologisch so zu beschreiben, daß auch hier Psychologie und Kunst eine gegenseitige Förderung zulassen, statt daß die Wissenschaft die Einsichten der Musik (der Kunst) durch ihren Forderungscharakter verstellt (Tüpker 1990a). Der Gedanke, musiktherapeutische Improvisationen z. B. zu diagnostischen Einschätzungen zu Rate zu ziehen, wurde insbesondere dort, wo verbale Zugangsmöglichkeiten eingeschränkt sind inzwischen auch von anderen Forschern aufgegriffen (s. u.a. Aldridge 1994, Glynn 1992). .

Diese forschende Ebene des Austausches zwischen Kunst und Psychologie verstehen wir als einen notwendigen Teil psychästhetischer Behandlung. Daraus ergibt sich für Musiktherapie als psychästhetischer Behandlung die Forderung der Forschungstätigkeit der praktisch arbeitenden MusiktherapeutInnen. Das kann sich auf unterschiedlichen Ebenen vollziehen. Es bedeutet aber zumindest eine künstlerisch–wissenschaftliche Beschäftigung mit der Musik aus den eigenen Musiktherapien im Sinne der Aufdeckung von psychischen Grundstrukturen, des Verstehens von Sinn und Funktionieren der Erkrankung anhand des in der Musiktherapie gewonnenen Materials und eine Entwicklung methodischen Eingreifens, die von der Bearbeitung dieses Materials ausgeht.

Psychästhetische Behandlung sieht Krankheit als komplexe seelische Gestaltung an, deren Formenbildungen oft kunstvoll sind und die wir von künstlerischen Produktionen her kennen. Deshalb können wir sie von der Erfahrung mit Kunst her wiedererkennen. Durch die Beschäftigung mit Kunst sind wir geübt, auf das Zusammenwirken von Form und Ausdruck, von Gestalt und Verwandlung (Verwandlungsmöglichkeiten), von Komposition und Wirkung zu achten. Deshalb können wir Krankheiten als seelisches Werk auf Produktionsbedingungen hin untersuchen, insbesondere dann, wenn wir das Seelische, das *auch* diese Krankheiten produzierte, auffordern, künstlerisch produktiv zu werden.

Als MusikerInnen sind MusiktherapeutInnen praktisch geübt im Gestalten und Umbilden, im Zuspitzen und Verdeutlichen, Kontrapunktieren und Hervorheben, Halten und Rhythmisieren. *Im* Spielen 'wissen' sie, wie und wo es weitergeht, wie etwas zu Ende zu bringen ist, wie es sich verwandeln läßt oder wie es gewahrt bleiben kann. Dieses Wissen braucht als praktisch Geübtes im Spiel nicht bewußt zu sein, sondern ist wirksam in dem, was 'die Hände tun'. Im Zusammenspiel kommt dem Patienten dieses 'Wissen' zugute, ohne daß darüber gesprochen werden muß.

Und auch darüber muß in der Therapie selten gesprochen werden: daß der Patient durch die künstlerische Betätigung sich einübt in Gestaltungsprozesse, in Formprinzipien und Lösungsmöglichkeiten. Auch er lernt, seine (alltäglichen) Produktionen und die Produktionsmechanismen seiner Symptome anhand der Musik wiederzuerkennen. Das kann einen neuen Blick auf das Bild vom Seelischen überhaupt ermöglichen. Auch PatientInnen haben ihre Psychologie, die dem seelischen Leben mehr oder weniger hilfreich sein kann.

Für TherapeutInnen heißt psychästhetische Behandlung, zugleich wissenschaftlich und künstlerisch tätig zu sein. Behandlung als Kunst auszuüben nehmen zu Recht auch andere TherapeutInnen und ÄrztInnen für sich in Anspruch (vgl. Petersen 1987). Der Unterschied besteht darin, daß der Musiktherapeut (Kunsttherapeut etc.) dabei den Erfahrungsraum und die Verfassung einer Kunst (im engeren Sinne) direkt zur Mitwirkung im Behandlungsprozeß bringt. Durch die Kunst der Musik steht der Behandlung etwas zur Verfügung, was über das persönliche Können des Therapeuten hinausgeht. Der Therapeut ist dadurch Mittler eines Könnens, das sich eine Gesellschaft durch verschiedene Zeiten hindurch erarbeitet hat.

3.1. Andere künstlerische Therapien

Wenn ich hier psychästhetische Behandlung allein auf Musiktherapie beziehe, so liegt das an der Begrenztheit der eigenen Erfahrung, die es mir nicht erlaubt, von den anderen Künsten angemessen sprechen zu können. Ich bin aber der Überzeugung, daß ähnliche Arbeitsweisen auch mit den anderen Künsten fruchtbar sein könnten. Es wäre dann außerordentlich interessant zu vergleichen, welche Gewichtungen, Betonungen, Differenzierungen der einzelnen Künste aufträten. Ein Behandlungskonzept, in der die unterschiedlichen Künste zur Anwendung kommen, scheint mir erstrebenswert. Damit kann aber nur in den seltensten Fällen die Anwendung verschiedener Künste von einer Person gemeint sein. Vielmehr meine ich damit die Zusammenarbeit in einem multiprofessionellen Team, da ich davon ausgehe, daß Musiktherapie von MusikerInnen (im hier beschriebenen Sinne) ausgeübt werden sollte und dies m. E. entsprechend für andere künstlerische Therapieformen zu gelten hat. (Eine solche Zusammenarbeit wurde unter morphologischen Gesichtspunkten von Grootaers/Rosner 1996 beschrieben).

Meine eigenen langjährigen Erfahrungen mit einem Austausch von Musik- und Kunsttherapie sind so gut, daß mir auch von daher eine übergreifende Konzeption erstrebenswert erscheint. Die Erfahrungen sind nicht systematisiert und bearbeitet, so daß sie auch nicht wissenschaftlich auszuwerten sind. Als zusammenfassender Eindruck kann aber mitgeteilt werden, daß:

– die PatientInnen schneller verstehen, was das künstlerische Tun 'soll', wozu es gut ist, nicht nur über Probleme zu *reden*.
– der Austausch Spielen, Malen – Tonen und Sprechen leichter in Gang kommt, flüssiger und schneller selbstverständlich ist.
– der Austausch Kunst – Musik zusätzliche Belebung, Anregungen, Wechselprozesse ermöglicht und dadurch die seelische Formenbildung intensiviert wird.
– bei unausgewählten Patientengruppen die Kombination den PatientInnen einen größeren Spielraum und damit seelisch bessere Ausbreitungs– und Differenzierungsmöglichkeiten erlaubt. Das erleichtert PatientInnen und TherapeutInnen auch bei nicht im strengen Sinne behandlungsmotivierten Menschen die Regulierung von Widerstand und Sich–Einlassen.

3.2. Intensivierende Faktoren in der Musiktherapie

Der Rahmen psychotherapeutischer Kurkliniken fördert die Auseinandersetzung mit methodischen Möglichkeiten von Kurztherapien. Aus den seit langem geführten Diskussionen um Kurztherapien wissen wir, daß Kurztherapie nicht ein bloßer Ausschnitt einer langen Psychotherapie sein darf, und daß seelische Umbildungsprozesse sich nicht ohne weiters verkürzen oder beschleunigen lassen (Siehe hierzu Balint/Hornstein/Balint 1972, Malan 1972 Ahren/Wagner (Hrsg.) 1984).

Vielmehr ist hier immer deutlich gewesen, daß es neben einer Begrenzung der Ziele der Therapie besonderer methodischer Überlegungen und Eingriffe bedarf, um eine Kurztherapie sinnvoll zu machen. Nach Salber geschieht dies durch eine Intensivierung seelischer Formenbildung, die durch bestimmte Akzentuierungen in Gang gesetzt wird (Salber in Ahren/Wagner 1984, S. 96 ff).

Es sollen hier deshalb Aspekte einer Intensivierung aufgezeigt werden, wie sie besonders durch die Rahmenbedingungen der Kurztherapie in der Klinik deutlich wurden. Sie lassen sich zugleich allgemein als Chancen einer Intensivierung verstehen, nach denen andere Konzepte erstellbar wären, entsprechend anderer Rahmenbedingungen bzw. anhand derer sich ein Konzept entwickeln ließe, wie die Rahmenbedingungen der Musiktherapie am günstigsten zu gestalten wären.

a) Ein erster intensivierender Faktor besteht nach meinen Erfahrungen bereits generell in der Konfrontation des Patienten mit dem, was oben als 'Welt der Musik' beschrieben wurde. Unabhängig davon, ob diese Brechung durch eine **andere Verfassung des Seelischen** provoziert, lockt oder zurückschrecken läßt, Fließen oder Hemmung, spontane Belebung oder Abwehr hervorruft, regt sie eine Umbildung, eine Bewegung in der Formenbildung an. Durch ihre andersartige Gesetzmäßigkeit verlangt sie einerseits ein Anders–Machen und provoziert zugleich den Versuch des Rückgriffs auf alte Methoden. Anders–Machen und Gleich–Machen–Wollen kontrapunktieren sich von Anfang an. Das intensiviert – im Sinne der Behandlungsschritte – das Methodisch–Werden des Patienten und die Möglichkeiten des Anders–Werdens.

b) Wenn wir dafür sorgen, daß die gemeinsame Improvisation als Werk zum Angelpunkt der Behandlung wird, bedeutet dies eine Verschiebung von Verhältnissen, die eine Kriseneinsicht ermöglichen. Krisenerfahrung wird für viele andere Therapieformen, insbesondere in der Ambulanz, als Behandlungsvoraussetzung angesehen. Gemeint ist damit, daß der Patient seine unterschiedlichen Probleme nicht nur als von außen kommend erlebt, sondern auch erleben kann, daß er mit seiner Lebensmethode in eine Krise geraten ist. Damit also zumindest eine Ahnung davon hat, daß die unterschiedlichen Probleme, wegen derer er die Behandlung aufsucht, etwas mit seiner Art der Lebensführung, mit seinem (methodischen) Umgang mit der Welt zu tun haben.

Diese Voraussetzung ist bei unseren PatientInnen nur zu einem kleinen Teil gegeben. Dadurch konnte sich auch zeigen, daß die Musiktherapie in der Lage sein kann, eine solche **Kriseneinsicht zu fördern**: Schon durch die Aufforderung zum Spiel provoziert sie eine Blickwendung, ein Aufhorchen: Wieso wird hier mein Spiel behandelt und nicht mein Ulcus, meine Frau, usw. Indem der Therapeut die Erzählungen über Probleme immer wieder auf Grundverhältnisse bezieht, die in den Improvisationen allmählich deutlich werden, wird der Ausgliederung des Krisenhaften der eigenen Lebensmethode entgegengewirkt. Indem die Improvisation als Selbst–Gemachtes ähnliche Züge wie die Alltags– oder Krankheitsprobleme aufweist, drängt sich die Ahnung auf, daß auch das Erlittene Züge eigener Produktion trägt.

Der Schmerz und die drohende Kränkung, die sich einer Krisenerfahrung dann entgegenstellen, können bisweilen durch das sinnlich-direkte Erleben der eigenen Gestaltungskraft aufgewogen werden (wenn etwa hinter dem Gefühl: "Jetzt soll ich an dem Elend auch noch selber schuld sein" aus dem Erleben des Gestaltenkönnens in der Musik auch ein Gefühl aufkommt von: "Ich kann und könnte auch anders").

Das Seelische kann sich die schmerzhafte Einsicht in die Selbstgemachtheit der Krise vielleicht nur dann erlauben, wenn es den **Keim der Hoffnung auf Umgestaltung** hat. Die beim Improvisieren nach einer Weile oft auftauchende Euphorie, die wohl am ehesten mit der sogenannten Funktionslust vergleichbar ist, scheint solche Hoffnungskeime zu fördern.

c) Die Aufforderung zum Spiel, zur Erlebensbeschreibung, zur Bildimagination, zur Beschreibung des Spiels bedeutet eine Aktivierung und Belebung seelischer Formenbildung. In Gruppen zeigt sich das darin, daß der Gruppenprozeß schneller in Gang kommt und ein erweiterter Spielraum der Beteiligung aller gegeben ist. Wer in der Gruppe sich nicht zu sprechen getraut, kann trotzdem mitspielen. Wer über sich nicht sprechen kann/will, kann dennoch etwas mitteilen, indem er das Spiel beschreibt. Wer meint, "keine Gefühle zu haben", kann über Klang und Form des Gespielten, Gehörten etwas sagen usw. Indem jeder Möglichkeiten aktiver Beteiligung findet, kann er den Gruppenprozeß besser als durch ihn selbst mitgestaltet erleben. Er ist dadurch mit dem Gruppenprozeß eher verbunden und eher bereit, Gruppendeutungen auch auf sich zu beziehen.

Variationsprozesse wie 'Spielen – Beschreiben' – 'das Band hören – das Gehörte beschreiben' wirken belebend, indem sie einen z.B. über sich selbst erstaunen lassen. (So hatte man sich noch nicht gehört.) Sie können anregen zum Geschichten-erzählen und Phantasieren, können bewirken, daß Zurückgehaltenes sich in diesen Variationsprozessen unbeabsichtigt breit macht und von anderen gehört und evtl. auch benannt wird.

Das Spielen selbst belebt **frühe Formenbildungen** und **frühe Formen des Erlebens**, die verdrängt sind, aber dennoch weiter wirksam und an der Lebensgestaltung beteiligt. Es belebt damit auch alte Sehnsüchte, fördert Kindheitserinnerungen und schafft so Anknüpfungspunkte für psychogenetische Zusammenhänge. Die durch das Spielen auftauchenden Erinnerungen sind oft völlig anderer Qualität als die, die man z.B. durch die Anamneseerhebung erfährt. Es scheint, als richte die Musik andere Fragen an das Seelische als die Sprache. Es scheint, als sei die klangliche Assoziationskette, die Erinnerungen hervorruft, eine andere als die sprachliche (Vgl. als Parallele hierzu die Geschichte von Marcel Proust, der sich anhand des Geruchs von Madeleine im Tee zu erinnern versucht. 1981, S. 63 ff).

d) Die Musiktherapie fördert Möglichkeiten der **Integration.** Das läßt sich in zwei unterschiedlichen Wirkungsbereichen beschreiben: In die offenen Musiktherapiegruppen werden oft PatientInnen geschickt, die in rein verbalen Gruppen nicht integrierbar erscheinen. PatientInnen, von denen es in lockerer Form dann heißt: "Der redet in so einem Redeschwall, der redet die ganze Gruppe tot", oder: "Der springt in seinen Gedanken, da kommt keiner mit", oder auch: "Der versteht nicht, worum es geht".

Es zeigt sich bei solchen PatientInnen häufig, daß sich das Seelische durch die Ausbreitungs– und Ausdrucksmöglichkeiten von Sprache *und* Musik anders arrangiert und diese PatientInnen dann besser in die Gruppe integriert werden können. Wenn das 'Schwallende' des Redeschwalls in der Musik gut aufgehoben ist, kann die Rede selbst offenbar andere Formen annehmen. Wenn das Springen in der Musik sich als sensibles Eingehen auf die Musik anderer erweist, kann die Gruppe es auch im Gespräch eher tolerieren oder auf hilfreiche Art begrenzen. Verbal allzu 'simpel' und nicht reflektionsfähig wirkende Menschen zeigen oft ein hohes Maß an Stimmungssensibilität, die in der Musikgruppe förderlich ist. Die besseren Möglichkeiten der Integration 'schwieriger' Gruppenmitglieder entstehen immer in einem wechselseitigen Prozeß zwischen Gruppe und Einzelnen. Eine Verschiebung der seelischen Verhältnisse des Einen und eine andere Wertung, Tolerierung, ein anderer Umgang durch die Gruppe greifen ineinander. So kann der Patient eine Begrenzung durch die Gruppe im Verbalen besser ertragen, wenn er sich in der Ausbreitung in der Musik wohlfühlt oder kann die Gruppe ungewohntes Reden besser tolerieren, wenn sie den Mitpatienten im Spiel als hilfreich erlebt, weil er "immer so einen mitreißenden Rhythmus spielt".

Mit Förderung der Integration sind aber auch intrapsychische Prozesse gemeint. Die **Musik faßt anderes:** Was sonst als nicht brauchbar abgespalten werden muß, findet in der Musik vielleicht seinen Sinn als Steigerung, Höhepunkt, Schlußbildung; was als langweilig abqualifiziert wurde, erweist sich vielleicht als stabilisierender rhythmischer Hintergrund für anderes; was als böse verdrängt wurde, zeigt vielleicht seinen Reiz als kontrapunktische Spannung usw.

In der Musik herrscht eine **andere Ordnung:** eine ästhetische. Sie schafft andere Gewichtungen, ermöglicht andere Wertungen und hat einen anderen Wendekreis. Dieses 'Anders' erweitert den Spielraum des Seelischen und schafft Übergänge, bisher nicht Integrierbares zunächst einmal wieder ins Spiel zu bringen und *im* Spiel zu erleben, daß es seinen Platz, seine Funktion, seinen Sinn in einem seelischen Gefüge haben kann. Daß eine solche in der Musik stattfindende Integration einer Verschiebung und Umbildung im Gesamt des seelischen Gefüges dient und diese zur Folge hat, ist am leichtesten erkennbar, wenn sich dadurch, daß etwas in der Musik gut aufgehoben ist, was sonst z.B. die sprachliche Kommunikation 'stört' , die Sprache, die Erzählungen wie von selbst zu verändern beginnt.

Diese Integrationsleistungen der Musik bedürfen allerdings einer wichtigen Vorbedingung: Musikinstrumente müssen *als* Musikinstrumente gebraucht und verstanden werden, nicht als Wurfgeschosse, nicht als Hammer und Amboß, nicht als Vater oder Geliebte. Ein Instrument kann symbolisch auch *für etwas anderes* stehen; wenn aber vorgestellt wird, die Trommel *sei* der Schädel des gehaßten Vaters oder Chefs, und mit dieser Vorstellung die Trommel geschlagen wird, so verliert die Musik ihre integrative Funktion.

Musik muß *als* Musik erlebt und verstanden werden, auch wenn sie immer wieder mit Sprache ausgetauscht wird. Das beinhaltet eine Distanzierung, die erst eine Bearbeitung bestimmter tabuisierter Bereiche, Empfindungen oder Wünsche möglich macht.

Musikmachen heißt auch, sich von den eigenen Gefühlen so zu distanzieren, daß Spiel möglich ist. Wenn MusikerInnen in der freien Improvisation eine soviel größere Ausdrucksbreite zeigen als etwa im Alltag, so liegt das psychologisch gesehen *auch* daran, daß sie die Heftigkeit nicht direkt übersetzen und mit konkretistischen Vorstellungen belegen; vielmehr ist ihr Improvisieren gekennzeichnet durch eine seelische Verfassung, die ein paradoxes **Spannungsverhältnis von Involviert–Sein und Distanziert–Sein,** von Versunken–Sein und Wach–Sein, von Hingabe und Einflußnahme, von Hören und Spielen beinhaltet.

Wenn PatientInnen sehr eingeschränkt spielen (wie z. B. oft deutlich im Lautstärkeparameter), so liegt dies häufig an zu direkten Verknüpfungen mit realen Situationen. Es kann dann hilfreich sein, den Spielcharakter zu betonen: z. B. durch musikimmanente Spielregeln oder durch bildhafte Improvisationen, wobei die Bilder nicht direkt mit psychisch brisanten Inhalten verknüpft sein sollten. Die sich so erweiternde Spielbreite ist manchmal erst zu erarbeitende Grundlage für eine weitere musiktherapeutische Arbeit, bei der Musik wirklich als Musik genutzt werden kann. Abgesehen von den JugendheimbewohnerInnen, bei denen es eher ein erzieherisches Randproblem war, sie davon abzuhalten, mit Instrumenten um sich zu werfen, begegnet man diesem Problem oft nur bei PatientInnen, die aus vorangegangenen psychotherapeutischen Erfahrungen heraus bestimmte Erwartungen haben, die sie "Rauslassen von Aggressionen", "Fallenlassen" und "Ausleben" nennen und die oft das Spielen–Können durch einen seltsamen Spannungszustand behindern, in dem Drängen und Hemmung sich gegenseitig bewegungsunfähig in eine Art Patt zu setzen scheinen.

e) Ein weiterer intensivierender Faktor besteht darin, daß die musikalische Improvisation auch **Analyse eines seelischen Totals** sein kann, die nach und nach immer neue Facetten des Aufbaus und Funktionierens des Ganzen erkennbar werden läßt (Vgl. hierzu M. Priestley 1983, S. 179 ff). Das wird auch dem Patienten selbst spürbar, wenn Improvisation und Erzählung sich als Reihenbildungen organisieren, die Stück für Stück Unerwartetes zu Tage bringen, seien dies nun Bilder, Empfindungen oder ein musikalischer Ausdruck, den man sich selbst nicht zugetraut hätte. Oft sind es solche Erlebnisse, die stark abwehrende PatientInnen neugierig auf sich selbst werden lassen und einen sich selbst erforschenden Prozeß in Gang setzen.

Auf einer anderen Ebene vollzieht sich diese Analyse eher nach Art einer Zwiebelform, indem strukturell immer grundlegendere Formprobleme erkennbar werden. Oft ist es so, daß das Gespräch in der Therapie eher auf der Inhalts– und Erzähl ebene stattfindet, die Aufmerksamkeit des Therapeuten aber parallel dazu auf die Formenbildung gerichtet ist. (Auch hier sind auf diese Weise Form– und Inhaltsästhetik untrennbar am Prozeß beteiligt.) Produktion ist nicht nur Herstellung von etwas, sondern zugleich auch Destruktion, Auseinanderfaltung und Analyse des Gesamtgefüges. Das Seelische lebt (sich) nicht nur (aus) im Ausdruck, sondern erklärt und versteht sich auch (nur) in seinen Werken.

f) Als ein weiterer intensivierender Faktor kann die **Förderung der Symbolbildungen** durch die musiktherapeutischen Prozesse gesehen werden. Symbole bilden zu können ist ein komplexes seelisches Geschehen. Daß das Seelische Symbole bildet, kennzeichnet es als Seelisches. Wenn wir also meinen, mit der Musiktherapie die Fähigkeit zur Symbolbildung zu erweitern, so darf dies nicht als ein eigenes Vermögen nach Art von Merkfähigkeit, Denkfähigkeit etc. verstanden werden. Symbole bilden beinhaltet einen Aneignungsprozeß, der besonders darauf aufmerksam macht, daß die Subjekt–Objekt–Spaltung, die Aufteilung der Welt in Innen und Außen unhaltbar ist.

Symbole bringen Seelisches und Materiales zusammen und verweisen auf die wechselseitigen Austauschprozesse von Seelischem und Materialhaftem. Ein Symbol ist zugleich Stellvertreter für etwas anderes und die Sache selbst. Das, wofür das Symbol steht, kann nicht zu Ende aufgezählt werden. Das Symbol bringt dieses nicht zu Ende Aufzählbare in eine endliche Gestalt.

Indem das Symbol Unterschiedliches in einer paradoxen Gestalt zusammenbringt, bewirkt es einen 'Ruck' in der bisherigen Anordnung der Welt. Das Seelische kann alles zum Symbol machen, nicht nur die blaue Blume, sondern auch einen Tisch, nicht nur eine Melodie, sondern auch das Auto. Dennoch kann es nicht beliebig aus Allem Alles machen. Durch die ästhetischen Gesetzmäßigkeiten ermöglichen die Künste dem Seelischen paradoxe Gestaltbildungen, die so auf symbolische Art zusammenbringen können, was sonst nicht in Eins gebracht werden kann.

Daß eine Musik in diesem Sinne gestaltschließendes Symbol geworden ist, erkennt man manchmal daran, daß es nach einer solchen Improvisation nichts mehr zu sagen gibt. Das liegt daran, daß sie als Endpunkt eines Prozesses erlebt wird, der nicht weiter aufgegriffen werden muß oder darf.

Um Symbolbildung geht es oft auch, wenn jemand ganz versunken herumprobiert, unzufrieden sagt, er finde nicht, was er suche, um dann nach längerem weiteren Spielen plötzlich damit aufzuwarten, jetzt habe er *seinen* Rhythmus oder *seine* Melodie gefunden und dies mit äußerster Zufriedenheit vorspielt. Auch dies ist mit dem Erlebnis verbunden, daß hier etwas zu Ende gekommen, auf den Punkt gebracht ist (Dann zu fragen: "Und was bedeutet das für Sie?" oder ähnliches zerstört oder hinterläßt das Gefühl, daß der Therapeut auch gar nichts begreift.)

g) Auch **Strukturierung, Differenzierung und Ausbreitung** sind in bestimmten musiktherapeutischen Prozessen als intensivierende Faktoren zu verstehen. (Wessen die seelische Formenbildung im Einzelfall bedarf, ergibt sich stets aus den Ansprüchen der seelischen Konstruktion des Falles. So ist z.B. selbstverständlich, daß eine Aktivierung und Belebung der Formenbildung nicht in jedem Falle erstrebenswert ist. Das gleiche gilt für die anderen Aspekte der folgenden Ausführungen.)

Gewisse Extreme von Beweglichkeit oder Unbewegtheit, Fließen oder Erstarrung, Ausbreitung oder Unausgebreitetheit fordern in der Musiktherapie zu besonderen Maßnahmen heraus. Es liegt hier nahe, die musikalische Improvisation zu nutzen, um Differenzierungen in Gang zu setzen, mangelnde Ausbreitung oder übermäßige Beweglichkeit und Zerfließen strukturell abzustützen. Überall dort, wo die seelische Formenbildung wenig differenziert, durchformt und organisiert ist, kann die musikalische Arbeit strukturbildend, rhythmisierend, organisierend und formenbildend wirksam werden.

Insbesondere ist die Gemeinsamkeit der Improvisation ein formenbildender Faktor, da das Spiel des Therapeuten *unmittelbar und direkt* an der Formenbildung der gemeinsamen Musik beteiligt ist (dies ist z. B. in der Gedankenbildung oder beim Formen von Sätzen so nicht möglich). Die Aneignung formenbildender Strukturen wird durch die relative Ungetrenntheit in der Produktion des gemeinsamen Werkes erleichtert. Die musikalische Arbeit dient damit der Strukturierung, Differenzierung und – auf diese Weise abgestützt – der Ausbreitung seelischer Formenbildung.

Beispiele dieser Seite musiktherapeutischer Arbeit finden sich auch bei P. Nordoff / C. Robbins (1973, 1975, 1978) ausführlich beschrieben. Daß dies größtenteils Beispiele aus der Arbeit mit geistig behinderten oder psychotischen bzw. autistischen Kindern sind, sollte dabei nicht verwirren: Es gibt viele andere Bereiche, in denen die Formenbildung eine solche Arbeitsweise fordert. Oft ist dies auch einer bestimmten Phase der Behandlung zuzuordnen. Auch deshalb vermeide ich hier die Eingruppierung in Arbeit mit Neurotikern, Psychotikern, Psychosomatikern usw. , weil sie den Blick für das, was die jeweils sich zeigende Formenbildung an Arbeitsweise verlangt, eher zu verstellen droht.

3.3. Spielregeln

In Vorträgen und Seminaren über Morphologie und Musiktherapie taucht, bei allem Verständnis für die dargelegte Psychologie, immer wieder die Frage auf, welche 'Spielregeln' wir denn benutzen. Es zeigt sich hierin die historische Linie der Musiktherapie, die von der neueren Musikpädagogik, der Rhythmik und der Improvisationsbewegung ausging und die hier als Herkunft nicht verleugnet werden soll.

Einerseits möchte ich dennoch betonen: Wichtiger als ein Rezeptbuch mit Spielvorschlägen ist die Ruhe, auf das zu hören, was das Seelische, was die Behandlung in diesem Moment braucht, welchen Anspruch das seelische Geschehen an die Situation, an den Therapeuten, an die Musik stellt. Wichtig ist das Vertrauen darauf, daß das eigene Spiel in 'Zusammenarbeit' mit der eigenen Erfahrung, im Musik–Machen und vor allem im Improvisieren entsprechend handeln kann. Die Inspiration vom Prozeß und von der Musik her ist in ihrem unbewußten Verstehen wichtiger als das Herumjonglieren mit möglichst ausgefallenen Spielregeln.

Andererseits gehe ich immer von der Kenntnis und Geübtheit der Improvisation und dem Anleiten–Können zur Improvisation aus, wenn ich über Musiktherapie spreche. Nur ein gewisser eigener Erfahrungsspielraum kann die nötige Grundlage dafür sein, daß die *Umsetzung* dessen, was wir in der Therapiesituation für seelisch notwendig erkennen, nicht an Einfällen für die musikalische Arbeit scheitert. *Diese* Grundlage sollte Voraussetzung für die Therapiesituation sein, nicht, weil es nicht vorkommen darf, daß dem Therapeuten 'mal nichts einfällt', sondern vor allem deshalb, weil die seelische Verfassung der Aufmerksamkeit, die wir zur Wahrnehmung des seelischen Prozesses des Einzelnen oder einer Gruppe brauchen, nur schwer herzustellen ist, wenn die Aufmerksamkeit zu sehr darauf gerichtet ist, mit welchen Spielregeln die Situation aufgreifbar ist.

Dennoch soll der Frage nach den Spielregeln nicht gänzlich ausgewichen werden. Deshalb möchte ich hier eine Art Überblick über die verschiedenen Arten von Spielregeln und ihren Sinn geben: (Über die im weiteren Text angegebenen Hinweise hinaus sei hier zur weiteren konkreten Anregung insbesondere auf die neueren Veröffentlichungen Hegi 1993 und Lenz 1995 hingewiesen)

a) Rahmen und Grundsetting der Musiktherapie bildet dabei eine Art **Grundregel:** Spielen (Sie, was Ihnen in die Finger kommt) und Reden (Sie, was Ihnen durch den Kopf geht). Diese Regel hat für die Musiktherapie vergleichbare Funktionen wie die Regel des freien Einfalls für die Psychoanalyse. Sie ist keine Spielregel im Sinne von Mensch–Ärgere–Dich–Nicht und auch kein Gesetz, bei dessen Nichteinhaltung Bestrafung oder Vorhaltungen zu befürchten sind.

Sie ist vielmehr zu verstehen als Hinweis auf das Ungewöhnliche der Situation. Sie ist auf der einen Seite eine völlig offene, auf der anderen Seite höchst konkrete Definition der Arbeit, die in ihrer Binnengestaltung und in ihrem Weg für beide Beteiligten noch offen ist. Sie ist zu Beginn eine Botschaft über Art und Chancen der Arbeit, die sich mehr an die 'geheime Intelligenz des Seelischen' als an das bewußte Verstehen des Patienten wendet. Sie kann Stein des Anstoßes und Streitpunkt sein, wenn an der Definition der Arbeit vom Seelischen gerüttelt wird. Sie ist aber auch Basis der Arbeit, auf die sich TherapeutIn und PatientIn in schwierigen Situationen besinnen und zurückziehen können.

Zur Konzeption musiktherapeutischer Behandlung

Es gibt viele Arten, dem Patienten diese Grundregel mitzuteilen. Die konkreten Erfahrungen mit bestimmten Formulierungen und ihre zu vermutende psychologische Botschaft auszutauschen, ist immer wieder ein interessantes Thema unter MusiktherapeutInnen. Auch die Gewohnheiten, jeweils gleiche Formulierungen zu benutzen oder sich schon hier mehr an den Besonderheiten des Patienten auszurichten, sind durchaus unterschiedlich. Die Grundregel läßt sich variieren. Dabei ließen sich als drei typische **Varianten** unterscheiden:

b) Die erste bleibt der Grundregel gleich, sie nennt keine weitere Bestimmung des Spiels, **wiederholt** aber **die Aufforderung zum Spiel zu einem bestimmten Zeitpunkt.** Wenn eine Gruppe sich im Gespräch befindet, kann es ausreichend und bisweilen ein hoch wirksamer Eingriff sein, das Gespräch zu unterbrechen mit der Aufforderung zum Spielen. Das beinhaltet evtl. auch eine Festlegung, **wer spielen soll**, die ganze Gruppe, Zwei, Einer oder ein Teil der Gruppe. Es ist klar, daß diese Festlegungen häufig dem Eingriff einer Deutung nahekommen, wenn man z.B. zwei Personen herausnimmt, die offensichtlich eine Polarität in der Gruppe personifizieren, oder wenn man den schweigenden (und evtl. latent wirksamen oder tabuisierten oder in Opposition befindlichen) Teil der Gruppe spielen läßt.

In diesen 'einfachen', alltäglichen Handhabungen liegen wesentliche Momente einer psychästhetischen Behandlung, indem dem Seelischen allein durch solche Aufforderungen gesagt wird: Jetzt geht es in der Musik weiter; jetzt geht es bei diesen Beiden weiter; jetzt muß das hinzugenommen werden... Damit werden Eingriffe in die Formenbildung vollzogen, die darauf vertrauen, daß das Seelische nach bestimmten Gesetzen funktioniert.

c) Als zweiter Typus ließen sich all die Spielregeln zusammenfassen, die **an ein außermusikalisches Thema anknüpfen**. Damit lassen sich Gesprächsinhalte aufgreifen, auf ein Bild bringen und in der Musik weiterführen. Es können Prozesse angeregt werden oder Übergänge zwischen Sprache und Musik erleichtert werden. Hierhin gehört sogenannte assoziative Improvisation, die der Entwicklung einer Bildimagination beim Spielen folgt (vgl. Eschen 1983, Priestley 1975).

Dabei ließen sich weiter unterscheiden: Improvisationen, die eine freie Bildproduktion anregen wollen, etwa: "Wir folgen einem Weg im Wald, kommen an eine Höhle, was passiert dann, wie sieht die Höhle aus" usw. und Improvisationen, die mehr nach Art der "Wut über den verlorenen Groschen" eine Situation, eine Befindlichkeit, ein in der Gruppe entstandenes Bild musikalisch auszudrücken versuchen.

Es ist eine immer wieder gemachte Erfahrung, daß das Seelische dabei allerdings meist produziert, was es will, die Wut über den verlorenen Groschen kann in der Trauer über die nicht gelebte Jugendzeit enden und die Bildimagination kann just an der Stelle abbrechen, wo sie sich frei weiter entwickeln 'sollte' . Man sollte deshalb die außermusikalischen Themen immer eher als Anregung eines Prozesses denn als zu erfüllende Aufgabe auffassen. In diesem Sinne können sie dann jedoch eine ungeheure Produktivität entfalten.

Eine Abwandlung der assoziativen Improvisation stellt die **Besetzung bestimmter Personen oder Empfindungen durch festzulegende Instrumente** dar. Das kann in einer Gruppe auch auf unterschiedliche MitspielerInnen verteilt werden. Auch in der Einzelsituation sind unterschiedliche Verteilungen zwischen TherapeutIn und PatientIn möglich (vgl. hierzu das "Splitting" bei Priestley 1975). Mit solchen Spielregeln können z.B. Familiensituationen auf ihre Atmosphäre, ihre Verhältnisse und ihre Binnenregulation hin ausgelotet werden. Auch wenn dies verwandte Züge zum Psychodrama trägt, erscheint es mir dabei wichtig, nicht zu sehr in ein *szenisches Darstellen* der Personen zu geraten, um nicht unversehens in eine andere (nicht beherrschte) Therapieform überzugehen. Die Musik eignet sich im Unterschied zum darstellenden Spiel eher zu einer Auslotung von Empfindungswelten, Atmosphärischem und den Affektbesetzungen als zum konkreten Darstellen von Situationen.

Wenn man solche spezifischen Spielregeln gebraucht, ist es wichtig, auch dem Patienten Offenheit und eine Art Neugier darauf zu vermitteln, was das Seelische aus diesen Spielregeln macht. Dem Patienten muß spürbar sein, daß es dem Therapeuten nicht primär auf die Erfüllung eines Spielvorschlages ankommt, daß er kein Lehrer ist, denn dies würde im weiteren Therapieverlauf der Behandlung der seelischen Formenbildung im Wege stehen.

In diese zweite Gruppe gehört auch der mögliche **musikalische Umgang mit Träumen** (s. auch Frohne–Hagemann 1990). Traumgeschehen und musikalische Improvisation haben gemeinsame Merkmale wie die Leichtigkeit von Übergängen, Verschiebungen, die Mehrdeutigkeit, die Möglichkeiten der Verdichtung, die allgemeine Beweglichkeit, Unschärfe in den Bildern bei gleichzeitiger Präzision der Empfindungen u.a.. Diese Gemeinsamkeiten bieten eine Weiterführung von erzählten Träumen in der musikalischen Improvisation an. Die psychologische Arbeit, die auf diese Weise geleistet werden kann, ließe sich gesondert darstellen. Rein praktisch bieten sich viele

Möglichkeiten der Anknüpfung an: Sei es zunächst einmal, das Ganze aufgreifend, die 'Musik vom Traum' zu spielen, sei es beim (vielleicht bedauerten) Abbruch des Traumes durch das Aufwachen den Traum spielend fortzusetzen, sei es einzelne Bildelemente oder gerade die unscharfen, diffusen Stellen des Traumes aufzugreifen.

Wie unterschiedlich dies im einzelnen auch aussehen mag, führt musikalische Arbeit am Traum zunächst einmal die seelische Produktion fort, vergleichbar dem Produzieren von Einfällen zum Traum und kann gegebenenfalls in eine Analyse des Traumes überführt werden. Sie ist allerdings auch eine gute Möglichkeit, das 'Geschenk' einer Traumerzählung anzunehmen und durch die musikalische Arbeit gebührend zu würdigen, wenn es aus psychotherapeutischen Gründen heraus nicht ratsam ist, Träume zu analysieren.

Diese musikalische Ausdeutung von Träumen ist nicht nur in der Einzeltherapie oder als Einzelarbeit in der Gruppe möglich. Wenn wir im Sinne der Gruppenmatrix (Foulkes 1974) davon ausgehen, daß ein in der Gruppe erzählter Traum immer auch etwas mit der Gruppe zu tun hat und oft – quasi delegativ – 'für die Gruppe geträumt' wird, so kann es durchaus sinnvoll und weiterführend sein, daß die Gruppe als Ganzes den Bildern des Traumes in einer Art assoziativen Improvisation folgt.

Die musikalische Improvisation kann bisweilen auch als Überführung körperlicher Symptome in Seelisch–Erlebbares genutzt werden. Auch hierbei wird ein außermusikalisches Thema zur Vorgabe gemacht. Das funktioniert natürlich nur dann, wenn die seelische Gesamtsituation dies erlaubt. Es ist also hierbei überaus wichtig, für ein solches **Spielen über Symptome** den richtigen Zeitpunkt zu finden. Dann kann man allerdings die erstaunlichsten Erfahrungen machen, wie direkt oft eine erste 'Übersetzungsarbeit' von körperlichem Ausdruck in Seelisches möglich ist.

In Gruppen kann man z. B. die Patientin, die in der Gruppe über ihren Kopfschmerz klagt, auffordern, diese Kopfschmerzen zu spielen. Hilfreich kann dabei sein, ihr zu sagen, sie solle die anderen durch die Musik spüren lassen, wie sich diese Kopfschmerzen anfühlen. Der Therapeut sollte dabei auch selbst mitspielen, um die musikalischen Impulse zu verstärken und zu verdeutlichen. Die Gruppe kann dann aufgefordert werden, diese Musik zu beschreiben. Indem die Gruppe nun seelisch beschreibt, leistet sie eine erste Übersetzungshilfe, die meist von der Spielenden selbst aufgegriffen wird, weil sie sich auf einer zunächst selbst nicht gewußten Ebene von der Gruppe verstanden fühlt.

Das dadurch in Fluß kommende Verstehen und Weiterführen, das die Gruppe meist von selbst leistet, lockert Symptomfixierungen. Dieser Prozeß sollte deshalb nie von direkten Symptomdeutungen von seiten des Therapeuten unterbrochen werden. Bisweilen erlebt der Patient auch mit Überraschung, daß ein akut bestehender Schmerz während des Spiels verschwindet. Dies sollte natürlich nicht Ziel eines solchen Spiels sein, weil das Seelische auf solche Absichtlichkeiten eher 'trotzig' reagiert. Für den Patienten ist es wichtiger, daß seine Symptome ernst genommen und Möglichkeiten gefunden werden, sie in die Arbeit miteinzubeziehen, als daß versucht wird, sie unbedingt abschaffen zu wollen zu einem Zeitpunkt, zu dem sie seelisch noch gebraucht werden.

d) Als dritte Gruppe ließen sich all die Spielregeln zusammenfassen, die eine bestimmte **musikalische Struktur** vorgeben oder **formale Kriterien** zum Thema haben. Diese Spielregeln sind natürlich in der Musiktherapie nie Selbstzweck. Ihre psychotherapeutische Funktion kann sehr unterschiedlich sein, wie dies im Vorangegangenen zum Teil bereits erwähnt wurde. Sie bieten vielfältige Regulierungsmöglichkeiten, auch im Hinblick auf Gruppenprozesse. Ihre psychologische Funktion läßt sich jeweils am ehesten von dem Zusammenwirken der Gestaltfaktoren her verstehen, wenn wir uns klarmachen, wie wir durch die Erarbeitung von Ausrüstung, durch eine Veränderung der Anordnung und durch Einübungsprozesse (als Funktion von Aneignung) auf die entsprechenden polaren Faktoren und das Zusammenspiel des Gesamtgefüges Einfluß nehmen. Die entsprechenden Spielregeln sollen hier nicht im Einzelnen dargestellt werden, da sie in der Literatur der Improvisationsanleitung und –pädagogik ausreichend beschrieben sind (u.a. Friedemann 1973, Decker–Voigt 1975, und zahlreiche Erscheinungen In: 'Rote Reihe Universal Edition', Wien)

Der Einsatz formaler Spielregeln kann Charakteristikum psychästhetischer Behandlung sein, da hier unmittelbar mit formalen Methoden an der Formenbildung des Seelischen gearbeitet wird. Es findet eine psychologische Einflußnahme nach Maßgabe ästhetischer Vorbilder und Formprinzipien statt. Dies muß allerdings nicht unbedingt in Form von Spielregeln benannt sein, sondern kann auch direkt im Mitspiel des Therapeuten wirksam sein. (wie z. B. auch in der musiktherapeutischen Arbeit nach Nordoff/Robbins)

Die psychologische Veränderung durch solche Einflußnahmen zeigt sich immer 'woanders'. So, um nur ein Beispiel zu nennen, wenn durch die Rhythmisierung eines fast tonuslosen Spieles plötzlich Erinnerungen auftauchen, die zuvor nicht zugänglich waren oder unmittelbar neue Einsichten und Entscheidungen entstehen.

e) Zwischen den beiden letztgenannten Gruppen stehen Anleitungen wie z.B. das bereits erwähnte Spielen über Märchen oder phantastische Geschichten, Gedichte oder andere Texte. Sie zeigen zugleich, daß auch hier letztlich nicht zwischen formalen und inhaltsbelegten Kriterien für die Musik zu unterscheiden ist. Bei der musikalischen Arbeit an einem Märchen ist die formbildende, strukturierende und vor allem durch die Wiederholung des Gleichen in stets anderer Form bedeutsame Wirkung ebenso wichtig, wie der 'Inhalt' des Märchens, der im Sinne des Ins–Bild–Rückens Einfluß nimmt. Die musikalische Ausgestaltung eines Märchens kann deshalb eine hoch wirksame Einflußnahme auf das gesamte seelische Gefüge sein, wenn das gewählte Märchen auf der einen Seite nach Art einer Bilddeutung wesentliche Konstruktionsprobleme des Falles aufgreift und zugleich eine rhythmisierende Strukturierung des Seelischen für die Entwicklung des Falles wichtig ist.

Aber auch andere Texte, etwa solche, die der Patient selbst mit in die Therapie bringt, können ein sinnvoller Anknüpfungspunkt sein und sich vor allem dann als hilfreich erweisen, wenn z. B. aus psychotherapeutischen Gründen eine strukturierte Arbeitsweise (zeitweise) zum Schutz vor einem Überflutet–Werden wichtig ist oder wenn die Arbeit mit den *eigenen* Erzählungen des Patienten aus irgendeinem Grunde nicht möglich oder ins Stocken geraten ist.

Die inzwischen vorliegenden Fallstudien aus Kindertherapien zeigen darüber hinaus, daß es in den Übergängen von musikalischem und szenischem Spiel eine große Vielfalt des musikalisch–therapeutischen Umgangs mit Texten, Geschichten, Handlungsabläufen geben kann.

Ausklang

Die Überarbeitung zu dieser zweiten Auflage vollzog sich parallel zu den Vorbereitungen zum 8. Weltkongreß Musiktherapie, der in diesem Jahr, 1996, in Hamburg - und damit erstmals in Deutschland – stattfinden wird. Das regt an zu einem kleinen Rückblick auf die Entwicklung der Situation der Musiktherapie in Deutschland, die sich in den acht Jahren seit der Erstveröffentlichung vollzogen hat und die mir anhand der Überarbeitung sehr deutlich wurde – zumal größere Teile des alten Textes einige Jahre vor der Veröffentlichung verfaßt worden waren.

Beachtliche Veränderungen haben sich im Ausbildungsbereich vollzogen. Die Versuchs- und Modellphasen von vier Hochschulstudiengängen (Berlin, Hamburg, Münster, Witten-Herdecke) und eines Fachhochschulstudiengangs (Heidelberg), in denen Curriculae ausgearbeitet und erprobt wurden, sind abgeschlossen. Die Etablierung musiktherapeutischer Regelstudiengänge stellt eine wichtige Etappe in der Absicherung der Ausbildung und des Faches dar, auch wenn ich die derzeit häufiger zu hörende Meinung, daß die Entwicklung staatlicher Ausbildungsgänge für den Bereich Musiktherapie damit abgeschlossen sei, nicht teilen kann.

Im Hinblick auf die Möglichkeit einer psychotherapeutischen Ausbildung mit staatlichen Abschlüssen nimmt die Musiktherapie hier eine Vorreiterrolle ein. Daß damit fachlich und organisatorisch nicht nur Vorteile verbunden sind, zeigt sich u.a. in den immer wieder zu diskutierenden Fragen angemessener Formen der Lehrtherapie, der Auswahl der Studierenden und der Beurteilungskriterien für die Abschlüsse. Daß sich im selben Zeitraum auch private Aus- und Weiterbildungen weiterentwickelt haben und sich so auf Dauer eine Koexistenz privater und staatlicher Ausbildungsmöglichkeiten abzeichnet, scheint mir fachlich eine sehr günstige Konstellation zu sein, da die damit verbundene Notwendigkeit zur wechselseitigen Auseinandersetzung den Diskurs um Formen und Inhalte der Ausbildungen wach hält und den Gefahren, die den beiden Formen jeweils immanent sind, entgegenwirkt.

Seit meiner eigenen Ausbildungszeit hat sich äußerlich geändert, daß es nun reguläre Wege gibt, Musiktherapie zu studieren und auch die Möglichkeit *als* MusiktherapeutIn (und nicht nur über den Zugang durch ein weiteres Studium) zu promovieren. Nach meiner persönlichen Einschätzung entspricht dem auch eine erhebliche qualitative Verbesserung der Ausbildungen. Dies hängt eng mit einer Entwicklung zusammen, die sich an zwei scheinbar gegensätzlichen Strängen verdeutlichen läßt:

Auf der einen Seite haben sich erkenn- und unterscheidbare Richtungen herausgebildet, die nicht mehr nur auf der unterschiedlichen Erfahrung mit einer bestimmten Klientel beruhen und vor allem nicht länger an einzelne (charismatische) Persönlichkeiten gebunden sind, sondern sich an Inhalten, methodischen Gesichtspunkten und wissenschaftlich ortbaren Positionen festmachen lassen. Neben der hier vorgestellten morphologischen Musiktherapie gilt dies z.B. für die psychoanalytische und gestalttherapeutische Richtung und die Schöpferische Musiktherapie (die sich bezeichnenderweise nicht mehr Nordoff-Robbins-Musiktherapie nennt).

Zu dieser Profilbildung, die m.E. für den wissenschaftlichen und praxeologischen Diskurs eminent wichtig ist, gehört auch, daß sich einige quer verlaufende Stränge aufzeigen lassen, wie z.B. die Anwendung qualitativer Forschungsmethoden, und daß methodische Unterschiede durch 'Verwandtes' und Gemeinsamkeiten kontrapunktiert sind, wie z.B. in bezug auf die psychoanalytische und morphologischen Musiktherapie. Sicht- und Denkweisen treten dabei zunehmend in den Vordergrund, während eher äußerliche Unterscheidungskriterien, wie z.B. die Kategorisierung: 'aktive – rezeptive Musiktherapie', an Relevanz verlieren. Dies zeigt sich besonders in der sehr spannenden Differenzierung im Bereich der Arbeit mit geistig behinderten Menschen, die nicht mehr per se etwas 'ganz anders' angesehen wird, sondern in der sich heilpädagogische und psychotherapeutische Arbeitsformen als zwei in Ansatz, Arbeitsweise und Zielsetzung unterschiedene und gerade dadurch gleich berechtigte Richtungen herausbilden.

Wenn ich zum anderen eine Entwicklungsrichtung hervorheben möchte, die durch größere Gemeinsamkeiten, eine Mehr an Kollegialität und Austausch gekennzeichnet ist, so werden mir vielleicht einige KollegInnen widersprechen, und auch mir selbst fallen natürlich Erfahrungen ein, auf die diese Einschätzung nicht zutrifft. Dennoch entspricht es meinem Gesamteindruck, daß die Sicherheit in der eigenen beruflichen Identität, die mit der angedeuteten Profilbildung eng zusammenhängt, nicht zu 'mehr Streit' geführt, sondern die Möglichkeit eröffnet hat in Akzeptanz methodischer Unterschiede dort, wo es sinnvoll ist, zusammenzuarbeiten und fachlich voneinander zu profitieren. So tragen z.B. die regelmäßigen Treffen der Studierenden und der StudiengangsleiterInnen der Musiktherapieausbildungen wesentlich zu einem fruchtbaren Austausch über fachliche und organisatorische Fragen und zur Qualitätssicherung bei.

Noch schwer absehbar ist die Entwicklung, die sich aus der Grenzöffnung in Deutschland ergeben wird. Neben den allgemeinen politischen und menschlichen Problemen der 'Wende', die sich in der Musiktherapie nicht anders gestalten als dies in allen anderen gesellschaftlichen Bereichen der Fall ist, bestehen wesentliche Unterschiede m.E. darin, daß es in der Musiktherapieentwicklung der DDR die oben beschriebene Ablösung der Bindung von Methodik und Person noch nicht gegeben hat und eine andere Ausbildungssituation bestand (vgl. Püschel 1996). (Musiktherapie wurde in Kursform im Rahmen der psychotherapeutischen Weiterbildung hauptsächlich für ÄrztInnen und PsychologInnen angeboten.) Schon allein daraus leitet sich m.E. die Notwendigkeit weiterer Ausbildungsorte für Musiktherapie ab: Die Etablierung (mindestens) eines staatlichen Studienganges in den neuen Bundesländern wäre m.E. eine wichtige Voraussetzung dafür, daß eine solche Ablösung stattfinden kann und andererseits der Gefahr entgegengewirkt wird, daß die Erfahrungen und methodischen Ausarbeitungen der Musiktherapie in der DDR verloren gehen.

Mit der Ausbildungssituation nicht Schritt gehalten hat die berufsrechtliche Entwicklung und alle mit ihr zusammenhängenden Aspekte unbefriedigender Arbeitsbedingungen, die auch die weitere Forschung sehr behindern. Das spitzt sich darin zu, daß mancherorts die Klage der nicht ausreichenden fachlichen Qualifizierung inzwischen durch den Vorwurf der "Überqualifikation" von MusiktherapeutInnen abgelöst wurde. Diese angesichts der zu leistenden Aufgaben völlig absurde Behauptung verweist darauf, daß die berufsrechtlichen Fragen momentan weniger Fachfragen sind, als daß sie in engem Zusammenhang mit dem derzeitigen Versuch des Abbaus sozialstaatlicher Verpflichtungen stehen.

Die Ausrichtung des Weltkongresses Musiktherapie in Hamburg ist für viele KollegInnen auch mit der Hoffnung auf eine Verbesserung der berufs- und kassenrechtlichen Einbindung der Musiktherapie in Deutschland verbunden. Ob die vom Weltkongreß zu erwartenden Impulse sich gegen diese derzeitige gesellschaftspolitische Tendenz werden durchsetzen können, bleibt abzuwarten.

Literatur

Hinweise:

MMM – Materialien zur Morphologie der Musiktherapie. Hrsg.: Institut für Musiktherapie und Morphologie. Bezugsadresse: IMM-Münster, Goldstr. 58, 48565 Steinfurt

MU – Musiktherapeutische Umschau, derzeit: Vandenhoeck & Ruprecht, Göttingen/Zürich

* 1 – Diplomarbeiten des Zusatzstudiengangs Musiktherapie der Westfälischen Wilhelms–Universität, Münster

* 2 – Diplomarbeiten des Aufbaustudiums Musiktherapie der Hochschule für Musik und Theater, Hamburg

* 3 – Diplomarbeiten des Psychol. Instituts II der Universität zu Köln

– Bezugsadresse der 'Einblicke'. Hrsg.: DBVMT/BKM c/o Hanna Schirmer, Weinmeisterhornweg 105, 13593 Berlin

Ahren, Yizhak / Wagner, Werner (Hrsg.) (1984): Intensivberatung. Köln

Albrecht, Sabine (1995): Selbstentwicklung und narzißtische Störungen bei geistig Behinderten: Erfahrungen aus der Musiktherapie. * 1

Aldridge, David (1994): Alzheimer's Desease: Rhythm, Timing and Music as Therapy. In: Biomedinice & Pharmacotherapy 48

Atanasiu, Joana (1996): Ausdrucksformen des Seelischen und Möglichkeiten der Musiktherapie mit schwerer geistiger Behinderung. * 1

Bacal, Howard A. / Newman, Kenneth M. (1990): dt. Ausg.: Objektbeziehungstheorien – Brücken zu Selbstpsychologie. frommann–holzboog, Stuttgart/Bad Cannstatt 1994

Balint, Michael (1970): Therapeutische Aspekte der Regression. Die Theorie der Grundstörungen. Klett, Stuttgart

Balint, Michael / Ornstein, Paul H. / Balint, Enid (1972): dt. Ausg.: Fokaltherapie. Suhrkamp, Frankfurt a.M. 1973/76

Baumgartner, Hans Michael (1974): Wissenschaft. In: Handbuch philosophischer Grundbegriffe. Bd. 6, S. 1740 ff (Hrsg.: H. M. Baumgartner / Ch. Wild) Kösel, München

Becker, Maria (1989): Die Entfaltung der unbewußten Gruppenphantasien am Beispiel einer musiktherapeutischen Gruppe mit behinderten jungen Erwachsenen. * 2

Benedetti, Gaetano (1954): Psychotherapie einer Schizophrenen. In: Psyche 1/54 und 8/54

Benedetti, Gaetano (1980): Klinische Psychotherapie. Einführung in die Psychotherapie der Psychosen. Huber, Bern/Stuttgart/Wien

Benedetti, Gaetano (1983): Psychosentherapie. Hippokrates, Stuttgart

Benedetti, Gaetano (1991): Todeslandschaften der Seele, Vandenhoeck & Ruprecht, Göttingen

Berk, Hermann-Josef (1975): Psychologische Untersuchung zur Wirkungseinheit Verwahrlosung. Diss. Köln

Bettelheim, Bruno (1980): Kinder brauchen Märchen. Stuttgart

Bittner, Günther (1980): Gruppendynamik - ein ziemlich sicherer Weg, sich selbst zu verfehlen. In: 'psychosozial' 1/80. Rowohlt, Reinbek bei Hamburg

Blarer, Arno von (1994): Gegenübertragung in der psychoanalytischen Supervision. In: Psyche 5/48

Blechschmidt, Erich (1976): (4. überarb. Aufl.) Wie beginnt das menschliche Leben? Christiana, Stein am Rhein/Schweiz

Blothner, Dirk (1981): 'Der amerikanische Freund'. Eine Untersuchung zur Filmwirkungspsychologie und zur Kunstpsychologie. Diss. Köln

Bossmann, Annette (1994): Selbstdarstellung und Gruppengeschehen in der musiktherapeutischen Arbeit mit Strafgefangenen. * 1

Ciompi, Luc (1982): Affektlogik, Klett-Cotta, Stuttgart (4. Aufl. 1994)

Dahlhaus, Carl (Hrsg.) (1965): Notation Neuer Musik. Schott, Mainz

Decker–Voigt, Hans–Helmut (1975): Musik als Lebenshilfe. Eres, Lilienthal/Bremen

Decker-Voigt, Hans-Helmut (Hrsg.) (1983) Handbuch Musiktherapie. Eres, Lilienthal/Bremen

Die Musikforschung (1976) 29. Jg., Kassel/Basel

Dettmer, Barbara (1991): Musizieren als Bewältigungsstrategie im Alltag. * 1

Deuter, Martin (1992): Spätere Versionen frühkindlicher Erfahrungen in der Improvisation. In: MMM, Heft 5

Domnich, Christoph (1995): Untersuchung zur freien Improvisation als Gestaltungsversuch des Seelischen. * 1

Dornes, Martin (1993): Der kompetente Säugling. Die präverbale Entwicklung des Menschen. Fischer, Frankfurt a. M.

Ehrenfels, Christoph von (1890): Über Gestaltqualitäten. In: Vierteljahreszeitschrift für wissenschaftliche Philosophie 14

Erikson, E.H. (1957): Kindheit und Gesellschaft. Zürich,. (4. Aufl. Klett Stuttgart 1971)

Eschen, Johannes Th. (1983): Assoziative Improvisation. In: Handbuch Musiktherapie. Hrsg.: Decker-Voigt. Eres, Lilienthal/Bremen

Faltin, Peter (1976): Das Problem Systematischer Musikwissenschaft. In: Die Musikforschung 29. Jg., Kassel/Basel

Feldmann, Harald (1984): Psychiatrie und Psychotherapie. Basel/München

Fellerer, Karl Gustav (1953): Einführung in die Musikwissenschaft. Berlin

Fischer-Rückleben (1992): Musiktherapie mit verhaltensauffälligen Kindern. * 1

Fitzek, Herbert (1994): Der Fall Morphologie. Biographie einer Wissenschaft. Bouvier, Bonn

Foulkes, S. H. / Anthony, E. J. (1974): Gruppenanalytische Psychotherapie, München

Freud, Sigmund (1920): Jenseits des Lustprinzips. Wien. Studienausgabe Bd. 3, S. 213 ff

Freud, Sigmund (1912/1913): Totem und Tabu. Leipzig/Wien. Studienausgabe Bd. 9, S. 287 ff

Friedemann, Lilli (1973): Einstiege in neue Klangbereiche durch Gruppenimprovisation. Wien

Fricke, Jobst Peter (1991): Die Wechselwirkung von Mensch und Instrument im Zusammenspiel von Physik und Psychologie. In: Neue Musiktechnologie (Hrsg.: B. Enders). Schott, Mainz/London/Madrid

Frohne–Hagemann, Isabelle (1990): Musik und Traum. Zur Arbeit mit Träumen aus der Sicht der Integrativen Musiktherapie. In: Musik und Gestalt. Hrsg.: Frohne–Hagemann, Junfermann Paderborn

Gatz, Felix (1929): Musik-Ästhetik in ihren Hauptrichtungen. Stuttgart

Gebauer, Elisabeth (1995): Spiel–Raum entdecken – Eigenes finden. Musiktherapie mit einem schizophrenen Menschen. * 1

Geck, Martin (1973): Musiktherapie als Problem der Gesellschaft. Stuttgart

Glynn, N. J. (1992): The Music Therapy Assessment Tool in Alzheimer's Patients. In: Journal of Gerontological Nursing 18/1

Goethe, Johann Wolfgang: Morphologische Schriften. Hrsg. von W. Troll. Jena o.J.

Grootaers, Frank G. (1994): Fünf Vorträge über Musiktherapie und Morphologie in der Psychosomatik. In: MMM, Heft 6

Grootaers, Frank G. (1996): Grundverhältnisse in Figurationen. In: Konzeptentwicklung musiktherapeutischer Praxis und Forschung. (Hrsg.: R. Tüpker) Materialien zur Musiktherapie Bd. 1, LIT, Münster

Grootaers, Frank G./Rosner, Ulrike (1996): Kunst- und Musiktherapie im stationären Aufenthalt. Ebendort

Gustorff, Dagmar (1992): Musiktherapie mit komatösen Patienten auf der Intensivstation. Diss., Universität Witten-Herdecke

Hegel, Georg Wilhelm Friedrich (1955): Die Musik in der Ästhetik. Berlin. Sämtliche Werke Bd. 14, Ästhetik III. Stuttgart/Bad Cannstatt 1964

Hegi, Fritz (1993): Improvisation und Musiktherapie – Möglichkeiten und Wirkung von freier Musik. Junfermann, Paderborn

Heidegger, Martin (1927): Sein und Zeit. (Neuaufl.: Niemeyer, Tübingen 1972)

Heubach, Friedrich W. (1974): Die Ästhetisierung. Diss. Köln

Heubach, Friedrich W. (1987): Das bedingte Leben. Theorie der psycho–logischen Gegenständlichkeit der Dinge. Fink, München

Holtermann, Kathrin (1996): Horch, was kommt von drinnen raus - Musiktherapie in der Gerontopsychiatrie. * 1

Husmann, Heinrich (1958): Einführung in die Musikwissenschaft. Wilhelmshaven (Neuaufl. 1975)

Irle, Barbara & Müller, Irene (1996): Raum zum Spielen – Raum zum Verstehen. Musiktherapie mit Kindern. Materialien zur Musiktherapie Bd. 2, LIT, Münster

Karkoschka, Erhard (1966): Das Schriftbild der neuen Musik. Bestandaufnahme neuer Notationssymbole. Anleitung zu deren Deutung, Realisation und Kritik. Edition Moeck 4010, Celle

Kissel, Andreas (1993): Unterschiedliche Verfahren zur Betrachtung einer Improvisation aus der musiktherapeutischen Praxis. * 2

Klein, Melanie (1962/72): Das Seelenleben des Kleinkindes und andere Beiträge zur Psychoanalyse. Rowohlt, Reinbek bei Hamburg

Köhler, W. (1922). Gestaltprobleme und Anfänge einer Gestalttheorie

König, René (1957): Das Interview. Kiepenheuer & Witsch, Köln

Körner, Jürgen (1985): Vom Erklären zum Verstehen. Untersuchungen zur psychoanalytischen Methode. Vandenhoeck & Ruprecht, Göttingen

Körner, Jürgen (1989): Arbeit *an* der Übertragung? Arbeit *in* der Übertragung! In: Forum der Psychoanalyse. 5: 209–233

Koffka, Kurt (1935): Principles of Gestalt psychology. Routledge & Kegan Paul, London

Kühn, Manfred (1989): "Frag' mich nicht nach meinem Leib, frag' mich lieber etwas anderes" – Versuch einer morphologischen Rekonstruktion. * 2

Kunkel, Sylvia (1996): "Sein oder Nicht-Sein". Musiktherapie mit einem schizophrenen Patienten. In: Konzeptentwicklung musiktherapeutischer Praxis und Forschung (Hrsg.: R. Tüpker). Materialien zur Musiktherapie Bd. 1, LIT, Münster

Kuhn, T. S (1962): 3. dt. Ausg.: Die Struktur wissenschaftlicher Revolutionen. Suhrkamp, Frankfurt a.M. 1978

Langosch G. (1970): Morphologisch-psychologische Untersuchung des Filmerlebens von Hitchcocks 'Die Vögel'. Diss. Köln

Leikert, Sebastian (1990): Psychologische Untersuchung zur Improvisation. *3

Leikert, Sebastian (1996): Diskurs der Musik und Einschreibung des Vaternamens im Wohltemperierten Klavier von Johann Sebastian Bach. In: Psyche 3/50

Lenz, Martin (1995): Musik und Kontakt. Grundlagen und Modelle musiksozialtherapeutischer Gruppenimprovisation. Peter Lang, Frankfurt a.M.

Lorenzer, Alfred (1973): Sprachzerstörung und Rekonstruktion. Frankf.a.M.

Malan, David (1972): Psychoanalytische Kurztherapie. Reinbek bei Hamburg

Maturana, Humberto R./Varela, Francisco J. (1984): Der Baum der Erkenntnis. Die biologischen Wurzeln des menschlichen Erkennens. 4. dt. Auflage 1992: Goldmann, München

Maurer, Ulrike (1992): Möglichkeiten und Grenzen der Gruppenmusiktherapie mit verhaltensauffälligen Kindern. * 1

Mentzos, Stavros (1988): Interpersonale und institutionalisierte Abwehr. Erw. Neuausg.: Suhrkamp, Frankfurt a. M.

Mentzos, Stavros (1991): Psychodynamische Modelle in der Psychiatrie. Vandenhoeck & Ruprecht, Göttingen

Mentzos, Stavros (1992): Psychose und Konflikt. Vandenhoeck & Ruprecht, Göttingen

Mertens, Wolfgang (1995): Welche Wissenschaft braucht die Psychotherapie? In: Forum Psychotherapie. Vol. 3, No. 4 Supplement. Springer, Wien/New-York

Meyer, Brigitte (1992): Instrument und MusikerIn. Psychologische Aspekte einer Beziehung. * 1

Müller, Georg E. (1923): Komplextheorie und Gestalttheorie

Müller-Schwartz, A. (1994): Musiktherapie mit Demenzkranken. In: Psychotherapie bei Demenzen, Hrsg.: R. Hirsch, Darmstadt

Münsterteicher, Markus (1996): Improvisation. Entwicklungen in zeitgenössischer Musik und ihre Bedeutung in der Musiktherapie. * 1

Muthesius, Dorothea (1991): Gerontopsychiatrische Patienten mit Walkmen? Über die musikalische Sozialisation als Kriterium für die Auswahl therapeutischen Materials. In: MU, Bd. 12/2

Nagel, Regina (1995): Untersuchung zu musikalischen Kommunikationsformen in der frühen Mutter-Kind-Beziehung, * 1

Niedecken, Dietmut (1981): Musiktherapie mit einem verwahrlosten Jugendlichen. In: MU, Bd. 2/1

Niedecken, Dietmut (1988): Einsätze. Material und Beziehungsfigur im musikalischen Produzieren. VSA, Hamburg

Niedecken, Dietmut (1989): Namenlos. Geistig Behinderte verstehen. Piper, München/Zürich (Neuaufl. dtv 1993)

Nöcker-Ribaupierre, Monika (1995): Auditive Stimulation nach Frühgeburt. Ein Beitrag zur Musiktherapie. Heidelberger Schriften zur Musiktherapie. Gustav Fischer, Stuttgart

Nordoff, Paul/Robbins, Clive (1973): Therapy in Music for Handicapped Children. Littlehampton (dt. Ausg.: Musik als Therapie für behinderte Kinder. Stuttgart 1975)

Nordoff, Paul/Robbins, Clive (1975): Music Therapy in Special Education. London

Nordoff, Paul/Robbins, Clive (1978): Creative Music Therapy. New York (dt. Ausg. Schöpferische Musiktherapie. Fischer, Stuttgart 1986)

Nordoff, Paul/Robbins, Clive (1980): The Fifth Book of Childrens's Playsongs. Bryn Mawr, Pennsylvania

Nordoff, Paul/Robbins, Clive (1968): Fun Four Four Drums. Bryn Mawr, Pennsyvania

Otto, Karin (1993): Musiktherapie zur Entwicklungsförderung im Übergang zwischen Kindergarten– und Schulalter. * 1

Petersen, Peter (1984): Der Therapeut als Künstler. In: MU, Bd. 5/4

Petersen, Peter (1987): Der Therapeut als Künstler. Ein integrales Konzept von Psychotherapie und Kunsttherapie. Junfermann, Paderborn

Plum, Franz-Josef (1991): Re–Organisation von Beziehungsfähigkeit – Musiktherapie und Magersucht. * 1

Poeck, Klaus (1974): Neurologie. Springer, Berlin/Heidelberg/New York

Popper, Karl R. (1966): Logik der Forschung. Tübingen

Priestley, Mary (1975): Music Therapy in Action. London (dt. Ausg.: Musiktherapeutische Erfahrungen, Stuttgart 1982)

Priestley, Mary (1980): The Herdecke Analytical Music Therapy Lectures. London 1980 (dt. Ausg.: Analytische Musiktherapie, Stuttgart 1983.)

Proust, Marcel (1953): In Swanns Welt. Auf der Suche nach der verlorenen Zeit. Dt. Ausg. Suhrkamp, Frankfurt a.M. 1981.

Püschel, Antje (1996): Entwicklungen der Musiktherapie in der DDR. * 1

Reinhard, Wendi (1994): Felix, 38 Jahre. Falldarstellung mit Hilfe der vier Behandlungsschritte der morphologischen Musiktherapie. MU, Bd. 15/3

Riedel, Manfred (1978): Verstehen oder Erklären? Zur Theorie und Geschichte der hermeneutischen Wissenschaften. Klett-Cotta, Stuttgart

Riemann, Hugo (1967): Musiklexikon (Sachteil, Stichwort Ästhetik). Schott´s Söhne, Mainz

Rohde-Dachser, Christa (1992): Expedition in den dunklen Kontinent. Weiblichkeit im Diskurs der Psychoanalyse. Springer, Berlin/Heidelberg/New–York

Salber, Linde (1970): Motiv-Untersuchungen zu fünf Jugendbüchern. Lektüre als Lösungsform seelischer Probleme. Diss. Köln

Salber, Wilhelm (1960): Qualitative Methoden der Persönlichkeitsforschung. In: Handbuch der Psychologie Bd. 4, Göttingen

Salber, Wilhelm (1965): Morphologie des seelischen Geschehens. Henn, Ratingen

Salber, Wilhelm (1969a): Strukturen der Verhaltens- und Erlebensbeschreibung. In: Enzyklopädie der geisteswissenschaftlichen Arbeitsmethoden. München/Wien 1969.

Salber, Wilhelm (1969b): Wirkungseinheiten. Henn, Wuppertal/Ratingen

Salber, Wilhelm (1969c): Charakterentwicklung. Henn, Wuppertal/Ratingen

Salber, Wilhelm (1970): Film und Sexualität. Bouvier, Bonn

Salber, Wilhelm (1972): Literaturpsychologie. Gelebte und erlebte Literatur. Bouvier, Bonn

Salber, Wilhelm (1975): Der psychische Gegenstand. Bouvier, Bonn

Salber, Wilhelm (1977a): Kunst - Psychologie - Behandlung. Bouvier, Bonn (2. Aufl. 1986)

Salber, Wilhelm (1977b): Wirkungsanalyse des Films, Köln

Salber, Wilhelm (1978): Drehfiguren. Karl Junker. Maler, Architekt, Bildhauer. Walter König, Köln

Salber, Wilhelm (1987): Morphologische Märchenanalyse. Bouvier, Bonn

Salber, Wilhelm (1988): Kleine Werbung für das Paradoxon, Köln

Salber, Wilhelm (1989): Der Alltag ist nicht grau. Alltagspsychologie, Bouvier, Bonn

Salber, Wilhelm (1994): Undinge. Goyas schwarze Bilder. W. König, Köln

Schaub, Stefan (1980): Experimenteller Wirkungsvergleich von Tongeschlecht und Tempo als Indikatoren musikalischer Stimmung. In: MU, Bd 1/1

Scheurle, Hans Jürgen (1977): Überwindung der Subjekt-Objekt-Spaltung in der Sinneslehre. Stuttgart

Schirmer, Hanna & Hupfeld, Axel (1988): "Zwischen Himmel und Erde". In: MU, Bd. 9/4

Schmidt, Heinrich (1934): Philosophisches Wörterbuch. Kröner, Leipzig (Neuaufl. 1991 Kröner, Stuttgart)

Schwab, Gustav (1975): Sagen des klassischen Altertums, Bd. 1. Frankfurt a.M.

Spliethoff, Gabriele (1995): Untersuchung seelischer Gestaltbildungen auf dem Hintergrund musiktherapeutischer Erfahrungen mit geistig Behinderten. * 1

Stern, Daniel N. (1986): dt. Ausg.: Die Lebenserfahrung des Säuglings. Klett–Cotta (1992), Stuttgart

Seifert, Werner (1983): Phantastische Geschichten - eine Methode der Persönlichkeitsdiagnostik am Beispiel des TAT. In: Zwischenschritte, Köln

Straus, Erwin (1936): Von Sinn der Sinne. Ein Beitrag zur Grundlegung der Psychologie. Reprint 1956/1978 Springer, Berlin/Heidelberg/New–York/Tokyo

Senn–Böning, Claudia (1993): Vergessen haben – vergessen sein. Auf der Suche nach Erinnerungsspuren ... Eine musiktherapeutische Begleitung eines neurologisch-psychiatrisch erkrankten Menschen. * 2

Teichmann–Mackenroth (1992): Echos frühkindlicher Erfahrungen in der Musiktherapie. In: MMM, Heft 5

Toulmin, S. (1969): Einführung in die Philosophie der Wissenschaft. Göttingen

Tüpker, Rosemarie (1983): Morphologische Arbeitsmethoden in der Musiktherapie. In: MU, Bd. 4/4

Tüpker, Rosemarie (1990a): Auf der Suche nach angemessenen Formen wissenschaftlichen Vorgehens in kunsttherapeutischer Forschung. In: Ansätze kunsttherapeutischer Forschung. Hrsg.: P. Petersen, Springer, Berlin/Heidelberg/New-York

Tüpker, Rosemarie (1990b): Vergewaltigung und sexueller Mißbrauch. Kein Thema für die Musiktherapie? In: Einblicke, Heft 2

Tüpker, Rosemarie (1992a): Musik und Sprache als Mittel in psychologischer Behandlung und Forschung. In: MMM, Heft 5

Tüpker, Rosemarie (1992b): Zur Bedeutung künstlerischer Formenbildung in der Musiktherapie. In: Spiele der Seele. Hrsg.: H.–H. Decker–Voigt, Trialog, Bremen

Tüpker, Rosemarie (1993a): Hören und Verstehen seelischer Strukturen. In: Psychosomatische Gynäkologie und Geburtshilfe. Hrsg.: Petersen/Fevers–Schorre/Schwerdtfeger. Springer, Berlin/Heidelberg/New-York

Tüpker, Rosemarie (1993b): Leitfaden zur Protokollierung musiktherapeutischer Behandlungen. In: Einblicke, Heft 4

Tüpker, Rosemarie (1993c): Der Behandlungsauftrag der Musiktherapie. In: Wirklichkeit als Ereignis. Hrsg.: Fitzek/Schulte. Bouvier, Bonn

Tüpker, Rosemarie (1996a): Zur Bedeutung der Musik in der Musiktherapie. In: Festschrift Jobst P. Fricke (in Vorber.), Köln

Tüpker, Rosemarie (1996b): Supervision im Erleben von Studierenden der Musiktherapie. In: Einblicke, Heft 7

Tüpker, Rosemarie (1996c): Forschungsmethodik. In: Lexikon Musiktherapie. Hrsg.: H.–H. Decker-Voigt (in Vorber.)

Tüpker, Rosemarie (1996d): Nichts ist ohne Grund. Musiktherapie bei funktionellen Störungen. In: Konzeptentwicklung musiktherapeutischer Praxis und Forschung. Materialien zur Musiktherapie Bd. 1, LIT, Münster

Wachwitz-Homering, Hanna (1993): Untersuchung zur Wirkungseinheit des Singens. * 1

Waldvogel, Bruno (1992): Psychoanalyse und Gestaltpsychologie. frommann–holzboog, Stuttgart/Bad Cannstatt

Weber, T./ Schirmer, H./ Schaeffer, A. (1985): Herbsttagung 1984 der Forschungsgruppe zur Morphologie der Musiktherapie. In: MU, Bd. 6/4

Weber, Tilman (1986): Therapie und Modulation - Was wir von Komponisten lernen können. In: MMM, Heft 1

Weber, Tilman (1987): "Doch alle Lust will Ewigkeit" - Zu Verwandlungsproblemen der Gestalt. In: MMM, Heft 3

Wellek, Albert (1963): Musikpsychologie und Musikästhetik. Frankfurt

Wellek, Albert (1969): Gegenwartsprobleme Systematischer Musikwissenschaft. In: Acta Musicologica Vol XLI. Basel

Weizsäcker, Victor v. (1943): Wahrheit und Wahrnehmung.

Weizsäcker, Victor v. (1950): Der Gestaltkreis. Stuttgart. (Suhrkamp 1973)

Wertheimer, Max (1912) Experimentelle Studien über das Sehen von Bewegung. In: Zeitschrift für Psychologie, 61

West, Ulrich (1992): Psychologische Untersuchung über Einübungsprozesse beim Musizieren. * 3

Weymann, Eckhard (1987): Anzeichen des Neuen. In: MMM, Heft 3

Weymann, Eckhard (1991a): Spielräume. Zur Wirkungsweise des Improvisierens in der Musiktherapie. In: Musik und Kommunikation, Bd. 2. Hrsg.: H.–H. Decker–Voigt, Eres, Lilienthal/Bremen

Weymann, Eckhard (1991b): Unerhörtes hörbar machen: Zur Funktion der Musik im musiktherapeutischen Prozeß. In: MMM, Heft 4

Weymann, Eckhard (1992): Spätere Versionen frühkindlicher Erfahrungen in der Musiktherapie. In: MMM, Heft 5

Wiora, Walter (1961): Einsichten Hegels in das Wesen der Musik. In: Festschrift Heinrich Besseler, Leipzig

Wiora, Walter (1970): Methodik der Musikwissenschaft. In: Enzyklopädie der geisteswissenschaftlichen Arbeitsmethoden. München

Witte, Mechthild (1995): Psychologische Untersuchung zur Ausdrucksbildung beim Singen. * 1

Zaunert, Paul (Hrsg.) (1968): Die Zauberflöte. Märchen der europäischen Völker. München